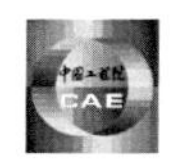

中国工程院院士

是国家设立的工程科学技术方面的最高学术称号，为终身荣誉。

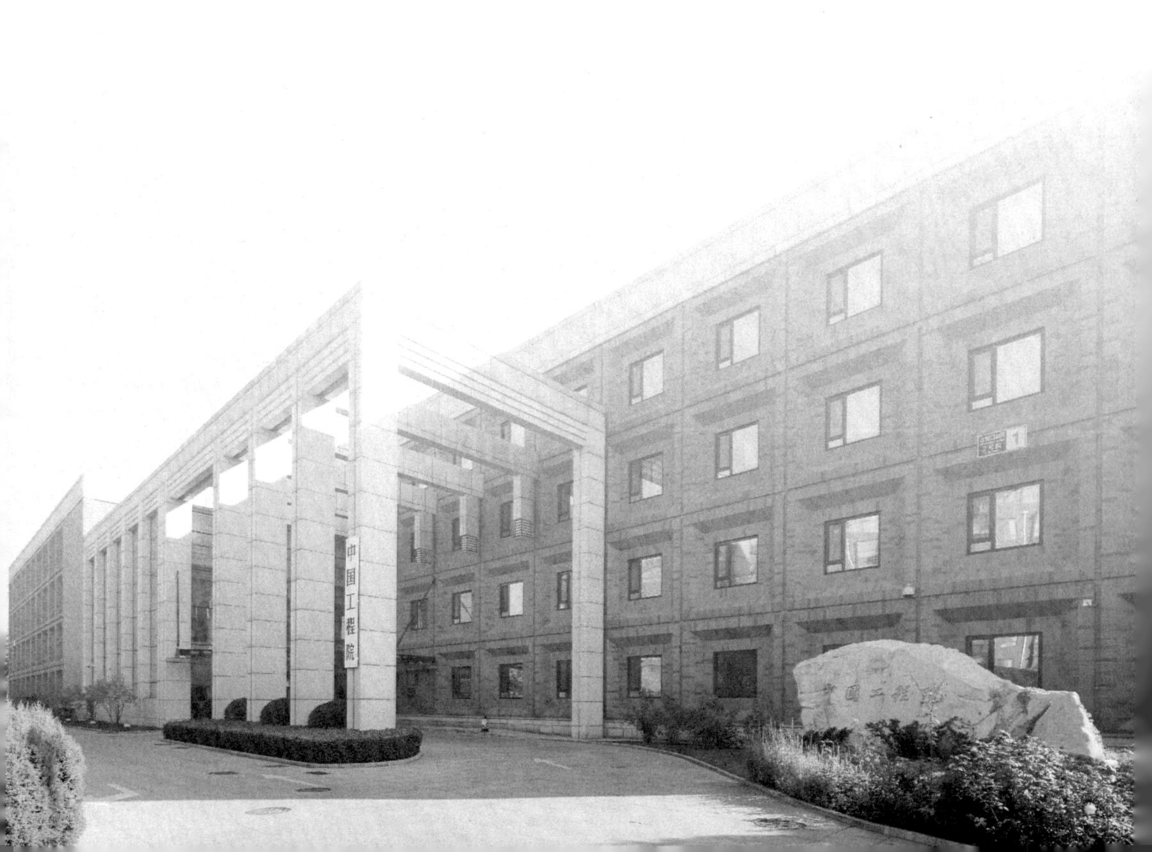

中国工程院院士传记

廖万清传

白蕊 主编

人民卫生出版社

图书在版编目（CIP）数据

中国工程院院士传记．廖万清传 / 中国工程院组织编写．—北京：人民卫生出版社，2018

ISBN 978-7-117-27573-6

Ⅰ. ①中…　Ⅱ. ①中…　Ⅲ. ①廖万清 – 传记　Ⅳ. ①K826.2

中国版本图书馆 CIP 数据核字（2018）第 225566 号

中国工程院院士传记——廖万清传

组织编写： 中国工程院
出版发行： 人民卫生出版社（中继线 010-59780011）
地　　址： 北京市朝阳区潘家园南里 19 号
邮　　编： 100021
E - mail： pmph @ pmph.com
购书热线： 010-59787592　010-59787584　010-65264830
印　　刷： 北京虎彩文化传播有限公司
经　　销： 新华书店
开　　本： 710 × 1000　1/16　**印张：** 27　**插页：** 6
字　　数： 351 千字
版　　次： 2018 年 12 月第 1 版　2023 年 9 月第 1 版第 3 次印刷
标准书号： ISBN 978-7-117-27573-6
定　　价： 170.00 元

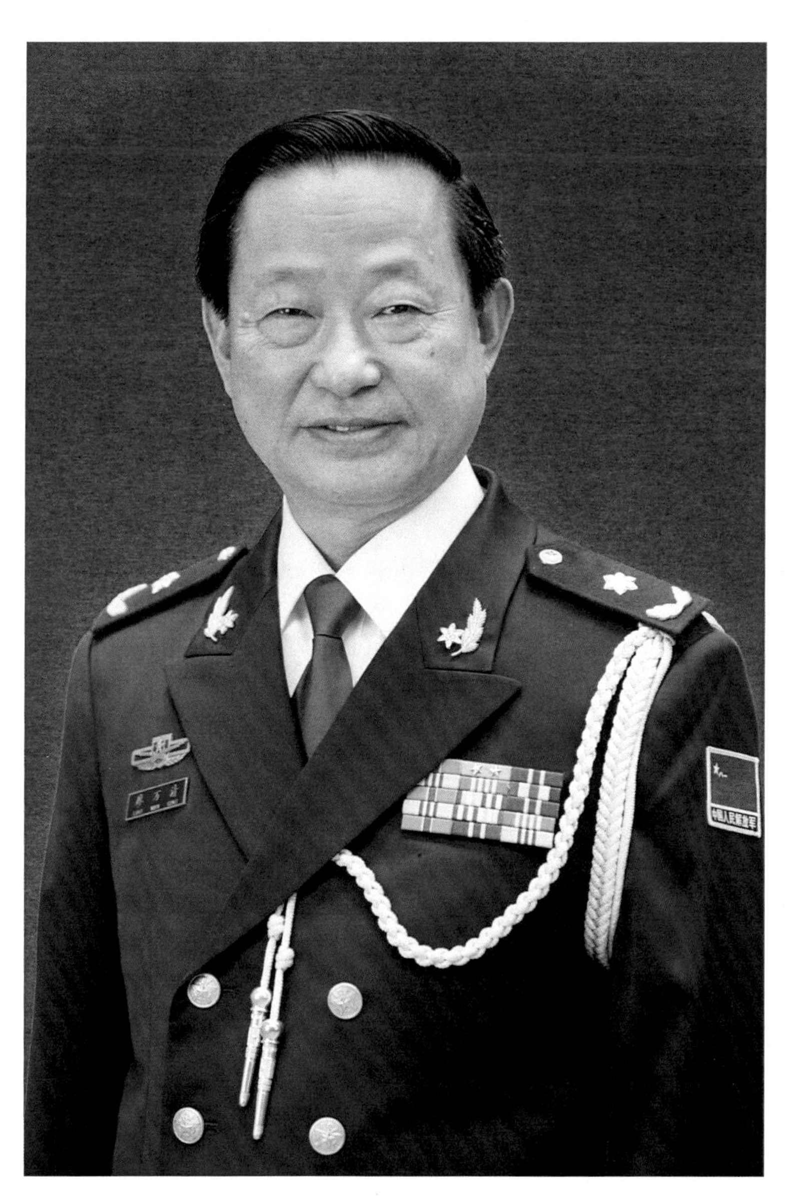

拍摄于 2009 年,廖万清院士

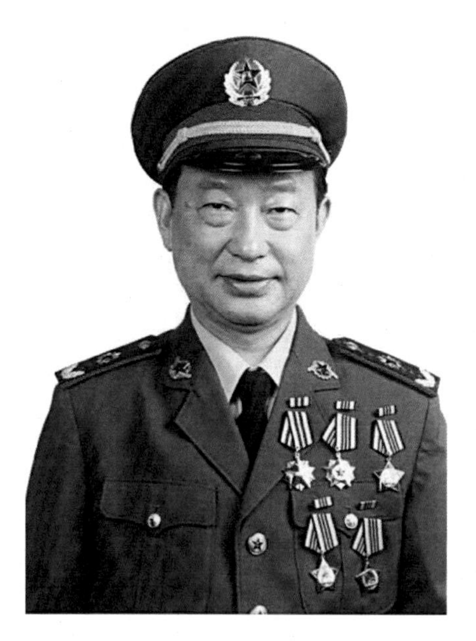

获二等功一次　三等功四次

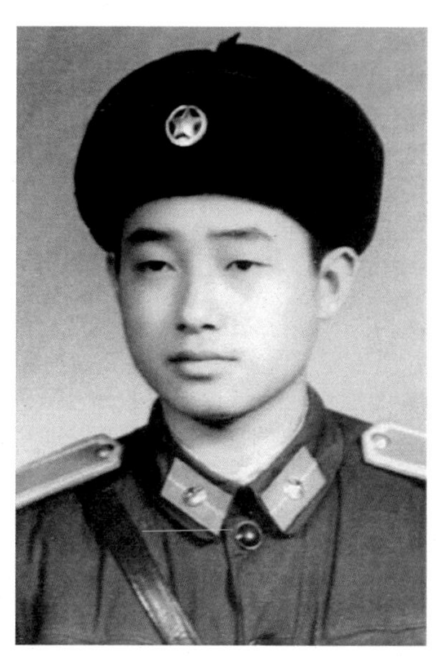

18 岁,大学一年级

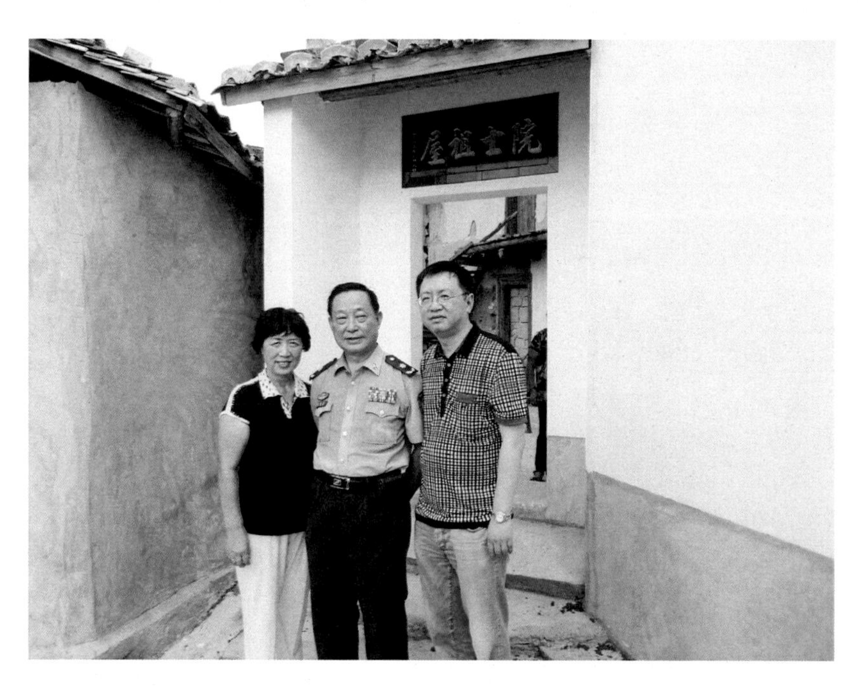

廖万清在曾经居住的祖屋前（左一为夫人康善珠,左三为长子廖晖）

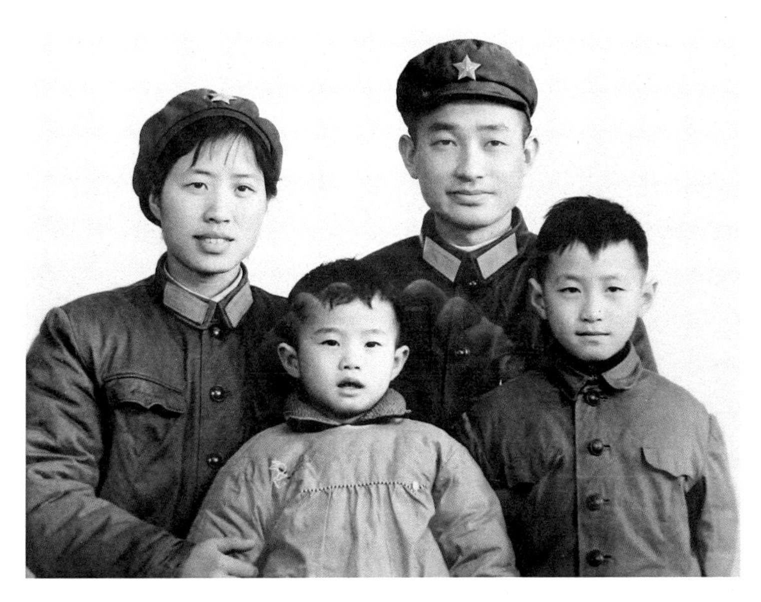

1976 年，全家合影

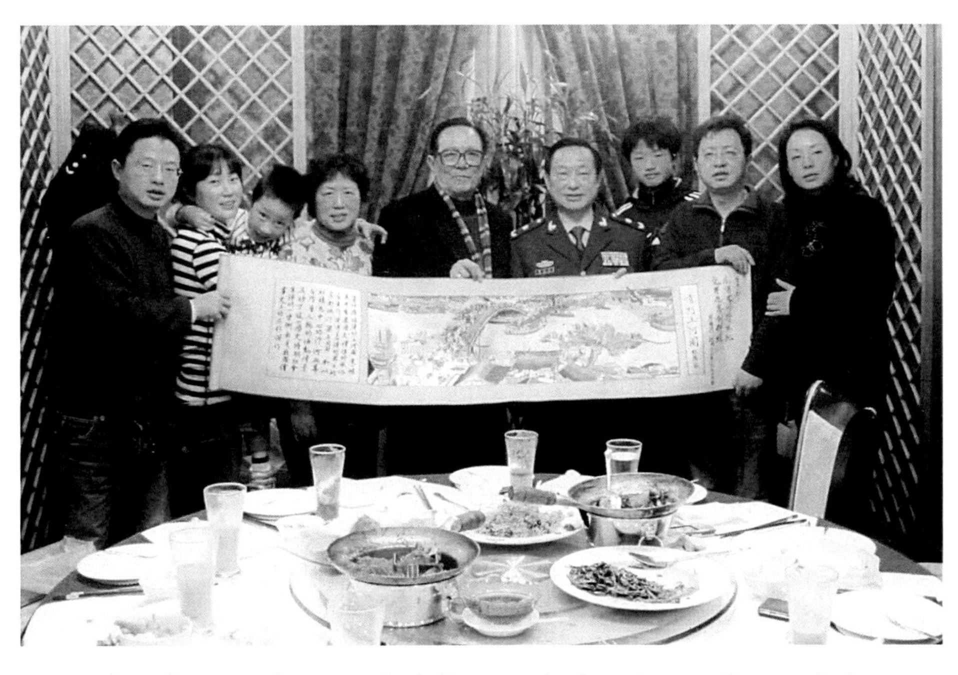

廖万清院士与爱国华侨堂弟廖王汉一起吃团圆饭，迎接 2011 新年

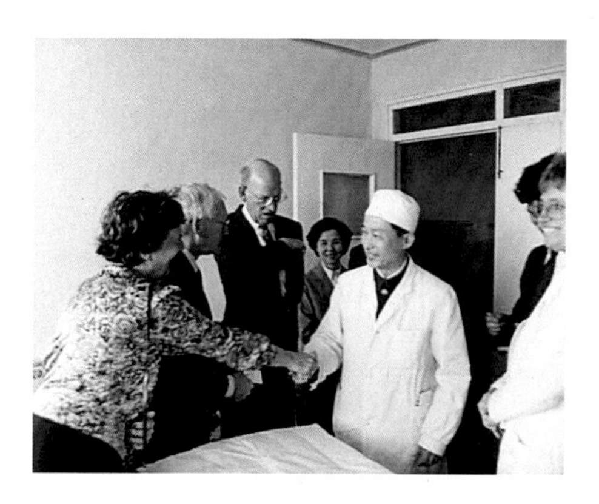

1989年，荷兰领馆人员感谢以廖万清院士为首的治疗组治好荷兰籍患者

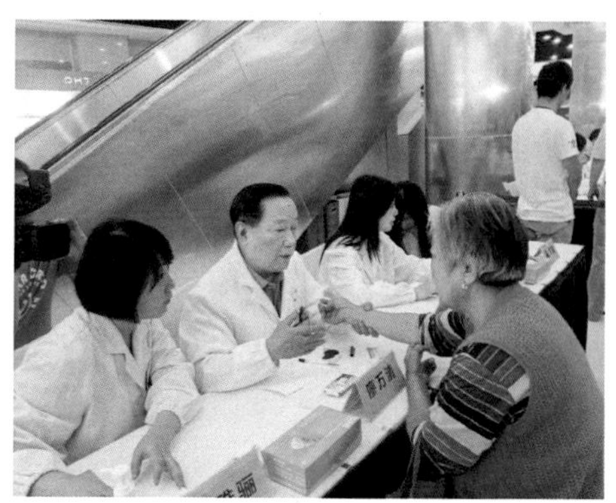

2014年廖万清院士为上海市民义诊

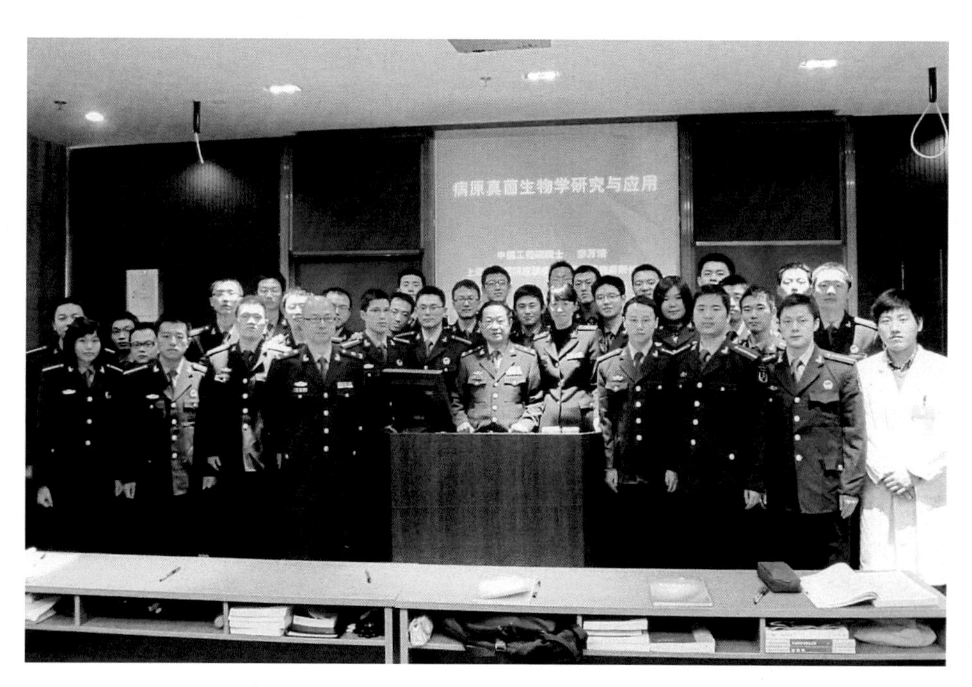

廖万清院士(前排右六)为首届八年制学员授课

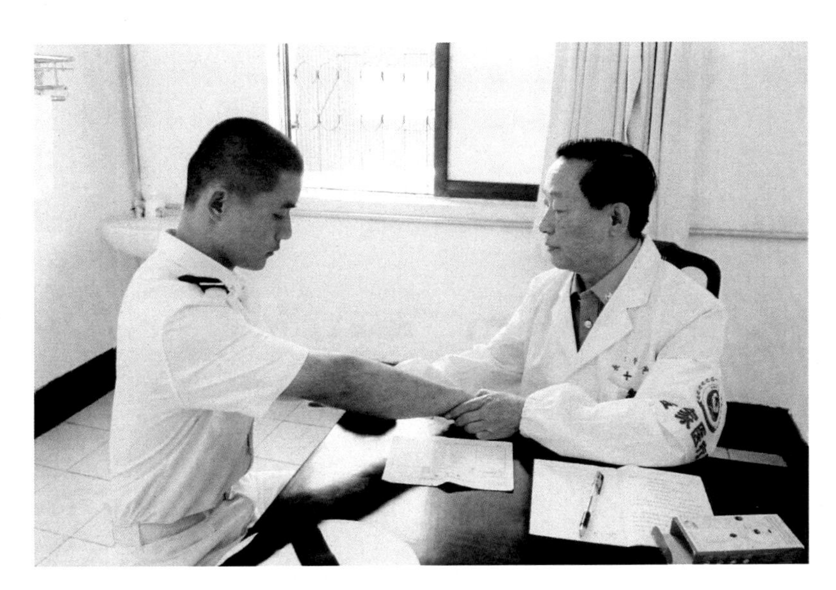

廖万清院士为海军战士服务

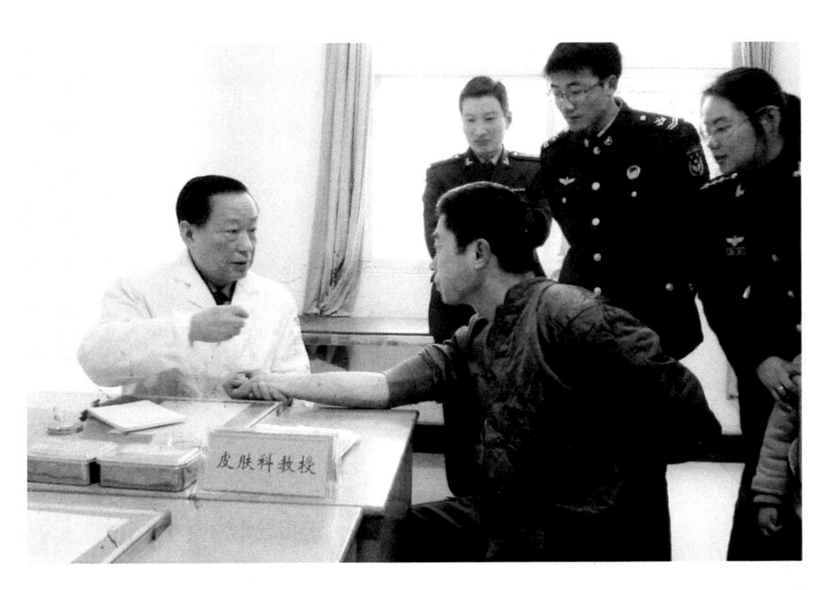

廖万清院士为空军 28 师飞行员诊治

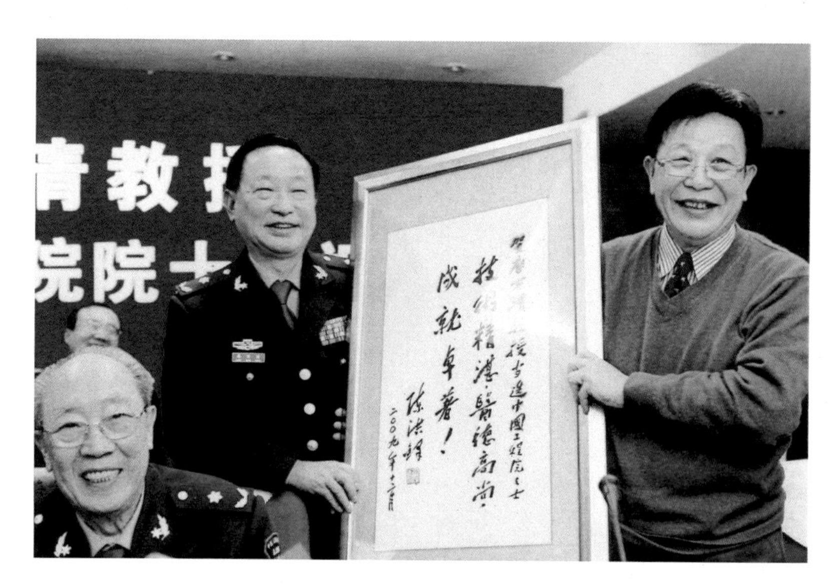

2009 年，陈洪铎院士诚挚祝贺廖万清当选院士

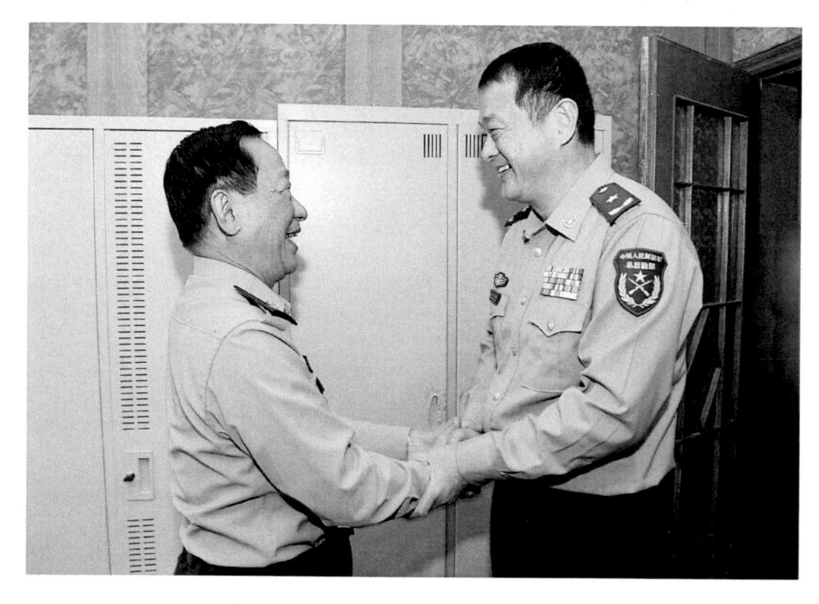

2013 年，孙颖浩校长亲切看望廖万清院士

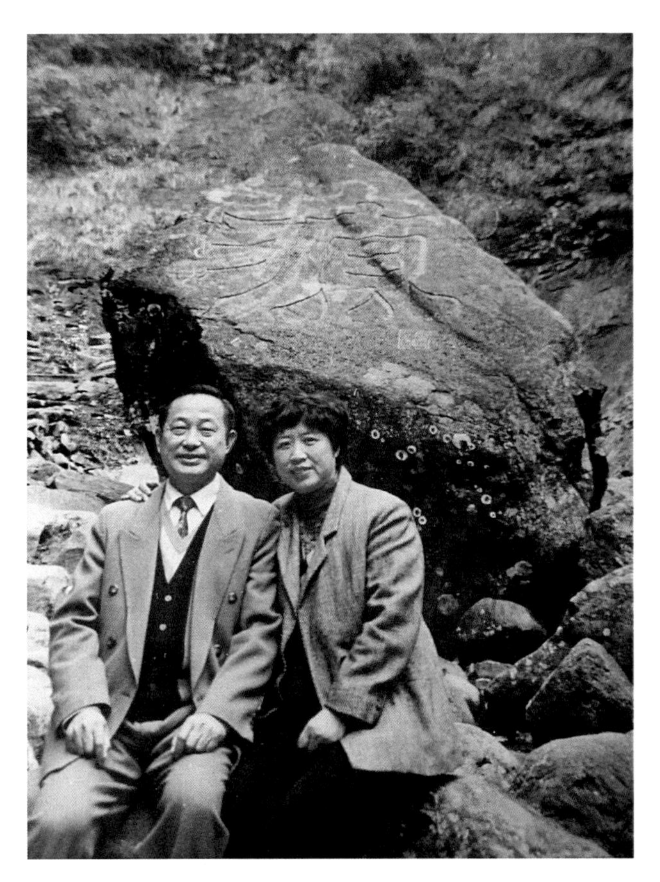

廖万清与夫人康善珠

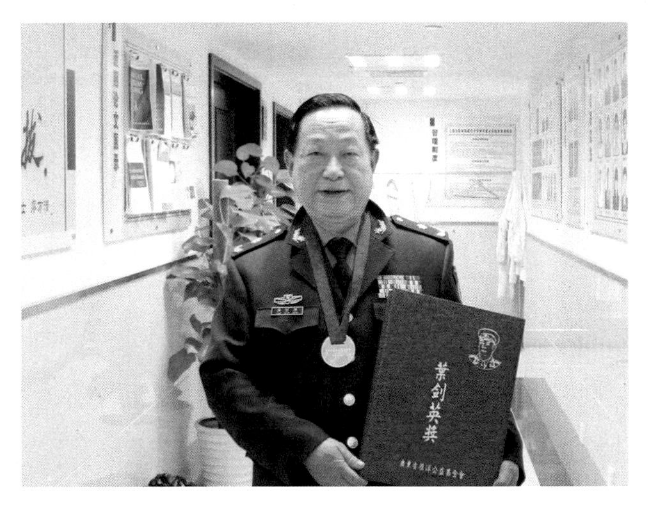

2013 年,廖万清获首届叶剑英奖

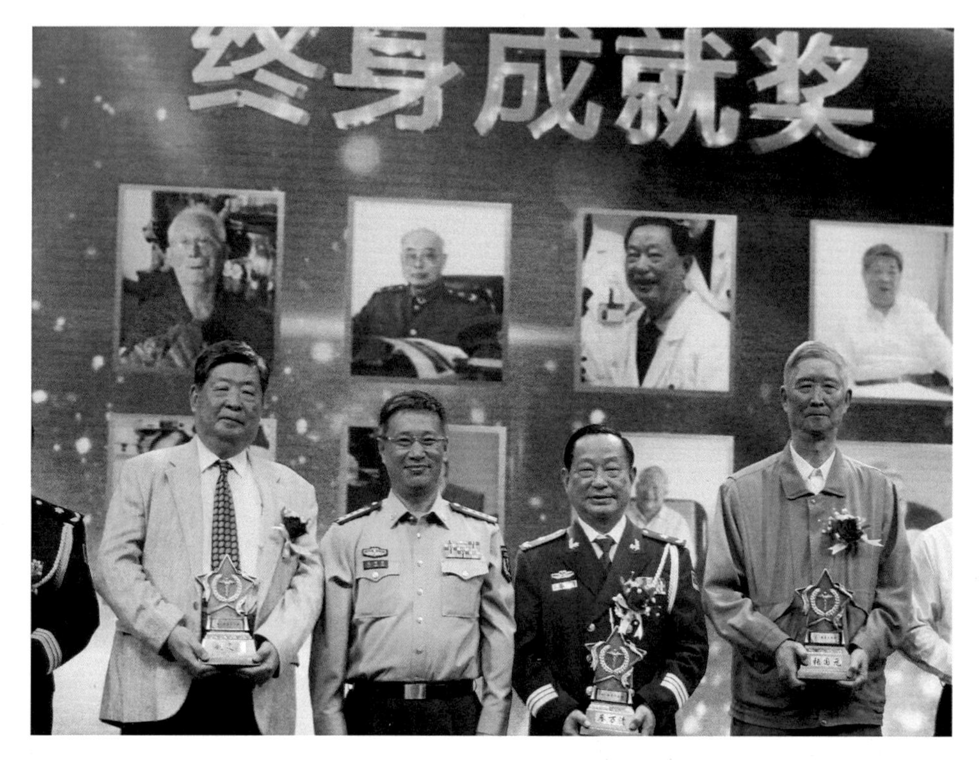

2015 年 10 月 22 日，朱明哲政委为廖院士等颁发终身成就奖

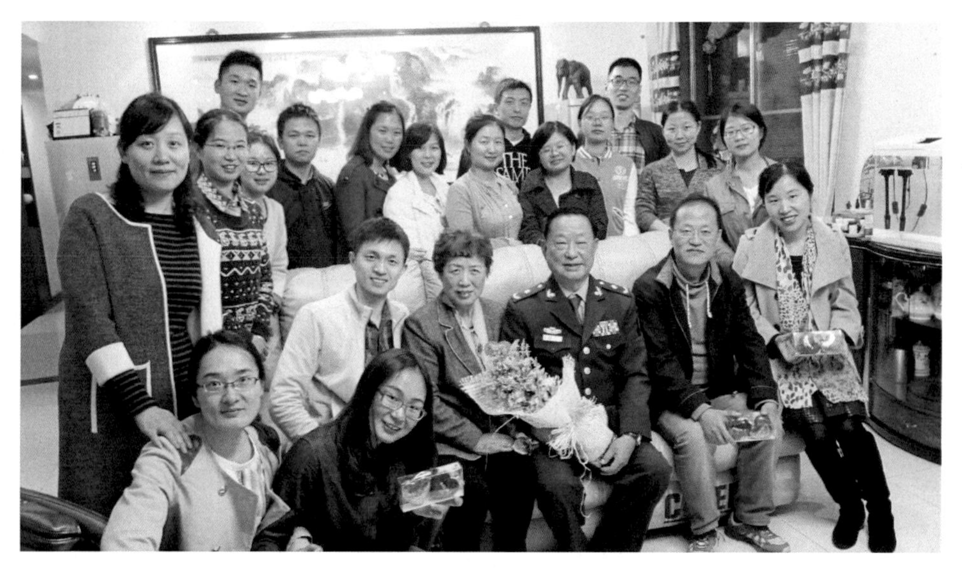

2015 年 11 月 11 日，研究生在家中为廖院士祝贺生日

中国工程院院士传记系列丛书

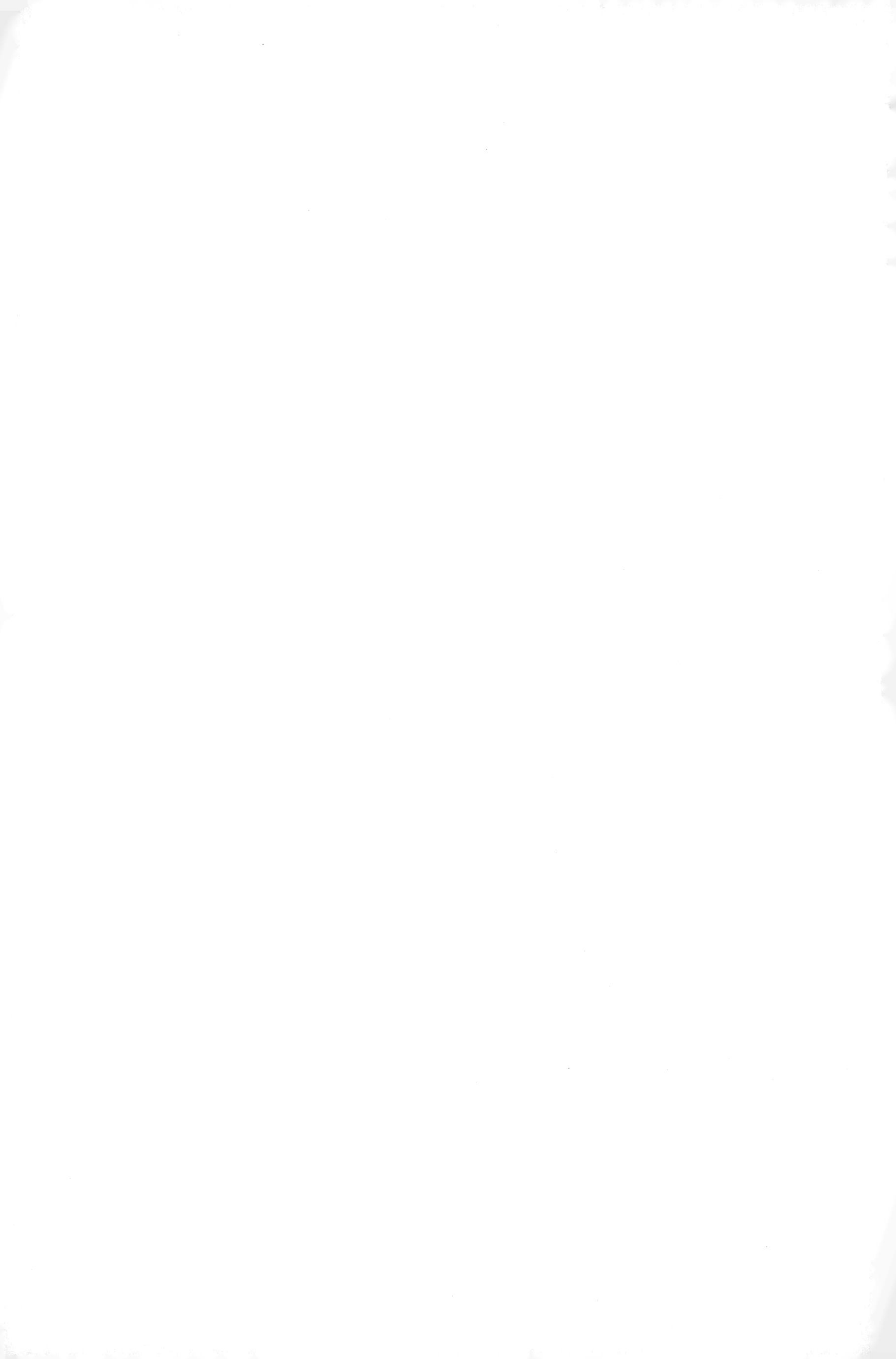

总 序

20 世纪是中华民族千载难逢的伟大时代。千百万先烈前贤用鲜血和生命争得了百年巨变、民族复兴，推翻了帝制，击败了外侮，建立了新中国，独立于世界，赢得了尊严，不再受辱。改革开放，经济腾飞，科教兴国，生产力大发展，告别了饥寒，实现了小康。工业化雷鸣电掣，现代化指日可待。巨潮洪流，不容阻抑。

忆百年前之清末，从慈禧太后到满朝文武开始感到科学技术的重要，办“洋务”，派留学，改教育。但时机瞬逝，清廷被辛亥革命推翻。五四运动，民情激昂，吁求“德、赛”升堂，民主治国，科教兴邦。接踵而来的，是 14 年抗日战争和 3 年解放战争。恃科学救国的青年学子，负笈留学或寒窗苦读，多数未遇机会，辜负了碧血丹心。

1928 年 6 月 9 日，蔡元培主持建立了中国近代第一个国立综合科研机构——中央研究院，设理化实业研究所、地质研究所、社会科学研究所和观象台 4 个研究机构，标志着国家建制科研机构的诞生。20 年后，1948 年 3 月 26 日遴选出 81 位院士(理工 53 位，人文 28 位)，几乎都是 20 世纪初留学海外、卓有成就的科学家。

中国科技事业的大发展是在新中国成立以后。1949 年 11 月 1 日成立了中国科学院，郭沫若任院长。1950—1960 年有 2500 多名留学海外的科学家、工程师回到祖国，成为大规模发展中国科技事业的第一批领导骨干。国家按计划向前苏联、东欧各国派遣 1.8 万名各类科技人员留学，全都按期回国，成为建立科研和现代工业的骨干力量。高等学校从新中国成立初期的 200 所增加到 600 多所，年招生增至

28万人。到21世纪初，高等学校有2263所，年招生600多万人，科技人力总资源量超过5000万人，具有大学本科以上学历的科技人才达1600万人，已接近最发达国家水平。

新中国成立60多年来，从一穷二白成长为科技大国。年产钢铁从1949年的15万吨到2011年的粗钢6.8亿吨、钢材8.8亿吨，几乎是8个最发达国家(G8)总产量的两倍，20世纪50年代钢铁超英赶美的梦想终于成真。水泥年产20亿吨，超过全世界其他国家总产量。中国已是粮、棉、肉、蛋、水产、化肥等世界第一生产大国，保障了13亿人口的食品和穿衣安全。制造业、土木、水利、电力、交通、运输、电子通信、超级计算机等领域正迅速逼近世界前沿。“两弹一星”、高峡平湖、南水北调、高速公路、航空航天等伟大工程的成功实施，无可争议地表明了中国科技事业的进步。

党的十一届三中全会后，改革开放，全国工作转向以经济建设为中心。加速实现工业化是当务之急。大规模社会性基础设施建设、大科学工程、国防工程等是工业化社会的命脉，是数十年、上百年才能完成的任务。中国科学院张光斗、王大珩、师昌绪、张维、侯祥麟、罗沛霖等学部委员(院士)认为，为了顺利完成中华民族这项历史性任务，必须提高工程科学的地位，加速培养更多的工程科技人才。中国科学院原设的技术科学部已不能满足工程科学发展的时代需要。他们于1992年致书党中央、国务院，建议建立“中国工程科学技术院”，选举那些在工程科学中做出重大创造性成就和贡献、热爱祖国、学风正派的科学家和工程师为院士，授予终身荣誉，赋予科研和建设任务，指导学科发展，培养人才，对国家重大工程科学问题提出咨询建议。中央接受了他们的建议，于1993年决定建立中国工程院，聘请30名中国科学院院士和遴选66名院士共96名为中国工程院首批院士。1994年6月3日，召开了中国工程院成立大会，选举朱光亚院士为首任院长。中国工程院成立后，全体院士紧密团结全国工程科技界共同奋斗，在各条战线上都发挥了重要作用，做出了新的贡献。

中国的现代科技事业起步比欧美落后了200年,虽然在20世纪有了巨大进步,但与发达国家相比,还有较大差距。祖国的工业化、现代化建设,任重路远,还需要数代人的持续奋斗才能完成。况且,世界在进步,科学无止境。欲把中国建设成科技强国,屹立于世界,必须继续培养造就数代以千万计的优秀科学家和工程师,服膺接力,担当使命,开拓创新,更立新功。

中国工程院决定组织出版《中国工程院院士传记》丛书,以记录他们对祖国和社会的丰功伟绩,传承他们治学为人的高尚品德、开拓创新的科学精神。他们是科技战线的功臣、民族振兴的脊梁。我们相信,这套传记的出版,能为史书增添新章,成为史乘中宝贵的科学财富,俾后人传承前贤筚路蓝缕的创业勇气、魄力和为国家、人民舍身奋斗的奉献精神。这就是中国前进的路。

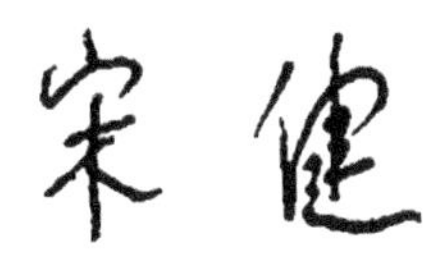

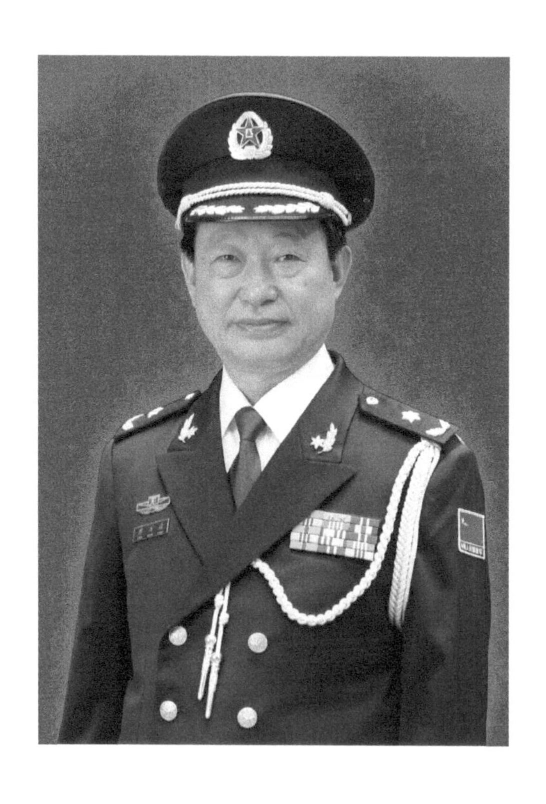

2010年第二军医大学新闻人物颁奖大会授予廖万清院士的颁奖词：

他是一位可敬的院士，更是一名无畏的战士，
功成名就之时，他仍冲锋在医疗科研第一线，
用自己70年的人生轨迹，成就了救死扶伤的崇高事业，
书写了一心报国的毕生夙愿。

目　录

第一章
童年时代

20世纪30年代初，一对年轻的客家夫妇离开家乡广东梅县，像许多客家人的祖先一样，踏上了迁徙之路。他们漂洋过海到了南太平洋上的岛国印度尼西亚，惨淡经营一家小车衣店。1938年，当他们漂泊到新加坡时，他们的小儿子出生了。按照族谱里的排名，小男孩取名为廖万清。

廖万清的出生，让曾经经历过丧子之痛的年轻夫妇欣喜异常。在遥远的东南亚，他们用尽所有努力，在乱世里给廖万清和姐姐一个安定的童年。

然而好景不长，1939年，随着德国入侵波兰，第二次世界大战拉开了帷幕。战争从局部逐渐扩散到了全球，从欧洲到亚洲，从大西洋到太平洋，无一幸免，均被战火席卷。1941年，日本将战火烧到了东南亚。世界格局的改变不允许这个刚刚安顿下来的小家庭沉醉于自己的幸福中。

空间将客家游子与母国隔断，可中华文化的传承，在南洋从未中断。反复思量后，饱受战乱之苦的夫妇忍痛将年仅3岁的廖万清送回了家乡。这样，即便在新加坡的家受到战争波及，也不会影响到小儿子，这条血脉会牢牢扎根于故土。

这一年，年仅3岁的廖万清带着父亲廖胜联“留根于中国”的期望，离开了父母温暖的怀抱和安全的臂膀，被护送回了父亲的家乡——广东梅县黄沙村。对于年幼的廖万清来说，未来的命运就像家乡的山路，深深浅浅，坎坷难测。在这里，廖万清开始了与叔叔廖胜堂相依为命的童年。

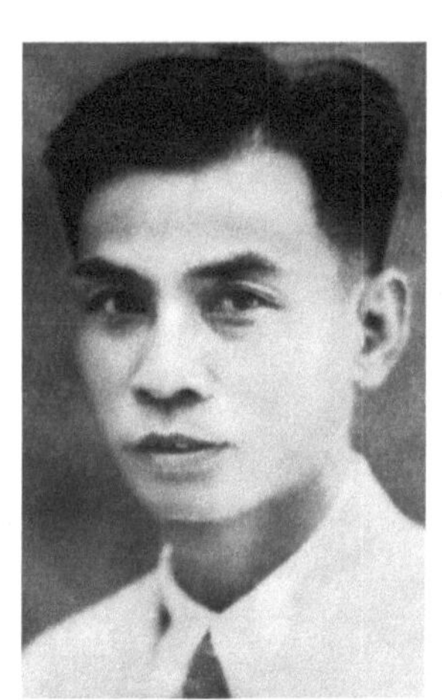
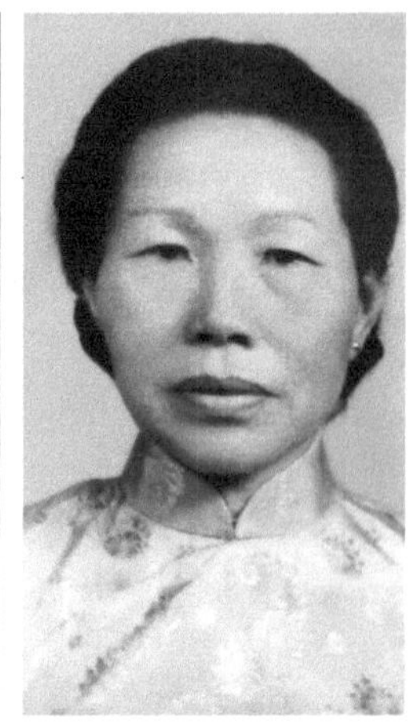
廖院士的父亲廖胜联、母亲李兰英

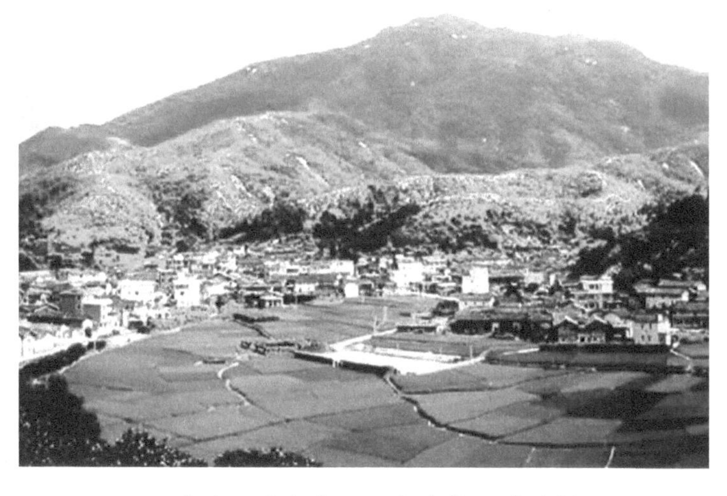

可爱美丽的家乡——广东梅县黄沙村

一、“廖氏”家族渊源

广东梅县，一个以客家人为主要住民的地域，被称为“世界客都”。其东北部毗邻福建省的桃尧镇，多山、水源充沛，绿色植被生长得郁郁葱葱。这里盛产水果，尤其是沙田柚和杨梅。镇北部雄踞着一座大山——王寿山，绵延20多平方公里，终年覆盖着茂密的阔叶林，林海翻滚、瀑布成群、美不胜收，自古被誉为闽粤赣边界的名山胜景。山脚一隅坐落着一个有着近千户人家的小村庄——黄沙村，这里居住着两个大姓氏家族，廖氏和曾氏。

王寿山上有一条隆起的山脉名为“福龙山脉”，就在它的脚下有一座再普通不过的农家土屋，这家的主人姓“廖”。历经不知多少年的风雨，这座土屋依然矗立如斯，而现在它又焕发出了新的光彩，被贴上了“院士祖屋”的标签，吸引着络绎不绝来此参观的人们。

“廖”是一个古老的姓氏，黄沙村的廖氏家族都是客家人，其根在北方。在漫长的历史长河中，由于战乱、灾荒等原因，北方汉民族经历了几次大迁徙，廖姓人亦从北方逐渐扩散到了南方，其中一支就定居在梅县，在此地落地生根、繁衍发展。

南北文化的融合，造就了他们独特的客家文化，比如语言表达、风俗习惯，使得他们区别于其他地方的人。作为其中的一份子，廖院士也是如此，这尤其表现在他的语言上，曾令笔者初见时倍感困扰。

其实，客家话就相当于客家人的母语，是客家文化最明显的一个标志。据考证，客家话中还留有不少中国古代唐宋时期的书面用语，并保留了大量那一时期古汉语的音韵。这不难理解，由于客家人的祖先是中原士族，当他们携带着这种优势语言和先进的中原文化进入赣闽粤交界的山区时，对当地语言产生了重要影响，因此，客家话可以说是以唐宋汉语为基础，以百越土语为辅助的一种语言共同体。而时至今日，客家话又不断与普通话相互融合，出现了很多相似之处，约40%的客家话与汉字在发音上没有什么差别。目前，全世界客家人公认的纯正客家话是以梅县话为标准音的，中央人民广播电台挑选客家话播音员都必须在梅县地区选择。现在，客家话成了梅州维系世界客家人的重要“情感纽带”，不少阔别故土多年的海外客家人都以“乡音未改”为荣，也难怪廖院士的口音如此之重了。

除了语言，客家人的另一个标志是他们始终保留着自己的传统。受中华民族几千年历史文化传统的影响，尽管经过了无数次的生存斗争、历经艰苦磨砺，但他们一直保留着很多优良传统，比如刻苦耐劳、艰苦创业、开拓进取；崇尚文教、卓育英才；勤劳奋发、自力自强。也正因为有着这些传统，他们才在历代社会大动乱、大变更中，得以在逆境中生存，在大风大浪中前进、发展。

廖氏族人，从中原辗转迁徙到梅县，又有不少人从梅县迁徙到中国其他各省乃至海外各地，但无论身处何地，无论是从工、从商，或是务农，他们大都尽己所能、努力生存，廖院士的父母（下简称廖父廖母）即是如此。刻苦耐劳、艰苦创业是廖氏旅外华侨的一个特点。他们中的许多人，为了谋生，敢于冒险，勇于开拓，漂洋过海，在侨居地披荆斩棘，建功立业，对地方的兴旺发达做出了不可磨灭的贡献。

海外有人将客家人喻为“东方犹太人”，实际上也的确如此，可以说客家人与犹太人相比毫不逊色，同样出现了不少影响世界和中国近现代历史进程的大人物，为不同的历史年代贡献了许多杰出的人才，如黄遵宪（参与戊戌变法）、丁日昌（洋务运动主要人物）、叶剑英（中华人民共和国开国元勋）等，他们都是梅州籍客家人；旅外成功的客家人更是不胜枚举，如张裕葡萄酒创始人张弼士、金利来“领带大王”曾宪梓、“香港人造皮革大王”田家炳等。勤劳简朴、重义轻利、勇于开拓的客家人传统，在众多客家名人身上得到了淋漓尽致的体现。

在事业获得成功的同时，他们还发扬着客家人爱国爱乡的传统，念念不忘家乡的建设事业，魂牵梦萦的都是祖居地梅县。他们在家乡兴学育才、架桥铺路、修建医院、体育场馆等各项公益事业，为祖国和家乡的建设作出了杰出的贡献。身兼华侨和共和国军人双重身份的廖院士也时刻把家乡装在心里，出力、出资均不遗余力。

梅县还是文化之乡，客家人的先祖们在寻求生存和发展的实践中深刻认识到了文化的重要性，因而素有崇文重教的传统。他们中的许多人，不管家境再怎么贫穷，即使“挑担打脚”，也要让子女读书，上中学、上大学，努力提高子女素质，以求成名成家。所以，廖氏族人中大学生很多，从事教育、文化、卫生、体育工作的也多，还有不少是颇有名望的专家教授。也许，就是这样厚重的文化教育土壤，孕育了一颗对科研痴

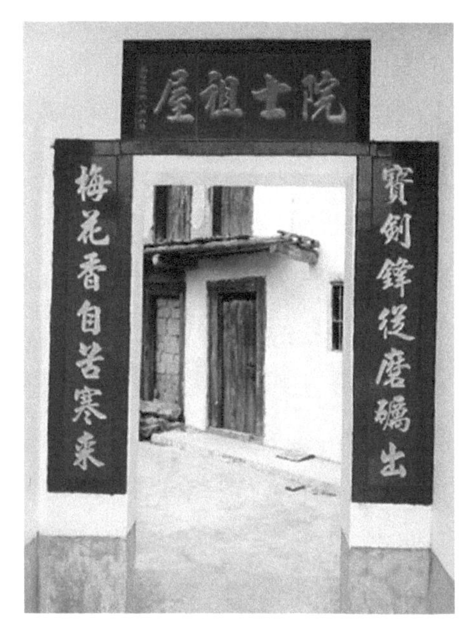

院士祖屋

迷的心，造就了鸡窝里的金凤凰。

二、风雨飘摇下“南洋”

廖万清的父亲廖胜联是宗族中的普通一员，居住在黄沙村中最靠近王寿山的一栋砖木结构的老式房子中，以种田为生。母亲李兰英是离黄沙村四十里地外的隆文镇人。经媒人介绍，两人结为连理。

20世纪初的中国，刚经历了八国联军侵华战争，被迫签订了丧权辱国的《辛丑条约》，不幸沦为半殖民地半封建社会。此后的中国奋起反抗，努力摆脱被奴役的桎梏。但这个过程跌宕起伏，充满了胜利与失败、结盟与背叛，中华大地没有一刻安宁，民心动荡、时局不安。

而此时，与中国一水之隔的“南洋”地区在英国、荷兰的殖民统治下，正处于加速开发中，需要大量的劳动力来满足发展需要，就业机会正多。“南洋”是我国对东南亚一带的称呼，包括马来群岛、菲律宾群岛、印度尼西亚群岛等地。工业革命给西方殖民宗主国带来的新兴产业的发展，也陆续波及其东南亚的殖民地。宗主国充裕的资本涌入了东南亚，投资于铁路、港口、电力、航运、制造业、金融业，以及传统的采矿、种植、原料加工、商贸等行业，引发了对熟练劳动力的需求。这对饱受战乱之苦的中国人来说正是一片希望之地，尤其是对福建人和广东人而言，因为这两个省距离“南洋”较近、往返方便，是比拉丁美洲等地更好的迁移选择。他们希望在这里用双手为自己争得一份新生活。因此引发了一轮“下南洋”的热潮。

20世纪30年代初，廖胜联夫妇也受到这股风潮影响。由于经济困难，为谋求生路、获取生存资源，他们被迫离开了世代居住的家乡，在变幻莫测的大海上颠簸了七天七夜后，终于抵达了南太平洋上的印度尼西亚。在这里，他们开了一家裁缝店，名为“联新车衣店”。五十年后的1987年，当夫妇俩的小儿子廖万清追寻着父母当年的足迹来到印度尼西亚时，“联新车衣店”所在的两层小楼仍在，不过早已易主他人，物是而人非，只能让后人凭空追思。

几年后，廖胜联夫妇又辗转到了新加坡，这一次，他们定居了下来，不再漂泊。他们仍是开裁缝店，靠着做衣服慢慢打拼。当时的新加坡还是英国管辖下的一小片“海峡殖民地”，并不是一个有独立内政、外交的国家。正是靠着很多像廖胜联夫妇一样迁徙到这里的异乡人，才得以成就后来繁荣的新加坡。

与很多“下南洋”的华人一样，廖胜联夫妇来自中国社会的最底层。他们之所以下南洋也是因为当时有橡胶园的华人管事到梅县招工，条件是有食宿但没有工钱，即使如此他们也愿意去碰碰运气。他们勤勉地工作，以求存求活。但就是这样一批简单、勤奋的中国人，构成了新加坡人口的70%以上，并且塑造了后来的“亚洲四小龙”之一。更难能可贵的是，与其他“三小龙”不同——韩国地域广阔且有美国支持、中国香港背靠内地好乘凉、中国台湾有从大陆带去的大笔黄金和一大批人才，而新加坡只是一个弹丸之地，大小相当于上海的徐汇区，且无论资源还是人才都十分匮乏，就在这片可以说一穷二白的国土上，千千万万像廖胜联夫妇一样的人奉献出自己的辛勤和汗水，最终成就了这座“花园之城”。

他们完好地保留了中华文明仁孝礼义廉的传统，即使后来他们有了一些积蓄，买了自己的房子，生活好了起来，仍谨守本分，非常善良，对前来寻求帮助的家乡人都尽自己的所能伸出援手，以至于后来家乡附近村子里初到“南洋”谋生的人也去找他们，并常寄宿在他们家里。

1938年11月11日，在新加坡的家里，廖胜联夫妇迎来了自己的第三个孩子——一个男孩。对于这个已经夭折了一个男孩，只有一个女儿的家庭，小儿子的降临让他们非常欣慰也非常高兴。就像廖胜联是“胜”字辈一样，这个孩子在族谱里排在“万”字辈，被取名为“万清”。

然而，此时沉浸在幸福中的他们并没有预料到，一场突如其来的战争即将拉开序幕，并将席卷全球，而这个饱经磨难的小家庭的命运也系于整个世界的大格局之上。

九个多月后，1939 年 9 月，德国柏林总理府，阿道夫·希特勒宣布德国遭到了波兰入侵，德国被迫予以还击。当然事实是德国闪电袭击了波兰，由此将刚从第一次世界大战中摆脱出来不久的全世界人民再次拖入到战火之中。

战争很快在 1941 年推进到了东南亚，在日军出其不意地进攻新加坡后，英军失守，很快便投降，新加坡变成了日本的“昭南岛”。反复思量后，廖胜联痛苦又决然地选择把最小的儿子送回家乡黄沙村，那里有弟弟廖胜堂，可以放心地把孩子交给他照顾。这个选择在日后被证明是非常明智的。由于新加坡的华裔此前曾不遗余力地支持中国抗日武装，并且在与日军的直接对抗中无比奋勇，日军对此记恨不已，在占领新加坡后开始了疯狂的报复行动，对当地华人进行了大清洗。在三年的日占期内，数万名华人被残忍杀害，史称“新加坡大屠杀”。

三、没有父母陪伴的苦难童年

就在将小儿子送回国内后不久，因常年用熨斗烫衣服，而当时的熨斗需人力吹才能热起来，导致廖胜联肺部受损，再加上思念过度，他不幸罹患上了肺结核，不久就病逝了。

出于对廖万清的保护，母亲和叔叔没有立刻将这个噩耗告诉他，导致他在很长一段时间里都不知道这件事。直到他 6 岁时，叔叔才给他看了母亲的信笺,他这才得知再也见不到那个给了他生命、一直渴望相见的父亲了。虽然年龄尚小,但内心的痛苦感却来得那样强烈、持久,每每想起都令他忍不住垂泪。突如其来的亲人逝去让他小小年纪就体味到了生命的脆弱和宝贵,以及失去亲人的痛苦,这或许也是他后来从医的动力之一吧。

20世纪四五十年代的黄沙村非常贫困,对于父母不在身边的廖万清来说更是如此,吃是个大问题。此时,各种动植物资源丰富的王寿山扮演起了“母亲”的角色,提供给他及其他村民们果腹的食物。

艰辛的童年中,“吃”成为了廖万清贫瘠生活里最幸福的回忆。老鼠、麻雀等都是他儿时难得的美味享受。2010年,廖万清回家乡探亲的时候,村里还是有人进山抓老鼠吃,只不过与几十年前必须抓来果腹不同,这项活动已纯属消遣,可有可无,只是为餐桌增加一份野味而已。当廖万清再品这儿时的“珍馐”时,再也吃不出当年那种令人垂涎欲滴的滋味来了。

捕鼠是廖万清的必修技艺,从大人那里他学会了如何制作抓老鼠用的筒子、如何找到鼠洞、如何让老鼠陷入瓮中。一节竹筒、一根绳子、几粒米这些极易获取的简单工具组合在一起,就能诱使老鼠钻入筒中,随即吊起,再也爬不出来。结合大人们的指导和自己的体会,廖万清和小伙伴们总结出了一套放老鼠筒的技巧:如果是一条很光滑的路直通到老鼠洞,那就意味着洞里是一些小老鼠,而大老鼠是跳着走的,所以如果老鼠洞前的路不是很光滑,还有老鼠屎,那么就是大老鼠。就这样,靠着经验和摸索,廖万清往往收获颇丰,头天傍晚时进山找老鼠洞,第二天早上去收老鼠,通常可以收到二三十只,收到的小老鼠在两三两、大老鼠在半斤左右。山鼠肉经烹制后味道鲜美,被这里的人视为滋补的山珍,常给孕妇作为补品食用。美味的山鼠肉成了廖万清童年记忆里“幸福”的味道。

蘑菇是王寿山给附近村民的另一个礼物。那个时候,山上有一个小寺庙，叫做红庵寺，周围有很多蘑菇。廖万清常跟着大人们去那附近采蘑菇。从山下到寺庙的路由 73 级台阶铺就，每个台阶上都留下过他幼小的足迹。

叔叔廖胜堂对这个小侄子疼爱有加，为了给他正在发育的身体补充营养，叔叔偶尔会抓只小鸟，剁成肉末，做成肉饼，自己舍不得吃，全部给侄子吃。

客家人还有用蜂蛹泡酒的习惯，认为这是一种滋补的食物。叔叔有时就带着廖万清去山上捉蜂蛹。白天，侦查好地形，找到蜂巢，晚上就带着廖万清上山。两人用麻袋遮好头，仅在眼睛部位剪开两个洞，方便看清事物后，叔叔就拿火把点着蜂巢的“大门”，把蜂烤熟的同时，蜂蛹和蜂巢也就到手了。蜂蛹用来煮黄酒，很进补。黄酒也是大人们自己做的，把糯米蒸熟后倒进大缸子里，加上酵母酿制一段时间就很甜。但嘴馋的廖万清和小伙伴们忍受不了那么长时间的等待，总是偷偷跑到酿酒的坛子里去摸出一把酒酿吃。叔叔虽然知道，但却也对这些偷嘴的小毛孩无可奈何。

在叔叔的照料下，小男孩渐渐长大。尽管生活艰辛，但廖万清学会了苦中作乐。王寿山是他游戏的乐园——螳螂挂壁处震撼于自然的鬼斧神工、棋盘石上想象仙人对弈、笠麻栋上沾沾自喜于站在了神仙的斗笠上。据当地的传说，王寿山风光秀丽，常有仙人云游至此，有一回，两位仙人在棋盘石下棋，一位仙人觉得热，便把斗笠随手扔了出去，形成了笠麻栋，笠麻正是当地人对“斗笠”的称呼。而每当登上山顶，就可见一层云海在脚下伸展，俯瞰村庄，一切都变得那么渺小，令人豪气顿生，此时，所有烦恼都抛到了九霄云外。这也使他真正理解了那句话“站得高才能看得远”，在以后的科研征程中，他也不遗余力地勇攀高峰。

跟所有小男孩一样，小时候的廖万清是个爱动不爱静的人。尽管他喜欢捉老鼠和鸟，但对钓鱼却始终提不起兴趣。长时间地坐在河边，鱼又总是不上钩，这样一两次下来，他的兴致就全被消磨干净了。

但村里的那条河仍是他最爱的游戏地点，他非常喜欢在河里游泳。夏天，清澈的河水波光粼粼，总吸引着他跳入河中和小伙伴们嬉闹，洗去他的一身汗水，带来一阵清凉。冬天，即使河水冰冷，却仍不失魅力，再配上湛蓝如洗的天空，简直是人间美景，此时游泳对廖万清和朋友们而言依旧是一场好玩的游戏。虽然这一举动被大人们严厉禁止，怕他们出事，但阻不住孩子们的玩兴，对他们而言，冬泳无疑是刺激的享受。

和小伙伴们一起玩耍的时光总是无忧无虑，但争执也是少不了的。当时，村子里的廖、曾两个姓氏人家中，以曾姓人居多，所以曾姓的小孩子免不了仗着人数众多而欺负廖姓小孩，“无父无母”的廖万清更是他们觉得可欺的对象。有一次，村子里的小孩聚在一起玩抬轿子——三个人一组，做轿夫的两人面对面，各自用右手握住自己的左手手腕，然后又用左手握住对方的右手手腕，形成一个“口”字型的“座位”，坐轿者将双脚分别跨入两个轿夫前胸和两条手臂组成的环内，屁股坐在由两个轿夫四只手腕组成的轿子座位上，双手分别放在左右轿夫的肩膀上，坐稳扶好。“裁判”一声令下，几组这样的抬轿组合就从起跑线开跑，看谁先到预先设定的终点。廖万清所在的轿子组赢了，这惹来了输掉一组小孩的不满，其中的一个曾姓的小胖子不服气，冲上来要打廖万清一组的人。廖万清个子虽小，但也不甘示弱，和他打了一架，当然，打架的代价就是，后来那孩子的家长找上门来，以“受害者”的姿态把他训斥了一番。面对需要仰视、力气比自己大很多的成年人，这个瘦小的孩子虽然有些为他们的强势和霸道而害怕，但却很执拗，不肯委屈自己屈从于大人的“强权”。这种性格在他后来发现新菌种的过程中得到了发扬，也由此避免了一例绝佳样本被丢进垃圾堆。

就这样，在这座背靠大山、小溪环绕、农田居中的美丽村庄里，小男孩度过了他贫困却亲近自然、远离父母却不沉沦于痛苦的童年。

四、小学即展现天分

1945 年廖万清七岁，到了上小学的年纪。当时，村里的廖氏一族靠出租祖先留下来的一部分土地所得的租金，筹募了“廖氏公堂”，用以资助家境不好的族人子弟读书，总共要负担二十几家廖氏子弟上学的费用。这正是对廖氏族规、家训的尊重和信守，他们讲求重视教育、要求族中子弟读书上进，立志不惜财力提高族人文化素质，以造就人才。靠着“廖氏公堂”的资助，廖万清和族内二十几个子弟一起，进入了本村的明新小学读书。

像所有男孩一样，廖万清小时候也打过架，也淘气，背着大人下河游泳。但在学习上，他绝对算得上是个好孩子，成绩一直不错。

儿时遭逢父亲去世，母亲又常年不在身边，似乎没有给他留下心理阴影，也许是贫穷使他顾不上自伤身世，自怜自艾，他甚至从小学就已经有了通过学习改变命运的意识，这也是他肯努力的原因。他深知学习机会的来之不易，所以倍加珍惜、刻苦，成绩一直名列前茅。此外，还有一个原因激励着他读书：他看到村子里的农民即使面朝黄土背朝天地辛苦劳作，但由于土地贫瘠，大家还是吃不饱饭，他看不到靠种地生活有任何的希望和前途，他想要走出大山包围着的黄沙村，而在他面前只有一条出路，就是读书。

伟人的教诲、励志的故事都能在挫折、迷茫时给人注入新的活力，激励人不断朝着目标前行，即使前路坎坷。为了鼓励自己，廖万清把在书本上看到的豪言壮语、老师讲过的词句，比如“少壮不努力，老大徒伤悲”“一寸光阴一寸金，寸金难买寸光阴”都写在了自己的本子上，更记在心里，这些可谓是他成长道路上的精神力量。其中的一句话——“日历、日历，挂在墙壁，天天撕去一页，使人心头着急，光阴如流水，转瞬无踪迹，想起我自己，年少少成绩”，还被他在最后又加上了“既往矣，来者可追！”以鼓励自己抓紧时间读书。这些话确实对廖万清起到了敦促的作用，他在学习上从没让叔叔操过心，成绩总是在前几名。

功课上的好成绩让廖万清和老师间的关系非常融洽，老师对他的欣赏和好感他自然感受得到，也使他敢于在老师面前表现。当时明新小学的课堂上，有一个不成文的规定：老师一进教室，班长就要喊起立，随着这声喊，同学们一齐起立，并向老师问好。一次，廖万清的班里，班长因为生病没有来，于是廖万清毫不犹豫地在老师进来的那一刻喊了“起立”，同学们惊愕于他的大胆，老师则表扬了他的主动。

上小学四五年级的时候，他已经是个十多岁的大孩子了，可以从一件事情中吸取经验了。小学五年级时，学校举办了一次演讲比赛，各个年级都派人参加，廖万清就在其中。想到要在那么多人面前演讲，他的内心非常紧张。这时，学校里一位姓王的校长看出了他的问题，就让他站在稻田里，想象周围的稻田全是观众，锻炼演讲。于是廖万清就拿着已经写好的演讲稿反复练习，比赛时真的没有害怕，还取得了小学演讲比赛的第一名。这个人生中第一个“冠军”头衔给了他信心和勇气，也让他牢记一个道理——熟能生巧，只要准备充分、并保持良好心理状态，就有可能成功。

另一件他记得非常清楚的事，是受委屈。按照梅州当地客家人的习俗，在迎亲中要由“童子”在花轿后面拖着一条寓意为百子千孙的杉树枝，名为“拖青”，把杉树枝拖回家后，抛到自家屋瓦背上，借杉树多子之意。一次，廖家一个姑娘要嫁到外村，廖万清被找来做了拖青的童子。走了三十里地，到了另一个村的新郎家后，所有参与婚礼的小孩都得到了红包，但唯独廖万清没得到，这令他非常沮丧。这种感觉让他牢记：被忽视是多么的令人不快。也让他在以后踏入社会、走上工作岗位后形成了“尽量一视同仁”的待事公平、待人平等的作风。

五、短暂的母爱体验

1949年是中国政权更替、国民党政府急于出逃、社会结构发生巨大变革的一年。就在这一年年初，廖万清的母亲李兰英在饱受对儿子思念的煎熬下，卖掉了新加坡的店，了结了新加坡的一切事物，克服重重困难带着女儿（即廖万清的姐姐）回到了故乡。她迫切地想要看看儿子长得多大了、多高了，也打算就此不再离开儿子身边，就近照顾儿子。

带着卖店得到的钱，李兰英和女儿坐着轿子进村，向周围看热闹的小孩子们抛撒他们从未见过的饼干和糖果，孩子们兴高采烈。而其中最高兴的要数已经11岁的廖万清了。从有记忆开始，他脑海里从未有过母亲的影像，而这次，他终于可以亲眼看到、亲手触摸到母亲了，他欢呼雀跃、兴奋不已。

从母子相见的兴奋和感慨中回到现实，最实际的问题就是如何生活。为了维持生计，李兰英在隆文镇开了一家裁缝店，靠卖些布、做些衣服过活。廖万清也转学到了隆文镇的豪士小学，继续读四年级。有了母亲的陪伴，廖万清找回了母爱的感觉，那段日子他非常开朗、活泼，也很快在新学校里结识了一群新朋友。

他和朋友们一起抓麻雀，趁太阳刚下山、麻雀归巢的时候，把网子罩在麻雀洞口，然后故意弄出些声响来，刺激麻雀往洞外飞，轻而易举就能困住麻雀。他先是把麻雀养起来，不料却一不小心让它飞走了。看着儿子沮丧的神情，母亲不禁好笑，说："再去抓来不就行了。"在母亲的巧手下，廖万清后来抓的麻雀变成了香喷喷的菜肴，以致到今天他依然记得那夹杂着母爱的香甜滋味，念念不忘。

但一个普通的女人，缺少丈夫的帮助，李兰英的生意很快就经营不下去了。小店在开张不到一年的时间里又被卖了出去,拿着这笔钱,李兰英准备再回新加坡寻求出路。临行之际,她想把小儿子也带走,但遭到了叔叔廖胜堂的坚决反对,因为他要守护哥哥的遗愿——留根在祖国。李兰英拗不过,只好失望地仅带着女儿回去了,刚团聚的一家人从此又江海两隔。这短暂的相聚,成为了廖万清三岁之后、三十岁前唯一一段与母亲亲近的时光。但尽管被大海阻隔、尽管身处不同国度,母子之间血浓于水的亲情却从未被割断。

回到新加坡后,母亲每年有一两次会托水客给儿子带些东西或者钱。水客名叫张益轩,是黄沙村隔壁村子的人,因为同在“南洋”打拼,很早就认识了李兰英和廖胜联夫妇。他常年往返于新加坡和梅县,替人递送东西,并从中抽取佣金。因为这个缘故,廖万清与他也可算是相熟。1990 年,当廖万清去到新加坡的时候,再次见到了他,此时他已经年逾七十,早已不再当水客,也就是那次,廖万清从他那获知了父亲很多零零散散的事情。

母亲走后不久,廖万清又回到了黄沙村,继续在明新小学读书。五年级时,母亲托一个水客带了一些玩具和钱给儿子。塑料做的狗熊、会跑的玩具汽车,这些稀罕玩意儿让廖万清倍感新奇,也让他在小朋友面前挺直了腰杆,因为他也是受母亲关心爱护的,而且他的母亲送

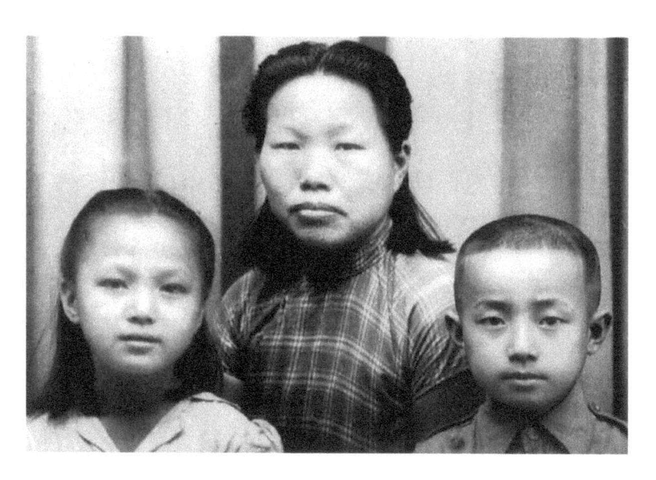

11 岁与母亲、姐姐合影(1949 年)

给了他如此别致的玩具。他大方地把玩具分给交好的朋友们，分享他的喜悦，自己只留下了那辆勾起了他满心好奇的会跑的小汽车。

六、命运多舛的母亲

客家妇女堪称中国劳动妇女的典范，“耕、种、樵、臼、炊、纺织、缝纫之事，皆能一身兼之；事翁姑、教儿女、理家政、井井有条，其聪明才力直胜于男子！”传统的梅州客家妇女，胸怀宽广、无私奉献，操持家庭和教育子女的重担都由她们一肩挑起，而丈夫则在外打拼。罗香林教授在《客家研究导论》中这样评价客家妇女，他写道：“客家妇女，在中国，可说是最艰苦耐劳、最自重自立，于社会、于国家，都最有贡献，而最是令人敬佩的妇女了。”正如中国台湾籍作家陈运栋所著《客家人》一书中所引述的大英百科全书的评语：“客家妇女是精力充沛的劳动者。”美籍传教士罗伯史密斯在《美国人杂志》上发表的“中国客家”一文中说：“客家妇女真是我们所见到的，比任何妇女都值得赞歌的妇女。”

廖万清的母亲李兰英就是这样一位典型的客家妇女。她一生有两次婚姻，丈夫却都先她而去；她生育了三个儿女，除了夭折的一个儿子外，存活下来的一对儿女中，小儿子也聚少离多，一生中相聚的次数屈指可数。这样多舛的命运下，她依然善良、勤劳，对孩子也满怀着深深的爱意。廖万清对母亲的评价是：“我母亲是一个典型的广东慈母，克勤克俭，相夫教子，是一个慈爱的母亲，虽然没有多少钱，但还是尽她最大的努力，为儿女省吃俭用。”

丈夫廖胜联在世的时候，联新车衣店主要靠丈夫经营，李兰英则负责带孩子，照顾一家人的起居生活。丈夫去世后，她一个人带着女儿，家乡生活不下去，还是回到了新加坡谋生。

当时的李兰英刚刚三十出头，正是风华正茂的年纪，回到新加坡不久，便改嫁给了同在新加坡打拼的广东人周达良。两人其实老早就认识，周达良以前曾在联新车衣店做工人，两人婚后又在新加坡开了一家裁缝店，靠此度日，一同抚养一双儿女，儿子是周达良的，名叫周可欢，女儿则是廖万清的姐姐，廖应银。

对于母亲的改嫁，廖万清并不讳言，他说："我们（指他与妻子康善珠）和母亲的关系很好，我们很理解她，并不因为她改嫁了就看不起她。而且周叔叔也是个老实人。我母亲还是很爱我们的，我们也很爱母亲。没有母亲哪有我廖万清？我爱人也很理解，我们都是很开放、开明的。"

在 1949 年回乡探望过小儿子廖万清后，时隔多年，1968 年，58 岁的李兰英第二次回到了儿子身边。那时廖万清已经 30 岁，刚结婚不久，妻子腹中也正在孕育第一个小生命。思子心切的李兰英不顾国内还处在"文化大革命"期间，也不顾局势的混乱，买了一张三等舱的船票，就只身踏上了开往中国广州的轮船。她带着给儿子一家买的礼物—— 一辆自行车和一台 12 寸的电视机，困了就睡在三等舱的帆布床上，怀着见到儿子的渴望回到了中国。到了广州，她又换乘火车，一路坐到上海。火车站里，去接母亲的廖万清本以为时隔多年要认出母亲已经不容易了，可是在母亲下车的那一刻，他竟然只凭借二十年前的印象，认出了母亲。时间和空间的阻隔让这次相见显得那么难能可贵，母子二人不禁抱头痛哭，心头百感交集。

这次短暂的相聚后，又隔了一个十年，1978 年，李兰英才又到上海与儿子团聚。那时，廖万清已经是主治医生了，虽然不是特别富裕，但他还是带着老母亲、妻子和两个儿子，一起去了黄山游玩。他专门在靠近黄山迎客松的旅店给母亲订了一个房间，自己和妻儿则睡在很多人一起住的大通铺。廖万清说："去黄山的那一次，我们一家人在一起很开心，那是我们非常幸福的一段往事。"

此后，又是八年的时间，1986 年，母子二人相聚于新加坡。当时，廖万清有三个月的探亲假，他想去探望母亲，但当时上海往返新加坡的单程机票就要两千多人民币，一个人来回就要四五千块钱，而他并没有那么多钱。母亲和周叔叔慷慨地资助了他，使他和妻子得以同行去往新加坡，第一次看到了母亲位于新加坡勿洛南二道的家，自己的姐姐以及周叔叔的儿子。此后，他基本上每年都会去新加坡看望母亲。

1989 年，李兰英的第二任丈夫周达良去世，廖万清动起了把母亲接到上海，由自己照顾的念头。但李兰英已经适应新加坡的生活，而且也不想给儿子一家添麻烦，就执意要留在新加坡生活。1998 年，这位一生经历了世界大战、丧子丧夫之痛、亲人聚少离多相思之苦的慈祥母亲安静地离开了人世，享年 83 岁。

母亲辞世后，廖万清在新加坡的亲人就只剩下了姐姐。姐姐廖应银也是个不幸而坚强的女子。她的丈夫傅忠孝英年早逝，她一个人拉扯着三个儿子，孩子们长大后，她才轻松了起来。此外，新加坡还有一个廖万清异父异母的弟弟周可欢。看到姐姐和弟弟过得都很好，廖万清替他们高兴之余，也默默告慰已在天国的母亲。

第二章

坚韧少年

小学毕业后的廖万清，一开始因为没钱，上不起学，只好去给人放牛。但1952年9月，人民助学金制度的出现，给廖万清带来了转折，他又得以重返学校，并以此完成了初中、高中的学业。生活的艰辛使他格外珍惜所拥有的一切，无论书本、纸笔，还是亲情、友情，也许这就是他性格的来源——感恩。

在他的每一个笔记本上，你都可以看到，原本的横线格里，每行放的几乎都是一行再加上半行字，有时甚至一行里能放下两行字，因为他要节省纸张，所以他宁愿把字写得非常小。

廖万清知感恩、重情义。在初中申请人民助学金的过程中，班主任冯华勳负责签字、发钱，即便是这丁点的恩惠，廖万清也记在心中，长存感激之情。2014年，他还计划和同学们一起给老先生过九十大寿，以谢师恩。不仅如此，无论是劝叔叔让他上学的小学老师曾永祥、上学期间给他寄过钱的李亮禧，还是此后借给他十块钱的同学曾俊杰，以及在工作中给予他很多帮助的陈洪铎院士和吴绍熙教授等人，他都永远心怀感激。

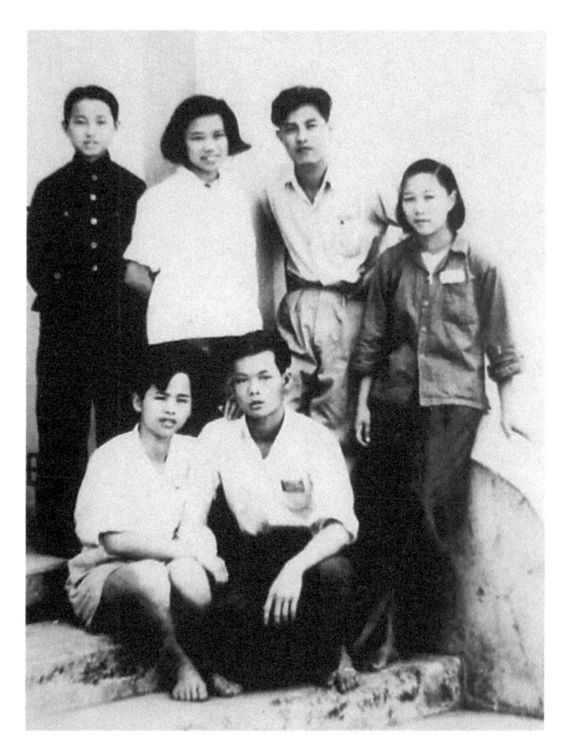

廖万清院士（左一）与班主任冯华勳老师（左三）及初二班干部合影（1953年）

也正因为他的这种性格特质，对于给予了他学习机会、抚育他成才的祖国才怀有无限的感激，并且在此后把自己的毕生才智和满腔热忱毫无保留地奉献给了这片热土。

廖万清说：“我的一切是党、国家和军队给予的，我要把一切献给党和人民；

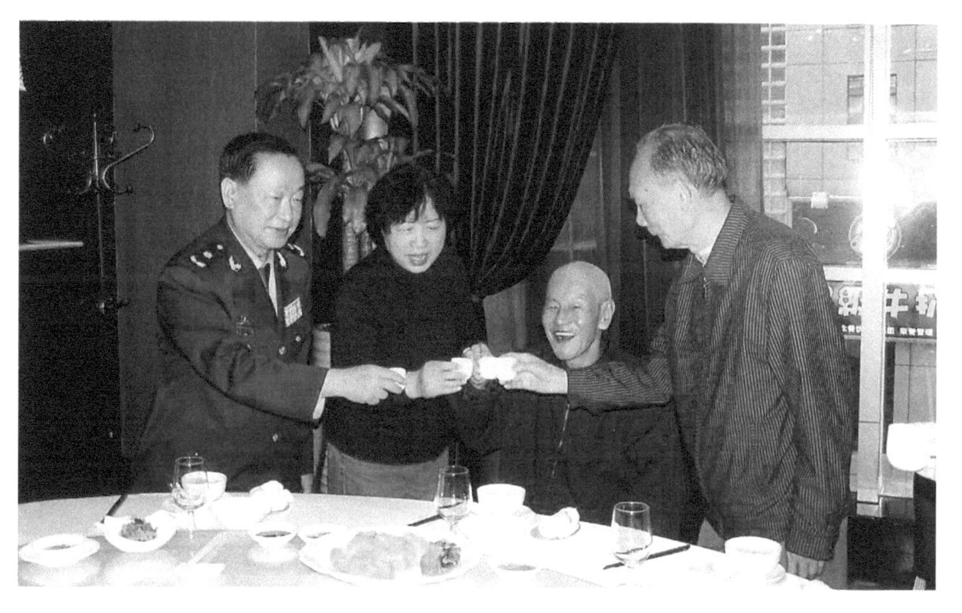

感谢初中冯华勳老师(右二)及李亮禧老师(右一)

我是祖国大树上的一片绿叶,我要为祖国母亲竭诚奉献。”这是他发自肺腑的声音。

一、放牛娃的坎坷求学路

因为母亲在1949年那次回乡过程中想带走廖万清,叔叔廖胜堂便觉得,是时候和侄子分家了。而当时,叔侄俩全部的家当也不过是一栋不大的两层的民居、一间厕所、不多的土地。叔叔对他说:“好的都给你,你想要什么都行。”就这样,廖万清名义上成了独立的“大人”。而母亲走后,他又和叔叔生活在了一起。

1952年,廖万清读完了小学,到了该升初中的年纪。今天的孩子们到了这个阶段,家长们都会使尽浑身解数,千方百计地要把孩子送进最好的中学。可惜当年的廖万清并没有机会享受这种福利,他唯一能依靠的叔叔手头并不宽裕，没有钱供他继续读书。不得已，廖万清只好靠给人放牛糊口。如果当时的他知道唐代李密牛角挂书的轶事，肯定会效仿之吧。

不过没多久，他小学时的一位老师曾永祥找到了廖万清的叔叔，劝他无论如何要让廖万清继续上学，因为只有读书才能明事理、才有改变命运的机会，何况这个孩子似乎天生就是块读书的料，成绩一向很好，而且又肯努力，不读书实在可惜。送走曾老师后，叔叔沉默良久，最后下决心再穷也不能耽误了孩子读书。但仅靠他一人根本不可能送廖万清去读书，他于是找到了自己的姐姐、廖万清的姑姑帮忙。在姑姑和叔叔的共同努力下，辍学半年之后，廖万清终于重返课堂，作为插班生进入了隆文中学。

因为没有钱，廖万清的生活极其窘迫，而从这一年开始实施的人民助学金制度如及时雨一般拯救了他。1952 年，时任总理周恩来领导下的政务院（即现在的国务院）颁发了《关于调整全国高等学校及中等学校学生人民助学金的通知》，决定自 1952 年 9 月起实行统一的人民助学金制度，这一制度正式上升到了国家战略层面。这笔钱主要用于资助在校学习的贫困学生，帮助在校生解决生活困难，是一种对家庭经济困难的学生进行资助的方式，是现在我国奖学金、助学金制度的前身。

经过老师和同学们的评选，廖万清幸运地申请到了人民助学金，这是他能继续读书的保障。

每月六块钱的助学金，他用一块八来买菜，剩下的钱用来买米和一些生活用品、文具，勉强维持着生活。他非常珍惜重新回到教室上课的机会，所以肯下功夫读书，成绩总是排在前面。由于表现优异，不久，他就戴上了红领巾，加入了少先队，并被选为中队长。

初中期间，为了就近上学，廖万清先是在隆文镇的姑姑家里住了半年，后又去同镇的舅舅家里住。舅舅家是做豆腐的，并不宽裕，廖万清放学就会帮着推磨，瘦小的身板比石磨高不了多少，费力地推动沉重的磨盘，一圈又一圈，直到黄澄澄的豆子都变成浆，顺着石槽流出来。豆腐做好后，廖万清还要帮着卖豆腐，当时就住在舅舅的豆腐小店。

在这清苦的日子里，赶集是廖万清为数不多的能饱口福的时刻。每个月逢五逢十，隆文镇都有集市，舅舅有时会给廖万清一毛钱，能买三个牛肉丸子，那偶尔才得一尝的味道使他怀念至今。

此时，母亲尽管孤身在外，并带着姐姐，仅靠做点小生意谋生，生活清贫，但几乎每年过年的时

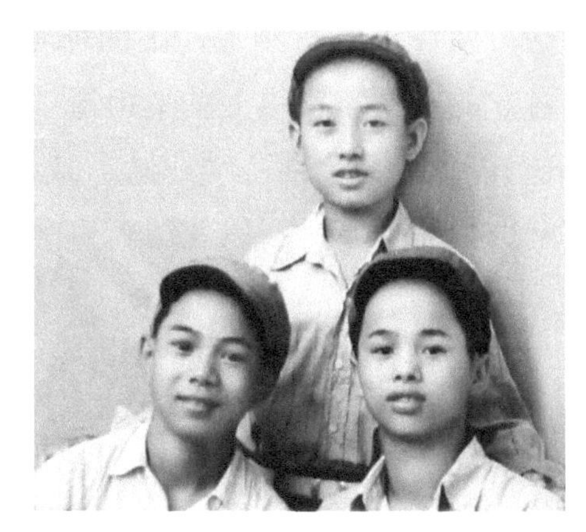

与初中同学卢华能、李俱文

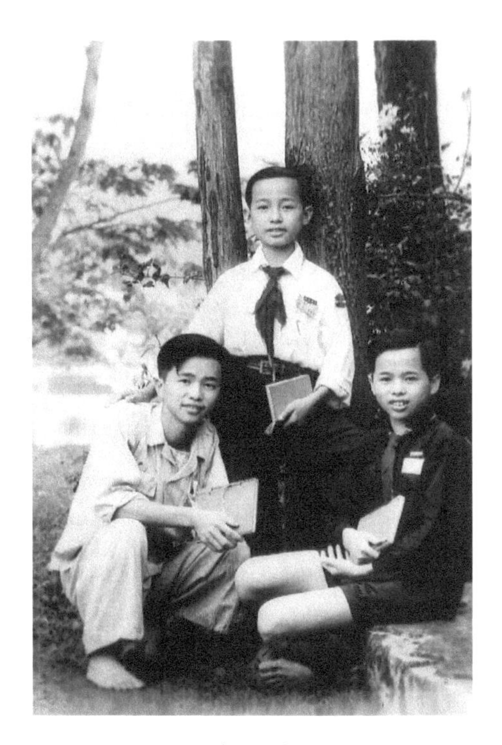

初中二年级的廖万清(13岁 中间站立者)、李志新(左一)

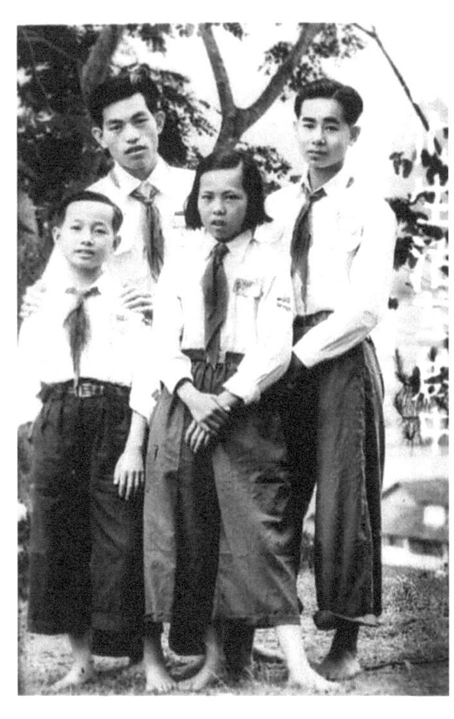

与黄月兰同学及高三少先队辅导员在一起

候都会寄给儿子十块钱。幸亏母亲的这些钱，廖万清才能给自己添件小棉袄，不至于在寒冬腊月挨冻。

叔叔虽然穷困不堪，但仍会用从牙缝里省下的钱来给侄子改善生活。就在廖万清刚上初中的那年暑假，叔叔给了他五毛钱，让他买点喜欢的东西。在镇上的集市逛了一大圈，廖万清却怎么也舍不得花掉这五毛钱，又原封不动还给了叔叔。穷日子赋予廖万清的是对人的理解、对事物的珍惜，以及对新生活的渴望。

二、绿色军人梦

每个男孩心里都住着一个英雄，少年廖万清心中的英雄是保尔·柯察金。

在功课以外，廖万清最喜欢的是看小说。当时，他手边能获得的课外书并不多，《钢铁是怎样炼成的》就是其中之一。这本苏联作家尼·奥斯特洛夫斯基创作于1933年的书，因其所宣扬的革命英雄主义而在中国得到了广泛传播。距俄文书出版不久，1938年就有中国翻译家对其进行了翻译，并于1942年出版了中文译本。在抗日战争、解放战争以及新中国成立后进行社会主义改造和社会主义建设时期，这本书鼓舞教育了我国成千上万的读者，特别是青年读者，极大地调动了青年的"英雄情结"。

廖万清初中时期，正是新中国成立初期，这本书在政府的鼓励支持下，在当时达到了其他外国作品难以企及的传播广度和深度。由此，廖万清才得以看到它。书中主人公童年饱受折磨，后逐步走上革命道路，经历了一系列的人生挑战，变得越来越坚强，这样的人生经历给廖万清幼小的心灵埋下了一颗种子——要像保尔·柯察金一样，意志顽强、性格坚毅，不向命运低头。

从那时起，书中的一句话就深刻地烙在了他的心上：

一个人的生命是应该这样度过的
当他回首往事的时候
他不会因虚度年华而悔恨
也不会因碌碌无为而羞耻

这句话激励着他此后不断进取，丝毫不知疲倦，也终使他在医学的道路上得以一日千里。

与此同时，另一件事也深深触动了他的心灵——抗美援朝战争。

战争打得极为惨烈，而在距离朝鲜战场数千公里之遥的中国南方，完全看不到战场上的硝烟、感受不到严寒的凛冽和嗜血的恐惧，有的是一片敲锣打鼓的欢腾。打仗需要军人，在举国上下同心同德、一致对外的氛围下，各地的热血青年纷纷应征入伍，戴着大红花，向着鸭绿江进发。廖万清所在的小山村虽然偏远，但也因参军青年的热血而沸腾了。看着被夹道欢送、光荣出征的战士，廖万清的心久久不能平静，他也想像这些大哥哥一样，为国家做点什么，责任感和使命感油然而生。

在我们这样一个用五千年历史积累起来的文明古国，对国家之爱已经深入骨髓，而抗美援朝恰恰给了这种爱发挥的空间。它在广袤国土上所渲染出的浓烈的爱国主义氛围、参军入伍的光荣感，这些都在少年廖万清的心里，装上了一个梦，一个绿色的军人梦。

三、中考前的一场大病

两年半的初中学习后，毕业升学考试的时间到了。但临考前两个礼拜，因为一时嘴馋吃了些野山蜂的蜂蜜，廖万清病倒了，腹泻、发烧，烧到将近40摄氏度。幸好他的一位叔婆是助产士，懂医学知识，及时对他施以救治，并把他带回家，慢慢调养。几天后，虽然体温降下来，病基本好了，但他消瘦了不少，仍然非常虚弱。为了给他补身体，叔婆和叔公想办法买来了一只一斤多的小鸡，用慢火炖了，做给他吃。久未见肉腥的身体因为这顿鸡肉振作了起来，廖万清终于恢复了精神。

廖万清的这位叔公叫廖罗士，生于美国，毕业于美国芝加哥医科大学，获医学博士学位。回国后，曾在汕头等地开业行医，后在隆文开了一家卫生所，为家乡百姓们治病。抗日战争期间，廖罗士还不遗余力地支持游击队，曾任军队高级医官。新中国成立后被委任为梅县人民医院卫生科科长及第一任院长、梅州市黄塘医院副院长等职。《梅县市卫生志·医林人物》将其列为自清朝嘉庆以来12位名医之一，并载有其传略。在小小的廖万清眼里，叔公的医术好，为人好，人人都爱戴他，廖万清对他更可以用“崇拜”来形容，所以廖万清从小就希望能像叔公那样当医生，解决人们的病痛之苦。

因为大病了一场，耽误了考前复习，廖万清担心考不上高中。如果真是这样，他该怎么办呢？他想到要么当邮递员，要么当司机。因为邮递员可以骑着车子到处送东西，应该很好玩，司机能开汽车，汽车又是个稀罕的东西，很威风。再不成，还可以摆摊卖豆腐干。

没想到，即便生病，廖万清的成绩依然没受影响，在本校同届72名应考学生中，他取得了前三名的好成绩，化学成绩尤为突出，考了86分。他成了众多同学中考上省立重点高中——梅州中学的少数几个人之一。

四、高中报到

当中考成绩公布，学校录取人名的榜单发放后，廖万清欣喜地发现自己的名字位列其中。他赶紧回到黄沙村，把这个喜讯告诉叔叔。淳朴的村里人听到这个消息后，也都为他高兴。为了赶上去学校报到的时间，回家略整理了行囊，他就在叔叔的陪同下，趁着夜色上路了。

从黄沙村去梅州中学，可以乘车，也可以乘船，廖万清选择了后者，因为尽管坐船需要翻过王寿山到一个渡口，并且要在船上睡一晚，但相比汽车要便宜得多。

那个时候，王寿山里各种野生动物非常丰富，甚至还有老虎。星夜赶路，叔侄俩非常担心会碰上这山中之王，但也无计可施，只得带上一把手电筒、一柄雨伞，连着不多的行李——一个小手提箱，硬着头皮上路。按照村里老人的说法，如果遇上老虎这类大型动物，把伞撑开，就能吓唬老虎，把它赶走。叔侄俩边赶路，边大声喊话，给自己壮胆。天渐渐亮了，叔侄俩悬了一夜的心也终于放了下来。两人连夜赶了40多里地的路到达了渡口，廖万清恋恋不舍地挥别了叔叔，独自上了船，赶往学校。

报到时，看到手提一个小箱子的廖万清，有人好奇地问："你以前是理发的？"原来，小行李箱被误认为是理发箱了。但其实，这个四四方方、颜色陈旧的老式小皮箱是廖万清的"传家宝"，是他父母留下来的。来之前，他往箱子里装了两件换洗衣服、几本书和一瓶已经用了一半、舍不得扔的墨水，没承想半路墨水却流了出来，把衣服都染成了蓝色。即便洗不掉，没衣服穿的廖万清还是把这两件染了墨水的衣服穿了很久。后来他一直保留着这个小皮箱，把一些重要的东西都放在里面——高中毕业证书、从前的老照片、笔记本等，把自己的记忆也好好地保存了起来。

五、寒门学子

创建于1904年的梅州中学自1912年起就被评为广东省的重点中学，一度是周边闽南、闽西、赣南和粤东地区优秀学子梦寐以求的学府，共和国开国元勋叶剑英、著名桥梁工程与力学专家李国豪、淡水藻类学家黎尚豪等都曾在此求学。

可想而知，考入这里的都是每个学校的精英学子。最初，廖万清刚踏进这里的时候，成绩并不算特别出众，按中考得分分配的甲乙丙丁戊己六个班级中，廖万清被分入了己班。

上了高中以后，廖万清把精力都用在了读书上，如此一来，对生活上的清贫反而不怎么感受得到了。

高中依然有人民助学金可以申请。因为各项条件都符合，廖万清获得了这笔救命的钱。正因为初中、高中，他都是借助人民助学金完成的学业，所以他对祖国和人民满怀感恩之情，也使他抱定了报效祖国的信念和建设社会主义的决心。翻开高中时的笔记本，还可以看到当时廖万清不管多么艰难，都要有努力学习和建设社会主义的理想：

“社会主义社会——这是充满着何等光辉和幸福的字眼，为了它，我们革命先驱者忍受了多少艰苦；为了它，无数忠诚的同志曾以自己的青春，坐穿了敌人的牢底，以骨肉磨碎了重重的镣铐；为了它，多少刘胡兰高喊着共产主义万岁牺牲在敌人的刀下；为了它，多少董存瑞用自己的生命拉响了走向共产主义的导火线。在刚刚过去不久的日子里，为了它，黄继光用身躯挡住了敌人的枪孔，邱少云能愿忍受烈火烧。

而今天，这一个光辉的理想要实现，而且要由我们来实现它。朋友，现在我的心里激动地实在没法使它安定下来，我们思想像奔放的潮水一样一开放就再也抑制不住了。一闭眼呈现在我眼界的就是密密的钢都林立的工厂烟囱，数也数不清，和那宽广肥沃的原野上的拖拉机、联合收割机像赛跑一样地在收割着耀眼的金黄色小麦——一幕又一幕，五颜六色，这就是我们要建设美丽的社会主义社会。

摘录于 1954 年 1 月 12 号《健康报》

——给全国医学院校同学的一封信。”

助学金一个月有七块钱，比初中时虽多了一块，但在物价稍高的县城，也是刚刚够生活。母亲依然会省吃俭用，每年寄给他十块钱左右，供他置办过冬衣物。

他和同学们住在学校规定的住宿地——雁如楼，这个楼的名字意指要学鸿雁之志，不要学燕雀之志，要鸿雁高飞。因为采光不是很好，宿舍室内比较暗。开始时一人一张床铺，后来加入了一个同学，使得廖万清变成了两人挤一张床铺。原来，开学之初，他发现学校的录取榜单上有个名字叫“李米祥”，这和他初中同学“李彩祥”的名字只有一字之差。这位同学学习非常好，经常考班里的第一名，所以他怀疑“李米祥”其实就是“李彩祥”。于是，他仔细进行了核对，事实果然如他预想的那样。他将此事告知了学校，学校这才发现问题，并马上订正榜单，如此，李彩祥才由落榜生重新回到了课堂，并住进了廖万清的宿舍。而当时宿舍人已住满，两人就挤在了一起。因为这段经历，两人成为了非常要好的朋友。李彩祥后来考入了南京航空学院。

月月、周周、天天，廖万清最常吃的是咸菜和青菜。偶尔炒菜师傅稍微多放一点油，就会觉得菜格外香。一周如果能吃上一次鸡蛋，就觉得这周的伙食实在太好了。有鸡蛋吃的那天，炒菜师傅会把一两个鸡蛋摊成一张薄薄的饼，然后切成小块，分给几个同学吃。因为缺少油水，廖万清和同学们都很瘦小。

当时，老师们的伙食标准是一个月两块一，饭菜里面有点肉。学生们的标准是每月一块八。老师们有时会将自己饭菜中的肉分些给学生们吃,就连老师们的剩菜剩汤,学生们也会吃得香甜。

这样的生活让廖万清很容易知足。一次,因为学校要求学生们上交家里交公粮的证明,他和两个同学一起,从县城连夜走路回家。一百多里的路程,全靠赤脚走,走到半路,三人早已又累又饿。正好看到路边有个小店,看店的老汉已经睡着了。三人把他叫醒后,花了五分钱让老汉做些吃的给他们。老汉就用油炒了个卷心菜,三人吃得香喷喷、心满意足。也就是在这趟回家过程中,叔叔廖胜堂的妻子,也就是廖万清的叔母,趁着他好不容易回家一次的机会,挑着粮食卖得了十块钱,塞给了侄子,令他感受到了来自家人的温暖。

除了学习,廖万清也很注意锻炼身体素质,他想要成为健壮的男子汉。体育老师建议他洗冷水澡,以训练体魄、培养毅力。而恰好,廖万清打小就时常冬泳,这对他并非难事。所以,在即使穿着棉衣也得缩着脖子的冬天,也时常能看到一群半大的孩子们在河里嬉闹,这是廖万清和他的同学们,他们浸在冰冷刺骨的河水里,咬牙挺着,挑战极度的寒冷。在这样的锻炼之下,廖万清尽管还是又瘦又小,但身体却很结实,不轻易生病。

在高中阶段,廖万清的经济来源,除了人民助学金和母亲的寄款,还有一个人给了他莫大的帮助,这个人就是他的小学老师李亮禧。

还在廖万清读小学的时候,这个孩子的读书之用功、身世之凄凉、家境之穷苦就深深震撼了李亮禧,他同情这个孩子的境遇,也怜惜这个孩子的聪颖。

1953 年,廖万清读初中的时候,李亮禧报名参加了抗美援朝战争,成为了空军的一员。但他没有忘记深深打动了他的这个孩子,经常写信给廖万清,并常在信封里面放上五块、十块。这些钱对当年处于困顿中的廖万清而言,无异于雪中送炭。两人由此结成了忘年交,后来廖万清经常去看望他,回忆起不堪回首的往事,两人都不免唏嘘。

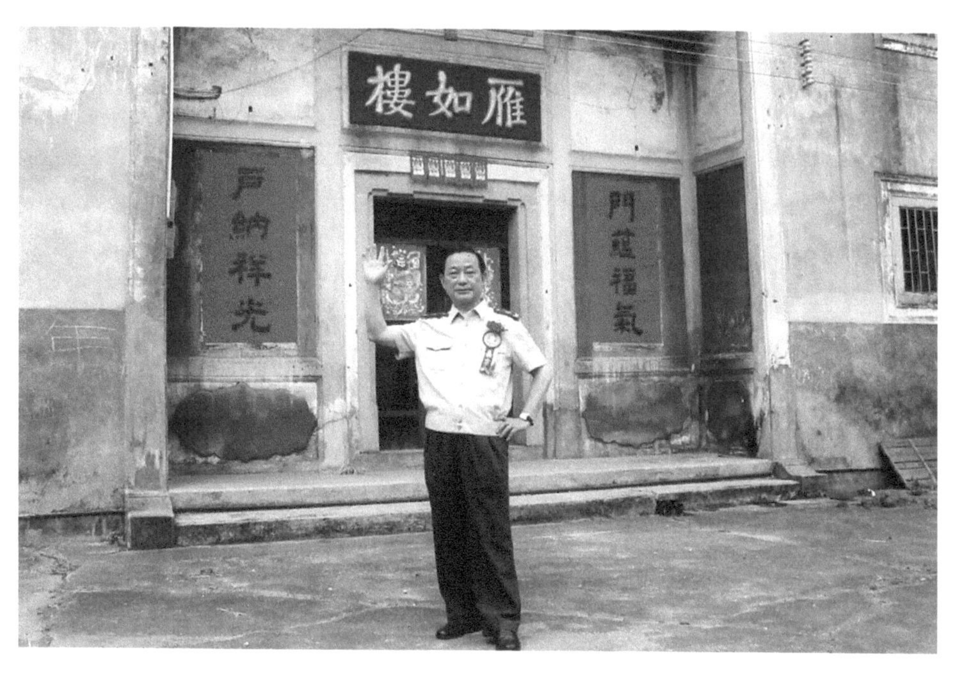

50 年前,廖万清曾在雁如楼住读

六、一波三折实现参军夙愿

1956 年早春,在广东省立梅州中学的一间教室里,高三学生廖万清正仔细翻阅招生简章,慎重地考虑着自己该如何填报志愿。

他曾经和班级里一位关系不错的同学讨论过“理想”这个话题。这位同学告诉廖万清:“我要考理工科,将来当一位工程师,可以在社会主义建设事业中大干一场。”廖万清好胜,“回击”这位同学:“我要学医,将来当一位‘人体工程师’,说不定你的身体机器坏了,还要我给你修理呢!”

当一位“人体工程师”,这并不是廖万清随口一说的。受家族里两位叔公的影响,学医,这是他从小就有的梦想。

叔公廖寿南是梅县的一名中医，为人和善，医术高超，廖万清小时候经常看到叔公为乡亲们开药、治病，治病救人的梦想像一粒种子，和着这股中药味一起种进了廖万清幼小的心田。

廖家还有一位西医廖罗士，毕业于美国芝加哥大学医学院，获得医学博士学位，学成后立即回国在隆文开了一个卫生所，成为一名乡村医生为百姓治病。在廖万清的印象中，叔公心肠好、医术高，只要乡亲们有需要，打一声招呼，热心的叔公就骑着自行车上门服务，随叫随到。抗战期间，廖罗士还不遗余力地支援游击队。新中国成立后，廖罗士被委任为梅县人民医院院长。

廖万清至今仍清楚地记得这位叔公对他的帮助和影响：

“在我读初中时，一次突然发寒热，他爱人是位助产士，他们给我治了病。由于我小时候的经济十分拮据，他们夫妇俩也给予我救济，我曾在他家住过一段时间，那段日子对我的影响很大，我看着他们夫妇治病救人，觉得当医生真好，可以为别人解除痛苦。”

在耳濡目染地接触中，“救死扶伤”“全心全意为病人”这些医者的观念深植于心。而三年前发生的一件事更坚定了廖万清学医的决心。

1953年，廖万清刚读高中一年级，陪一位身患肺结核的同学到梅县的黄塘医院看病。黄塘医院是1896年瑞士基督教巴色传道会派德籍医师韦嵩山博士来梅县创办的，1951年由兴梅区（今梅州地区）专员公署卫生处接办。看病时，医院里一位法籍医师态度极其恶劣，对廖万清的同学说：“东亚病夫，无可救药，回去歇着吧！”

“东亚病夫”，这个污蔑性的词语在廖万清和同伴们的脑海中久久回荡，挥之不去，他们倍感耻辱，异常愤怒，回击法籍医师是“红毛鬼”。一颗深深蒙羞、亟待雪耻的心在此刻埋下了种子，廖万清暗暗在心里做了一个决定：以后一定要学医，一定要在医学领域里有一番作为，为中国人争口气。

“大连，中国第二大港口城市，被黄海、渤海环抱，气候宜人”。翻阅招生简章时，廖万清的目光被“大连”二字吸引，他想象着万里之外的北国，天空湛蓝、万里无云，还有那些充满了异域风情的建筑。大连是个好地方，自己还没坐过火车，如果考上了大连医学院，就可以坐火车走了。想到这里，廖万清不禁有些心动。

那天晚上，廖万清又是复习到很晚才睡。躺在宿舍的木板床上，在同学们都酣然入梦的深夜，饿得咕咕叫的肚子将他拉回了冷清的现实。如果考上了大连医学院，从梅县到大连，光是火车就要几天几夜，没钱，路费怎么解决？广东中山医科大学，离家才两天的路程，第一志愿，要不就填这个吧。

廖万清读高中的那三年正是20世纪50年代初，男子汉纷纷被动员参军入伍。而在那个充满了激情的年代，电影、小说、歌曲也不断为年轻人塑造起一个个“英雄梦”。报国，成为那个时代青年血液中最为沸腾的情怀，廖万清也不例外。他一直觉得，报效祖国最直接的方式就是参军。而作为一个农村孩子，除了考大学，如果想要跳出面朝黄土背朝天的日子，并没有太多的选择，而当兵就是这为数不多的一条出路。

廖万清高中毕业前，不少部队到学校里来招人。

第一次来招生的是空军部队大学，廖万清的班主任推荐了他。虽然品学兼优，但部队政审中发现，廖万清有海外关系。在那个年代，一旦被列入具有“海外关系”者，如果是报考大学的考生，政审表上就会被盖上“不可录取机密专业”的蓝色条形印章，即便成绩再好，也只剩下为数不多的普通专业可录取了；参军时，不管体质多强壮，也会因为“海外关系”使得政审不合格。因为无法选择的出身，廖万清被刷了下来。

没过多久，海军某大学也前来招生。这所大学要招的是技术人才，对出身的要求不像空军大学那么严格。廖万清兴冲冲地去参加了面试，各方面条件都符合军校的要求，却遗憾地倒在了最后一个环节——体检。体检的时候一称重，居然才 39 公斤！因为没有达到 45 公斤的最低要求，他又一次被拒之门外。

廖万清对参军几乎已经不抱希望了，他开始专心准备文化课。正当他全力冲刺备考时，机会却不期而至——1956 年春天，一个好消息传来，第四军医大学开始招生了！从医，这是他从小便怀揣的梦想，参军更能实现他一直以来的报国夙愿。

终于等到第四军医大学到梅州中学招生，班主任再次推荐了廖万清。负责招生的是邵振海中尉和梁泽民少尉，他们看了廖万清的简历和学习成绩档案后觉得很满意，决定将他作为第一人选。

有过前两次的曲折经历，廖万清心里仍有些忐忑不安。他问招生老师："我有海外关系，要不要紧？"

老师们笑着告诉他："没关系，出身是没法选择的，但是革命道路却是可以选择的。你愿不愿意为国防卫生事业服务？"

廖万清毫不犹豫地回答："愿意！"

"愿不愿意到第四军医大学？"

"愿意！"

"进去之后会有非常艰苦的军事训练，你吃得起这个苦吗？"

"吃得起。"

"必要的时候可能会派你去前线，你愿意去吗？"

"愿意！"

"好，这就行。"

廖万清还担心自己瘦小的个子达不到招生要求，但在招生老师们的眼里，这同样不是问题，他们安慰廖万清："这个你不用担心，到了西安好好锻炼身体，你会长高的。"

高中毕业即将各奔东西，廖万清和同学们都照了照片，想以此留作纪念。可在冲洗照片时，他们傻眼了——要是让照相馆洗的话，花的钱太多了。为了省钱，几个同学商量后决定，自己买药水、自己洗照片。

当年的照相底片与现在的胶片不同,是玻璃的。廖万清和同学们就买来了几种药水,然后按照说明配比起来,躲在黑屋子里给照片"显影"。几个人竟然成功了,冲洗出了同学们的许多照片。廖万清的那张照片到现在还十分清楚,黑白照片上的他头发梳得一丝不乱,眉毛浓黑,鼻直嘴阔,一副英俊少年的模样。

1956年6月下旬,行囊里揣着亲手冲洗出来的好友照片,廖万清准备出发了。按照计划,他将和梅县另外41名同学一起,由前来招生的邵振海中尉和梁泽民少尉带队,统一从梅县上车,乘敞篷卡车到几百公里外的广州火车站;火车到达武汉后,大家将集体下车,渡船过江,之后在指定地点集合,再次坐火车开赴西安。

临走前,廖万清却犯难了。此时的他身无分文,一路上没有零花钱可怎么办?正巧此时,高中同一宿舍的曾俊杰来找廖万清。

"曾俊杰,我要去西安第四军医大学上学了,路上要花钱,但是我一分钱都没有,能不能借十块钱给我当路费?我会还你的。"

"行,没问题。"曾俊杰爽快地答应了,临走前还特意将家里带来的红心沙田柚塞给了廖万清,那来自家乡的清甜味道直令廖万清记忆犹新。

在此前的招兵过程中,邵振海中尉和梁泽民少尉曾向同学们描绘了在部队学习生活的"优厚待遇"。按照他们的说法,一旦当兵,基本就意味着衣食无忧。在部队,学员们能"呼噜呼噜吃油炒的菜",这对于像廖万清这样从小时常饿着肚子学习的农村兵来说,不能不说是最大的幸福。部队还能发衣服——棉衣两年发一身,单衣、内衣一年各两身,毛巾四条,还有布鞋和胶鞋。个人津贴最初是每月七元,以后会随着兵龄增长提高到每月九元,个人津贴除了买些牙膏、肥皂以外,几乎没有花零用钱的地方,根本不用家里一分钱,生活基本没有后顾之忧。

"我们第一次发了七块钱的个人津贴,第二次又发了七块,14块我就寄回给曾俊杰。”

没想到，钱却很快又被退了回来。

自从 1956 年秋天和廖万清分别后，曾俊杰一直都在挂念着他。这位昔日的好友同样阔别家乡，来到了一千多公里外的武汉医学院求学。

“十块钱你怎么还寄回来了？”曾俊杰写信给廖万清，“我们同学一场，就这么点钱，就当我送给你了。”

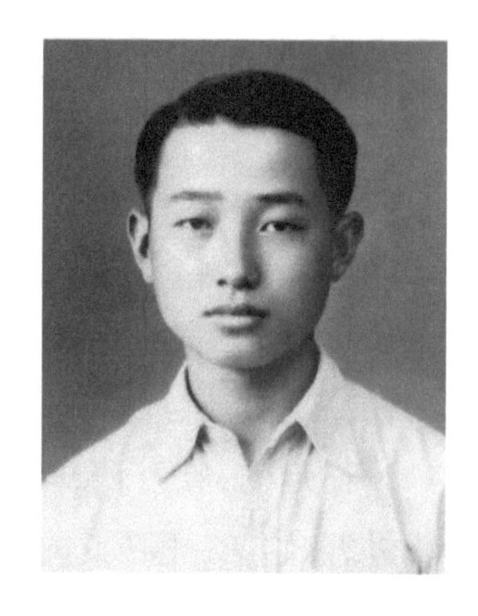

16 岁，高中二年级(1956 年)，自己洗的照片

廖万清始终没有忘记那些帮助他走到今天的人。时至今日，回忆起曾俊杰的十元钱，廖万清依旧抑制不住感恩的泪水，他明白在那个大家都不富裕的年代，十元钱对一个人来说意味着什么。这份恩情也被他记到了现在，曾俊杰在广东省江门市人民医院工作的那些年，廖万清每次经过那里，都会去看望当年那个帮助过自己的老同学。

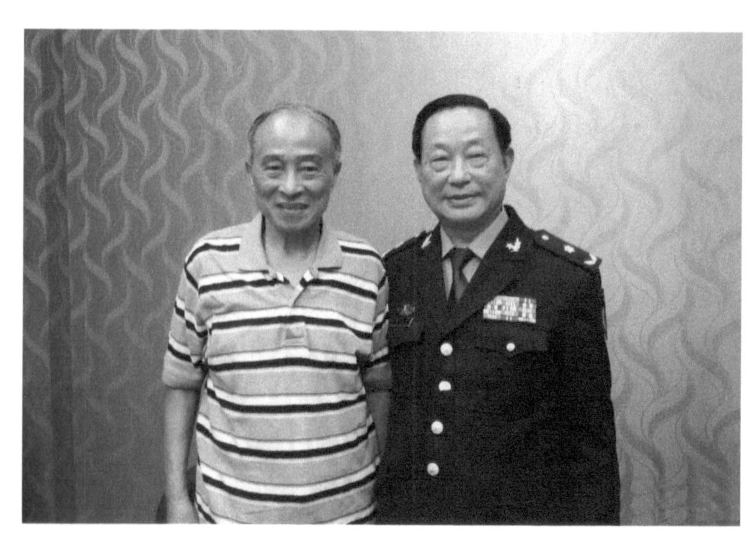

高中同窗曾俊杰主任 2015 年 11 月 21 日顺德相聚

对于自己的“革命引路人”邵振海中尉和梁泽民少尉，廖万清也始终心怀感激。第四军医大学毕业后，廖万清参加工作，事业上也取得了成就，但他始终与这两位军官保持着联系，向他们汇报自己的最新情况。

1960年，梁泽民教授参与创建了第四军医大学航空医学系（1963年更名为“空军医学系”，1999年更名为“航空航天医学系”），从事医学教育管理30余年、医学教育史研究10余年，还参加了我国第一部《中国军事医学史》的编写。如今的梁泽民教授是第四军医大学校史办公室主任，主编了《第四军医大学校史》和《第四军医大学校史回忆录》，为第四军医大学的校史建设做了大量艰苦的史料抢救工作。

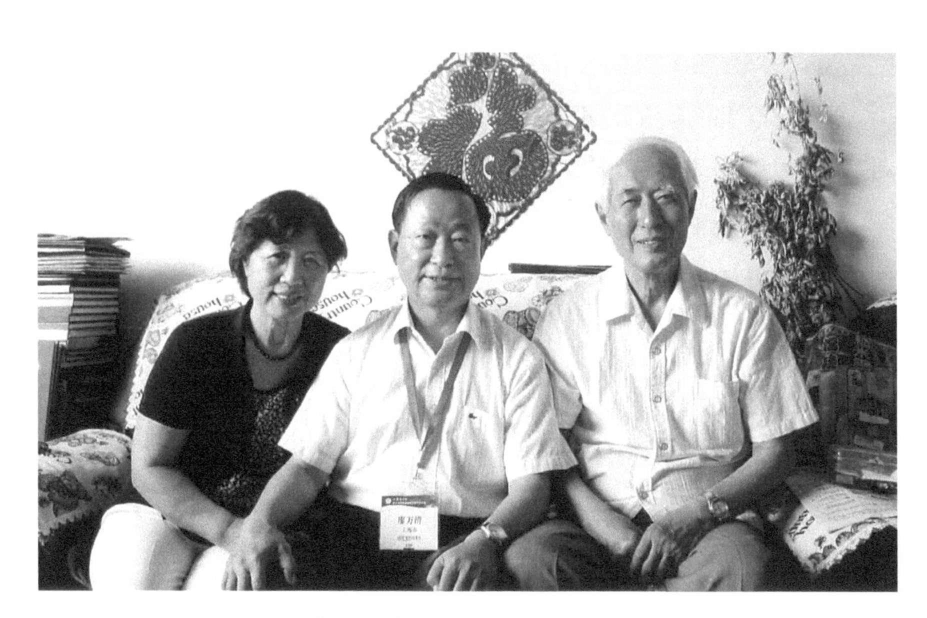

感谢革命引路人梁泽民老师

而邵振海教授从事外科工作46年、矫形专业44年，在骨科创伤、矫形、小儿、手和脊柱外科方面具有高深的造诣，是将军级教授。

2006年，廖万清去广州出差，专程前去拜访了退休后在广州生活的邵振海教授，两个人相见甚欢，聊起了很多往事。到西安出差，

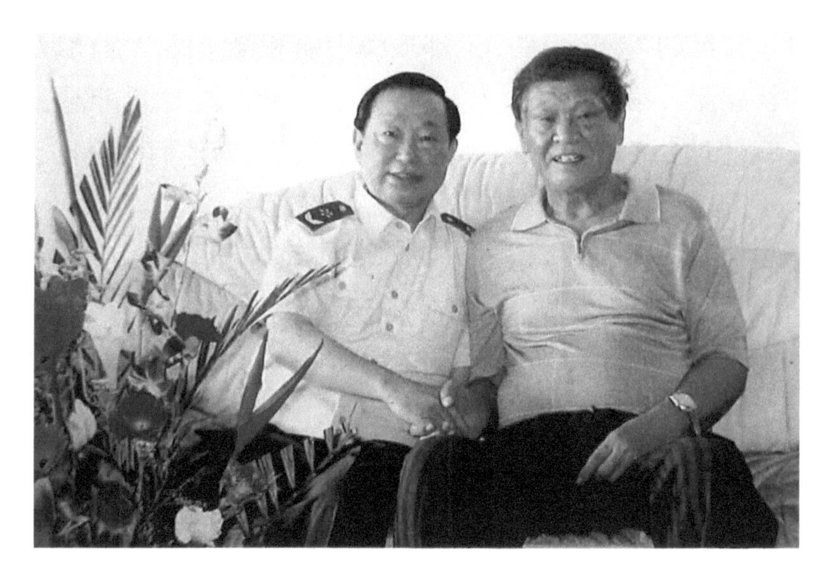

感谢革命引路人邵振海将军

廖万清也不忘抽空去看望梁泽民老师。廖万清说:“虽然两位老师各自都很有成就,但仍然没有忘记我这个当年体重只有 39 公斤的贫困少年。”

第三章

四军大的优秀生

1956年6月28日，经过一个星期汽车、轮船、火车等各式交通工具的颠簸后，廖万清终于到达了祖国的大西北，走进坐落在古城西安的第四军医大学校园。在1956级医疗系的40多名同学中，廖万清年纪最小，他不善言辞，性格有些内向，一口客家话说起来讷讷的，外人初听起来有些费劲，但他却有种普通少年身上少有的稳重。在校园里，这个18岁少年一点点成长，他将自己的才华和求知欲望尽情释放。

一、军训

初入大学校园，就像刘姥姥进了大观园一样，一切对廖万清来说都是那么新鲜，不过也有让他不适应的地方。第四军医大学的新校区成立才一年多的时间，设备设施还不完善。当时，学员队孙大队长在给学员交流中说西安过去有个顺口溜——“电灯不明，马路不平，天晴三寸土，下雨三尺泥”，新中国成立后经过几年的建设，条件在不断改善，但是还不够理想，要大家克服困难，专心学业。从学校通往外面的路是条土路，人走起来，土也飞起来。出门走一趟，不一会儿，白脸就变成了“黄脸”，黑鞋也变成了“棕鞋”，军帽和军衣上也沾上了一层厚厚的灰。偶尔过来一辆汽车，才有一丝现代文明的感觉。

更让廖万清难以适应的是气候。西安虽说曾是几朝古都，但地处西北。作为地地道道的南方人，廖万清从小在气候温暖湿润的广东梅县长大，深秋季节，西安漫天的黄沙吹得他睁不开眼；当地早晚温差大，刺骨的寒风和阴霾的天气让廖万清瑟瑟发抖，每到这时，他总会想起“瀚海阑干百丈冰，愁云惨淡万里凝”的诗句。作为从广东来的学生，廖万清从来没见过雪，第一次看到西安的雪，他非常的兴奋，和同学们一起在白茫茫的操场上打起了雪仗，而那落满了冰花的树，让他不禁想起了“北风卷地白草折，胡天八月即飞雪。忽如一夜春风来，千树万树梨花开”这样的诗句。

离开了山清水秀的梅县，廖万清从祖国南部的广东，一下子跨越了十几个省，来到了六朝古都西安，成为第四军医大学的一名学员，这其中的艰辛，怎是一个“难”字了得？刚入学那年，廖万清还不满18岁，1.5米出头，个子还没有步枪高；体重也只有39公斤，枪背在身上沉甸甸的。肥大的军装和大出一号的皮大头鞋，一套行头穿在他身上有点滑稽。廖万清需要以不足80斤的羸弱之躯去面对严格的军事训练。

环境的巨大反差和超体能的考验，成了廖万清跨入医生行列的第一张试卷。客家人毕竟都是硬汉子。再说，廖万清还怀揣着一股强烈的报国情——自己是祖国的儿子，是人民将他养大，他倾慕中国人民解放军的辉煌历史，也渴望接受军队严格的训练来磨炼自己的意志。因此，不管教官的要求多么严格，廖万清都严格按照标准训练，背枪摸爬滚打、登高翻墙，样样都照做不误。

他咬牙坚持着，脑海里不断重复着教官教过的口号：

刀要磨，兵要练，
勇敢加技术，就为老虎长翅膀。
弱敌要当强敌打，
骄子难带，骄兵必败，
多一份准备，多一份胜利。
在战场上向困难低头，就等于向敌人屈服，
在最困难的时刻坚持到底，就是胜利！

在往后的人生中，这种勇于挑战的性格特点还会不时地体现。

军训结束时，廖万清硬是凭借着出色的表现，评上了“优秀学员”,获得了部队的嘉奖。

部队日常生活紧张有序,每天早出操、晚点名。对于像廖万清这样的新学员,最考验他们的莫过于半夜的“紧急集合”。

廖万清记得第一次紧急集合大约是在后半夜一两点钟。睡梦中,他突然听到一阵急促的哨声,大家都知道紧急集合了。按照要求,紧急集合是不准开灯、不准大声说话的,还要将挎包、水壶、雨衣、餐具、换洗衣服、一双解放胶鞋和一支步枪带齐,这些物品加上一床被子要用一条背包带捆扎,全部物品带齐连同穿衣服出门只给三分钟时间。

因为是第一次紧急集合,大家都没有经验,班里就像炸开了锅,有人穿了一只袜子就下床了,有人找不到武装带,还有拿错水壶的,更有甚者,背包打好刚出门就散了,闹出了很多笑话。

经过第一次紧急集合后,大家每天晚上都有些紧张,不知道什么时候又要进行,特别是睡在上铺的学员,害怕在紧急集合时来不及穿衣服,晚上就穿着衣服睡觉,还有的学员在睡觉前将背包打好,身上只盖个军用大衣。

不过在几次紧急集合之后,大家渐渐养成了良好的习惯,将衣物、装备摆放整齐,做到心中有数。

廖万清在军训时养成的习惯也保持到了日后的学习和生活中。在廖万清的办公室里,书架和办公桌上的文件被归整得井井有条,上百份各式资料清晰罗列。廖万清也经常告诉学生:“科研资料是很重要的,不像钞票,你花光就算了。科研资料如果你不保存,等你再想起来的时候,就没有东西了。”

岁月变迁,从纸质文件到幻灯片,从 CD 光盘再到如今的移动硬盘,执著和严谨却没有任何本质的改变。一名科研工作者数十年如一日的学术态度让人敬佩。

二、求知若渴

上大学，是许多年轻人的追求与梦想。当追求实现、梦想成真，大学校园里的学子最渴望的是能在专业方面更好地充实自己。更何况，1956年，报刊上到处刊登着各种令人动心的远景规划和国家建设的喜人成绩。风华正茂的大学生被这些规划与成绩深深鼓舞着、激励着，心中充满着对国家未来的信心和责任感。他们个个摩拳擦掌，意欲学好专业，以自己的本领为祖国的建设添砖加瓦。

廖万清所在的医疗系共有280人，其中不乏解放战争后从各部队保送来的少尉、中尉甚至大尉等干部学员，有的人年龄超出廖万清十几岁。这些优秀的战士有些是军医，因为战争，没有接受过正规系统的训练，就被保送到第四军医大学，和廖万清等高中应届毕业生分在一起编班学习。

干部学员大多是初中甚至小学毕业，基础薄弱，他们的课堂成绩比不过廖万清这样的应届生，但他们经历多、社会经验多，思考和处理问题不像高中应届生那样稚嫩，因此，由他们担任班级或支部的工作，明显有优势。他们很自然地成为学生中的骨干，也是黏合剂。

廖万清的班长曾经是名卫生员，参与过孟良崮战役，他总会在课余时间向同学们讲述孟良崮战役的故事，其中一些有意思的片段令廖万清至今记忆犹新：

“敌军74师被困在孟良崮，缺吃少喝，蒋介石就派飞机前来空投食品。有时，一箱箱的牛奶和馒头就从空中投到了我军的阵地上。班长刚开始以为是炸药包，后来上前打开一看，里面竟是冒着热气的馒头。有时候他们也会空投水果，梨子都是削好皮的。因为敌我双方实力非常接近，大家的体力消耗都非常大，国民党军队通过空投送给养，而我们却没有多少吃的，很多战士都饿着肚子。敌人竟然给我们‘送’来了食品，我们感到非常意外。填饱了肚子以后，大家杀敌的劲头更足了。”

或许是因为经历过枪林弹雨，很多学员需要讨还那十几年失去的青春，因此当海量的知识摆在他们的面前，除了兴奋于这场知识盛宴之外，大家对于这来之不易的学习机会也更加珍惜。解剖、生理、有机化学、无机化学、各种常见病的诊断和治疗……廖万清和医疗系的其他同学一起接受了最基础的医学培训。

廖万清回忆说，当时的学习气氛很浓。那时，同学们对知识都如饥似渴，同学之间你追我赶，整个校园都充满着浓厚的学习气氛，甚至连寒暑假期间都有不少同学不回家，而是选择留在学校读书。因为平时功课较紧，老师讲课时布置的课外阅读书目是读不完的，只有利用寒暑假的时间来多读些书。

20世纪50年代，高校图书馆的资料有限，书架上的书经常被一借而空。每到下课时分，图书馆门口都会有一条“长龙”在排队等着借书，大小图书馆和各阅览室也都座无虚席，廖万清也常常是其中一员。

那时，班上的同学都会形成学习小组。每到课间，一起学习的几个同学就会聚在一起，就难点问题进行讨论和研究。如果遇到意见不统一，他们甚至会争到面红耳赤。

廖万清说，当时，起床号在每天早晨六点吹响，之后是早操时间，大家一起到操场跑步、喊口号。七点半开始上课，一节课50分钟。午休一小时，下午的课上到五点半。接下来是一小时的课外活动，晚上有夜自习。在第四军医大学安静的校园里，这个瘦小沉默的年轻人，全身心地专注于自己的学术天地，“一天除了吃饭、睡觉、锻炼身体，其他时间基本上都在看书。”廖万清对那段充实的日子非常怀念。

因为路途遥远，廖万清大学五年从没回过家，他会在寒暑假把一学期学的知识从头到尾再认真复习巩固几遍。一本薄薄的教材上，往往都是密密麻麻的笔记。

1957年7月，暑假的一天，下午一点半，终于看完了《病理生理学》病因学这章内容的廖万清，心满意足地迅速收拾好课本往寝室奔去。七月的天气燥热不安，汗水浸湿了他的军装，廖万清全然不觉，他已经不记得这是第几次中午看书看到忘记吃饭。

师生之间的良性互动也给廖万清留下了深刻印象。在路上、食堂里，不论时间、地点，都会有学生向老师请教。

大队长孙成全在廖万清的脑海里烙下了深刻的印记。“他讲的内容非常形象。”廖万清回忆，“有一次我跟他坐在一起听课，他比划着告诉我，主动脉你这样比较，OK 手势”。

教授人体解剖的李继硕老师上课，喜欢两手在黑板上麻利地画出人体结构图，用他带有磁性的普通话向同学们解说着人体构造。他的这种即兴画图的本领备受同学们的推崇。廖万清说，李继硕老师的“严标准、高要求”也让他难忘。

大一解剖课需要接触尸体，之后需要在作业中完成绘图和描述。尸体描述是廖万清的强项，但医学绘图并不是他拿手的。一次课上讲评作业，李继硕老师拿出了两份作业，左手边那份描述得不好但画得好，右边一幅描述得好但画得不好。廖万清仔细一看，李老师右手的那份作业不就是自己的吗？脸“刷”的一下就红了。虽然李老师没有点名批评，但从那以后，廖万清一直非常注意绘图的质量。

廖万清提醒自己，医学是一门非常严谨的专业，虽然自己刚刚入门，刚开始接触专业课，但唯有刻苦钻研、细心观察，才有可能取得成功。在日记本上，他特别摘录了刊登在《中国青年》上的《从学徒到大科学家》中的一段文字：

谁都会碰到不顺利的环境，但是，有些人在它面前畏缩了，停步不前；有些人却能战胜环境，受到磨炼，成就一番事业。

他（法拉第）在某个化学实验中，看到试管中出现了一些奇怪的液体，试管一开口又引起了爆炸声。“这是什么道理呢？”发现这种现象的人是到处可能都有的，谁也不会感到稀奇，但是揭露其中奥秘的，却只能是像法拉第那样细心观察、刻苦钻研的人。他就是这样发现了液态氯。

三、跌宕起伏的年代

20 世纪 50 年代，新中国为了建立一套全新的社会秩序，一方面在生产领域大张旗鼓地掀起一轮又一轮的运动，如农业生产战线的土地改革运动、农业合作化运动、人民公社化运动，大炼钢运动，卫生领域的爱国卫生运动、除“四害”运动等；另一方面，在思想文化领域，一波又一波批判与改造也紧锣密鼓地展开，如知识分子思想改造运动、反右派运动等，同时夹杂着镇反运动、“三反”“五反”运动等。此起彼伏的社会运动形成了那个年代中国社会的主旋律。

作为祖国未来的建设者，青春年少的大学生身处这样一个运动频起的时代，不可能无动于衷，也不可能置身事外。

对廖万清所在的 1956 级学生来说，紧张、平静和愉快的大学生活只持续了短短一年，原本还算平顺的青春岁月，被“反右”运动搅扰得天昏地暗。校园里的波澜终于令埋首故纸堆的廖万清，无法安于学业。

1957 年下半年，第四军医大学开展“整风反右”运动，学校动员广大共产党员、共青团员和青年学生积极参加运动，号召大家“大鸣大放”，而且再三强调大家要“知无不言，言无不尽，言者无罪，闻者足戒”。

学校让大家给党提意见，而且要通宵达旦写大字报，这让廖万清倍感无奈——自己的一切都是国家给的，能读完中学，全靠国家的助学金；能进入第四军医大学读书，不收学费，管吃管住，每月还有补贴……没有党和国家,自己根本上不了学,感激组织还来不及呢,写什么意见?既然非得要写,自己只能真实地表达心情。他就写:社会主义好,共产党万岁,中华人民共和国万岁。

在那个特殊的年代,跟绝大多数高校学子一样,廖万清同样无法侧身书斋,安心学术,各种社会和政治运动才是不得不面对的"主业"。

"整风反右"运动后不久,"反打右倾"接踵而至。在频繁的政治运动中,哪个学生一旦成为运动的对象,几乎一夜之间就会成为众矢之的,不得不忍受各种指责、批判,乃至无中生有的诘难。在这一年的春天,廖万清所在的1956级的42名同学被下放到了北大荒,开始了他们"右派"改造的生活。

在政治运动频繁的1958年,廖万清得了肝炎,四个半月没有正式上课。摆在面前的似乎只有一条路:留级,跟1957级一起上课。但廖万清却不愿意多浪费一年时间——如果留到下一级,他就可以不费劲儿地跟上课程进度,但这会影响到1961年的正常毕业。看似没有尽头的休养对廖万清来说是一种煎熬,他唯一能做的便是"等待"和"积累"。人们最常看到的一个场景是:其他同学在寝室打扑克解闷,廖万清对此似乎浑然不觉,一个人默默地翻书自习。他翻译医学材料,自己思考和理解,实在搞不懂再去问老师。

四个多月过去了,廖万清的肝炎痊愈了,所有的不确定因素也尘埃落定。在老师的指导和自己的努力下,廖万清的考试成绩丝毫没有受到影响,他又回来了。

四、风暴中的孤寂者

廖万清所在的第四军医大学医疗系采取五年学制,按照学校规定，学生前四年进行专业学习，最后一年必须到临床实习一年方可毕业。1960 年 6 月，廖万清和同学一起来到辽宁省辽阳市的中国人民解放军 201 医院，开始了为期一年的实习。

对于廖万清来说，1960 年是难忘而痛苦的一年。

廖万清的 1960 年是从饥饿开始的。这一年，三年困难时期进入了第二个年头，大饥荒已经从农村向城市蔓延。在 201 医院所在地辽宁省辽阳市，市场供应已经十分紧张，除了高价的糖果和糕点，其余东西一律凭票。身处部队，虽然每月定向供应的粮食足以填饱肚子，但伙食自然也大大不如以往。学校还规定，每个人都要省吃俭用，要把每月 30 斤的粮票省出几斤，用来支援灾区。在天寒地冻的辽阳，每天早中晚三顿饭都吃玉米和馒头。廖万清一来吃不惯馒头，二来胃口小，每顿发的馒头都吃不完，这些省下的馒头便慷慨地让给了班里那些人高马大的东北同学。

一天，廖万清突然收到了一封广东梅县发来的信，信的落款是叔叔廖胜堂。在信中，叔叔略微提及了家乡农村饥荒的情况。听闻叔叔挨饿的消息后，廖万清立刻把自己攒下的十元钱寄回老家。他完全没有想到，在“整风反右”的年代，这一举动竟然给自己招来了巨大的麻烦——按照当时的说法，叔叔的成分不好，不属于“又红又专”的那类人，一些同学听说廖万清给叔叔寄钱，一口认定他没有划清界限，让他进行深刻的检讨。

在饥荒的年代，叔叔持续挨饿，因为怕作检讨，廖万清不敢再给叔叔寄钱。饥饿、孤独、生活的压抑，然而对于这种状况，他也没有更多解决的办法。1961 年，叔叔在饥寒交迫中去世，廖万清悲痛欲绝。

廖万清并不是个情感丰富的人，但他也易动情，会落泪。触及这些让他无法释怀的人和事，那些过往的得与失，他总会发出幽幽的叹息，沉默、颓然，悲凉之外是深深的无奈。

的霓虹灯是否彻夜通明？无限的遐想在脑海里盘旋转悠着。

火车开了一天一夜，心里着实有些不踏实，此刻，廖万清一心只盼早日到达上海，脚踏实地地踏上这片大都市的土地，领略上海的万般风情。终于，廖万清按捺不住激动的心情，问邻座的上海乘客："我们离上海还有多远？"

"你没去过上海吗？"这位上海乘客告诉他，"你知道吗，上海晚上的天不是黑的，是红的，会发光发亮。"

到达上海时，夜色阑珊，街灯宛如串串珍珠，星星点点的灯光汇成一片起伏的灯海。面对未知的未来，那一夜，廖万清很晚才入睡。这位年轻人现在面对的是人生的一个新舞台，一个新的世界正在向他招手。

（第三章作者：马肃平）

第四章

事业起步

1962年1月18日，廖万清来到上海第二军医大学报到，开始了为期三个月的集中培训。

结束了与之前校园生活完全不同的实习生涯，也结束了内外妇儿的培训课，不再会为了分数高低而惆怅，但烦恼却并没有烟消云散，选什么科，这是每个新医生都面临的问题。内科？外科？妇产科？儿科？辅助科室？选科，常常让人犹豫不决。

当时，很多医学生都倾向于选择大科——大内科和大外科才是抢手的“香饽饽”，选择它们的人挤破了头。但在这个人生关键的十字路口，廖万清却选择了迎难而上，进入了不起眼的皮肤科。

在一个巨大的潮流中，跟随特别容易，而坚持自己的选择却并非易事，需要基于非常坚定的判断。“我认为那个时候皮肤科需要人。在实习的时候，我就发现皮肤病患者很多，但是还有很多问题需要我们去研究解决，而且我觉得，现在的冷门有可能是将来的热门，现在的小科有可能是将来的大科，这些都是辩证的。”对于自己的选择，廖万清如此解释。

即便现在，廖万清依然觉得不管做什么工作，不管在哪里工作，只要认准目标并为之努力，都有展示自己的机会。“三百六十行，行行出状元，不该‘这山望着那山高’，觉得自己的专业不如别人的好，自己的工作环境不如别人的舒适，找出种种理由来为自己的不努力做解释。”他说，“其实工作好比爬山，认准山头并为之努力，定能跃居顶峰；左顾右盼挑三拣四，即使身强体健天资聪敏，也只能抬头仰止，不能‘一览众山小’。”

在医生的世界里，很少出现才华横溢这样的夸词，这里注重经验，需要时间推移来体现自身价值。对于像廖万清这样刚走出校园的医学生而言，成长是一个循序渐进的过程。从医之初，他就选择了被公认为“小科”的皮肤科专业，然而就在这个“小科”中，他触及到广阔的科学视野，探究到了不曾被认识的奥秘，为无数被死神追逐的皮肤病患者打开了一扇生命之门。

一、长征医院:艰苦的生活

1962 年初,当廖万清来到长征医院皮肤科时,距其 1959 年 10 月创院才不到三年。彼时的长征医院皮肤科,除了一位技术员和两位行政人员,连同廖万清在内总共只有五名医生,急需人员补充。

刚参加工作的廖万清是皮肤科最年轻的住院医生,也是最勤奋的医生。他白天看门诊,每周还要值两次班,第二天有半天补休,但他常常因为工作忙,自动放弃补休时间。因为人手少,一个人要做两个人的事,廖万清常常累到嗓子发炎。

廖万清对病人始终尽心尽责。虽然那时学校和医院对临床工作既没有特别的要求,也没有严格的考核,更没有物质奖励,但是,廖万清默默地做好了所有的工作,尽力使每一位患者得到合适的诊治。

忙完一天的工作,拖着疲惫的身躯来到宿舍。长征医院为像廖万清这样的单身青年医生安排了宿舍。宿舍共三间,大通铺就是宿舍的全部——长征医院外科、内科和耳鼻喉科的十多位医生统统挤在里面。

从成为值班医师开始,廖万清的工作就没有绝对的白天和晚上之分了。值班室就在宿舍,几乎每一个晚上,值班室的电话铃都会响起。急诊一来,就有值班医师会在睡梦中被叫起,到病房去抢救病人,其他医生自然也会被吵醒。那段时间,廖万清必须在睡前服用安眠药才能确保睡个好觉。

更令人难以忍受的是,一种令人作呕的生物也住在他们的宿舍里——臭虫。它们藏在床上、墙上的缝隙和洞眼中,不时出来骚扰一下同寝室的“舍友”,被臭虫叮咬过的地方会红肿、奇痒难忍。

一天夜里,天闷热,夜里 11 点多了,廖万清感到脖子上有东西爬,用手一捻，闻到臭气。他惊呼："不好，有臭虫！"一个打挺起床，开灯。掀开枕巾一看，好几个臭虫在迅速躲藏。他恨得咬牙切齿，一举全歼。

廖万清又翻看枕巾，只见每个卷边处都有十来个臭虫趴着。宿舍里十来只手一起捻着，直到枕巾上没有了臭虫。再看枕头，装饰的花边全是臭虫的居所。别的房间还在熟睡，廖万清所在的屋子已经开始了一场臭虫剿灭战。

把凉席立着往地上一磕，几十个臭虫掉在木板地上，向四面逃散。大伙儿一个都不放过，挨个捻。再磕一下，又是一群亡命的臭虫，一个凉席上就有数十只臭虫。

床板上，只要有缝，用铁丝一挑，一群臭虫就会被轰出家园，看着都让人不禁周身发麻。第二天，廖万清正好休息。他买了一瓶敌敌畏，和同事一起，用脸盆稀释了一盆药液，戴上口罩，把所有医生的床，上上下下，所有缝隙全都刷上了药液，然后门窗关得严严实实。几个小时后，打开门窗通气。廖万清和同事们的这一举措才使"臭虫大战"取得最终胜利。

工作异常忙碌，生活非常艰苦，但廖万清却乐此不疲。

1962年，如以往所有的日月升沉一样，进入了倒计时。转眼就是春节了，廖万清却并没有回家的打算。

当时，全国正在大规模开展向雷锋同志学习的活动，时年25岁的廖万清读了雷锋日记后很受感动。已经50多年过去了，廖万清提到当时阅读雷锋日记还是十分激动，"他在日记里写道'人的生命是有限的，要把有限的生命投入到无限的为人民服务的事业中去'，还有其他的一些语句，写得实在是太好了！"

各大报纸也在宣扬"雷锋精神"，长征医院也组织医生们集体学习雷锋。一些皮肤病重症患者皮肤溃烂，没法到医院看病，廖万清和皮肤科的其他医生便主动上门换药；下班后，廖万清帮着同事出板报、写稿子，做过医院的图书管理员，还到过医院附近的凤阳路菜场，帮农民拉菜。他清楚地记得，1963年1月25日，农历大年初一，自己和年轻的医生护士一起来到上海图书馆义务劳动。

住在医院设施简朴的集体宿舍里，有了充裕的时间工作和学习，加上前辈教授严格的训练，年轻好学的廖万清博览医学群书，心无旁骛地扑在医疗、教学、科研第一线，在实践中临床经验积累得越来越丰富，掌握了许多教学技巧和科研方法。

回忆起自己刚踏上工作岗位的这段经历，廖万清说："只有整个身心用在工作上，全天候地观察，才能了解到患者病情变化的全过程。那时我做住院医生，同时需要带医学生实习，所以我需要充实理论知识，因而促使自己读书和查找阅读文献。在皮肤科领域，还有许多问题没有解决，需要探索，因而需要从事研究工作，寻找解决问题的方法。所有这些都有利于提高自己的业务水平。"

很快，廖万清就以勤奋好学赢得了病人、上级医生和教授们广泛的信任和赞誉，他也初次深深体会到作为一名医生的骄傲，体会到病人以生命相托的含义和责任。

二、心系病患，医者仁心

最初工作的两年时间里，一切也并不像廖万清想象中的那么顺利。刚开始接触临床实际时，他也遇到了不小的困惑。

长征医院皮肤科的病人总是很多，其中不少都是从上海郊县的青浦、崇明甚至边疆的东北、新疆等地千里迢迢慕名而来。很多病人拿来厚厚一大沓病例，渴求廖万清细细诊断，希望把病彻底治好。这些病人的心情是迫切的，总是希望医生给他们开些好药。可他们并不清楚，某些皮肤病的恢复是需要时间的，一次两次是不能彻底解决问题的。每次看门诊，病人只要多问几个问题，廖万清就有些烦躁了。

夏天是皮肤病高发的季节，患者数量猛增，两三个医生在半天的时间里接诊 100 多位病人是常有的事,连喝口水都没有时间,常常是到了中午吃饭时间,病人还看不完,忙得廖万清恨不得生出三头六臂来才好。

排在队伍末尾的病人总是希望能够快一点轮到自己,看着前面一个又一个的病人,不免小声嘀咕:“怎么医生看病看得那么慢!”但轮到自己看病,每位病人总是希望医生仔细地为自己检查,总会问这问那。每到这时,廖万清总在心里默默地说:“这个病人怎么总是那么啰嗦。”

病人多,病情复杂,廖万清不免有些心烦意乱,思想上也泛起了小波澜——我是医生,给你治病,是为你服务的,你应该配合我的工作,尊重我,让你干嘛就干嘛,不要问这问那。他说,自己不高兴的时候有个怪脾气——不愿意说话,一换完药就摆出“请”的手势,催促病人赶紧离开。

在日记中,廖万清这样写道:在所有的病人中,有一类是我最反感的——梅毒病人。这些病人就是思想品质不好,在生活上乱搞不良关系才会导致疾病的,实在是自作自受。

对于梅毒这种疾病,最初,廖万清自认为没必要认真钻研,给病人换药时也是非常冷漠,没有丝毫同情,开完处方就请病人离开。然而,一次接诊的经历彻底改变了他对梅毒患者的态度。

那是一位眉清目秀的年轻女患者,走进就诊室后,廖万清像往常一样,询问起了患者的性病史。没想到,眼前这位年轻的女患者却伤心地痛哭起来,她告诉廖万清:“我 14 岁的时候就因为家里穷,被送到了妓院,受尽人间的凌辱,受尽旧社会的痛苦,从而患上了梅毒……新中国成立后,党把我从妓院解放出来,给我治梅毒,还帮助我当上了人民教师。1954 年,我正式结婚,现在家庭也很幸福。”

廖万清愣住了,他这才意识到,自己过去对于梅毒病人的偏见可能给他们带来了多大的痛苦。他在日记本上写道:

过去我接诊过的几百个梅毒病人，他们大部分都是受苦人。他们的病是旧社会造成的，在旧社会，他们是受摧残、受折磨的人。今天解放了，他们也翻了身，做了国家的主人，还带病坚持工作。我们不能怨恨病人，这是社会的问题。我们有责任想尽办法把他们的病治好，使他们为社会主义建设贡献力量。

在这之后，他也对自己过去在接诊过程中的态度进行了反思，尤其是在学习阅读过《纪念白求恩》一文后，他的思想态度发生了很大的变化。他在笔记中这样写道：

白求恩同志是一个医生，而且是加拿大的医生，来到中国为中国人民服务，对同志对人民是极端的热忱。而我也是一个医生，而且还是中国的医生，对待病人却是患得患失，对比起来是多么惭愧啊！

有些病人是从广东、新疆等地慕名来到上海我们医院治疗的，他们千里迢迢，坐了几天几夜的火车，又在我们医院排了好几小时的队，可是轮到他看病时，在我面前坐几分钟就给看好了，多说几句话都不耐烦、不热情。将心比心，要是自己是病人也会不满意的。党教育我们“对待病人要如同亲人”，自己做得多么不够啊！

廖万清了解底层生活的艰难和悲哀，自己的父母也曾经在苦难中打拼过，他下定决心改正这个坏毛病。一方面，他努力钻研业务，提高医疗质量；另一方面，他多想办法为病人解决困难——看到病人脚痛不能上楼就诊，就下楼去给病人看病；看到病人在观察室没有吃饭，就拿出自己的饭票给病人。

1963 年，从上海市闸北区来了一位患有大疱性表皮松解萎缩性药物皮炎的患者。患者病情严重，很快就发起了 40.1 ℃的高烧，身上出现了鸡蛋大小的水疱，全身皮肤好像烫伤了一般。如果不及时收入病房抢救，病人就有死亡的危险。可是，当廖万清把住院证交给这位患者时,对方却告诉廖万清,自己是普通的工人,家里穷,没有钱,不能住院。

难道因为病人没钱住院就能见死不救吗?自己的病人生了病能见死不救吗?廖万清坚定地告诉自己:不能!一定要将病人尽快收入病房抢救!

他迅速将情况向科主任汇报,科室又马上向医院报告。院方也很快同意了他们的请求:先抢救病人再考虑费用上的问题。

收入病房后,看到患者的病情很重,廖万清很担心她出现危险,接连好几天都守护在病房里。果然,几天之后,病人身上出现了大面积的绿脓杆菌感染。绿脓杆菌是一种致病力弱,但耐药性很强的细菌,容易引起败血症、脓胸等严重感染。

廖万清和抢救组的同事们轮番上阵,每天给她湿敷换药,即便是在星期天和春节期间也从没有间断。经过62天的治疗,病人终于只剩下背部和臀部还有一些溃烂没有愈合。这时,病人考虑到医药费,再三提出出院的请求。

科里照顾到患者的困难,同意她回家休养。出院后,廖万清和护士又每周坐着三轮车到这位患者家中换药。每次到了患者家中,她总是拉着廖万清的手,不停地说"谢谢!谢谢!"又经过了四个星期的出诊、换药,创口终于完全愈合了。

在收治这位患者的同时,廖万清还遇到了一个棘手的病例。那是大年初二的下午,廖万清正在值班,突然来了一位上海警备团的同志,他的夫人因为过敏性休克来到长征医院皮肤科急诊。

看到廖万清这个略显稚嫩的年轻医生给夫人看病,警备团的同志很不放心,"你们的负责医生在哪里?""如果出了问题,你敢不敢负责任?"劈头盖脸的话语中裹挟着质疑。

廖万清觉得自己没有得到病人家属的尊重,很不高兴。想到抢救病人要紧,他还是把不满的情绪默默压在心底。这时,科里的张玉麟大夫也赶来了,廖万清便和他一起抢救病人。直到凌晨一点多,患者的病情才稳定下来,症状也基本消失了。这时,廖万清和张玉麟大夫才离开病人。

第二天,廖万清正在吃午饭,突然接到电话,患者家属说病人的病情有变化,并派摩托车来接。廖万清很担心病人吃错药导致再次发生休克,便立即动身到患者家中去。患者家住大场镇,到达患者家中时,夜幕已经降临,等到检查完病人,提出治疗意见时,时钟已经指向了八点整。患者家属对廖万清这个年轻医生的认真劲相当感激。

刚工作的几年时间里,廖万清深深领会了党教育自己的道理:要很好地为病人服务,就必须树立起爱伤观念。在之后几十年的从医过程中,他不仅亲自践行着这种爱伤观,还在潜移默化中将这一观念传递给自己的学生。

三、第一篇学术论文

每当廖万清获得荣誉时,他总是谦虚地表示“每个人都像沙漠里的一粒沙子,我取得的成功并不是我有什么特别之处,我只是中国千千万万个医生中的一员,只是我比较幸运一点而已”。然而,中国的皮肤科医生有千千万万,幸运的天平缘何向廖万清倾斜?

法国小说家阿尔贝·加缪,曾用他真诚而又朴素的声音告诉年轻一代,“对未来的真正慷慨,是把一切献给现在”。而廖万清取得成功的答案,便是“把一切献给现在”。参加工作的最初几年,廖万清接受严格的住院医师训练,把时间全都奉献给了工作。工作第二年开始,他每天带着实习医师看住院病人,询问病史,做体格检查,做有关的化验。尽管条件艰苦,但廖万清在工作上却丝毫不马虎。

除了忙碌的日常医疗工作以及参加医疗队等特殊任务外,廖万清从没有停止他对临床工作不断学习、总结和探索的步伐。他一直觉得，临床医师对病人的诊治过程是一个不断发现问题、寻找方法、最后解决问题的过程。因此，要想做一名好医生，仅仅满足做好临床工作、看好每一个门诊是不够的。

"聪明在于学习，经验在于积累"，这是廖万清非常喜欢的一句话。在日常生活中，廖万清总是在默默地观察、积累、总结。刚工作不久，一次，一伙年轻人跟科主任吃完饭回办公室，科主任随口问了句："你们有谁知道从门诊大厅到皮肤科总共有多少级台阶？"身旁众人都摇头，只有廖万清脱口而出："55级！"这个数字，是他第一天上班走楼梯时数的。

他将"有心人"的习惯也带到了工作中。自从做住院医生起，廖万清就非常重视临床的观察和积累，认真检查病人、做好记录，保存有价值的病例和科研资料。他遵循的是最古老的方法——手写，每个病人什么状况，观察到了什么，哪一天遇到了罕见的病例，他全部都会记下来，然后进行分析、归纳和总结。

廖万清并没有特别惊人的记忆力，靠的就是日常积累，把东西抄一遍写一遍，他觉得这是有效的方法。正是这种严谨的作风、刻苦的钻研，使他在日常工作的繁琐之中获得了惊人的发现。

1962年8月，皮肤科的门诊来了一位41岁的男性患者，那天出诊的恰巧是廖万清。患者姓乔，他的双手、双肘、双膝关节突出部分和双耳廓皮肤都出现了黄豆到蚕豆大小的暗褐色结节，一些结节中央有坏死血性结痂，去痂后有少量血性液体溢出，还有部分结节中央有溃疡形成。廖万清还注意到，患者的两前臂屈侧有多个绿豆大的水疱，内有淡黄色液体；双颊部和臀部两侧，有多个米粒至绿豆大的斑丘疹和淡红色的条索状斑块。

乔先生患病已有十多年，久治不愈，皮肤上的结节坏死后会形成疤痕，还伴随疼痛感，乔先生感到非常痛苦，因此专门来到了长征医院皮肤科寻求治疗。在接诊乔先生的过程中，廖万清发现，这样的病例在以往的门诊中从来没有见到过，因此，尽管皮肤科只有五张病床，床位非常紧张，廖万清还是将乔先生收治入院。

乔先生的临床表现和组织病理变化，与结节性皮肤过敏疹和过敏性皮肤脉管炎非常相似。究竟是什么疾病？通过仔细的观察，廖万清发现，乔先生的皮肤损害、分布部位、病理变化，以及长期反复发作等情况，均符合结节坏死性皮炎的诊断。尤其是当皮肤损害加重时，乔先生的肝脏随之增大；当皮肤损害减轻时，肝脏又随之缩小。在乔先生肝脏肿大期间，廖万清和邵经政主任一起，进行了粪便孵化、肝功能、超声波和肝穿刺等检查，以及内外科会诊。经过反复研究，廖万清认定，肝脏变化可能与结节坏死性皮炎有关。

起初，廖万清使用异烟肼对乔先生进行治疗，每天 400 毫克，治疗进行了三个月，病情却始终不见好转。廖万清又改用泼尼松，每天 15 毫克，两个月后病情终于有了好转。然而，停药一周后，乔先生的皮疹又复发了。无奈之下，廖万清改用第三种药物——普鲁卡因青霉素，每天 40 万单位，一个月过去了，病情依然原地踏步。

遇到任何问题，廖万清都喜欢打破砂锅问到底，查阅文献后，他决定改用 D.D.S（氨苯砜）配合其他药物治疗。三周之后，乔先生的肝脏由肋下 6 厘米缩小至 4 厘米；两个月后，大部分皮疹结疤而愈，仅仅在臀部和踝部还有少量残余，肝脏也由肋下 4 厘米缩小至刚触及。

乔先生出院后，廖万清本着与医生分享、交流经验的想法，将病例报告写成文章，向《中华皮肤科杂志》投稿。1965 年，《中华皮肤科杂志》刊登了廖万清的这篇《结节性坏死性皮炎一例报告》。虽然不是一项大型研究，但能够在中国皮肤科的顶级杂志上以第一作者的身份发表文章，这样的成绩对于一名参加工作不满三年的年轻人来说实属不易。

四、结识另一半

进入长征医院后的两年，工作单调、忙碌却异常充实。皮肤科人手紧张，值班的重任自然落到了年轻人廖万清的肩上。正是在值班的过程中，心内科病房的一名年轻护士闯入了廖万清的视线。

“三分治疗，七分护理”，说的就是护士工作的重要性。皮肤科和心内科病房都在内科病房的五楼。廖万清发现，心内科一位年轻护士护理起危重病人总是兢兢业业，既爱学习又爱进步，不仅心灵美，人长得也很漂亮，“我看在眼里，喜欢在心里”。他向人打听，同事告诉他，姑娘名叫康善珠，是上海人，第二军医大学护士学校毕业，比他小六岁。

康善珠后来回忆道，起初自己对廖万清却并没有什么感觉。当时，包括廖万清在内的四十多个刚工作的年轻医生就睡在食堂楼上的三个小房间里。半夜遇到急诊病人，康善珠和其他护士就会上楼叫醒住院医生看病，她笑称：“夏天我们去叫他们，看到他们都睡在木板床上，挤在一起，形象全无。”

一天，皮肤科领导告诉廖万清，一位病人病情严重，全身溃烂，无法到医院看病，让廖万清找人和他一起去病人家里换药。内科护士站人手不够，只有康善珠有空，她便和廖万清一起坐着三轮车到病人家里帮忙换药。这是她第一次和廖万清独处。交谈中，康善珠觉得身旁这个个子不高、身材单薄的小伙子其实还不错，人挺老实的。

60 年代初“学雷锋”热潮期间，廖万清工作热情高涨，皮肤科加班加点都是他，非常积极，这一切都被康善珠看在了眼里。康善珠最终还是被貌不惊人、也不懂得浪漫的廖万清打动了，他们开始了正式交往。如今，廖万清认为自己之所以能和康善珠走到一起，是因为缘分。

“当然，也许跟我的表现有关”，他笑道。

在渐渐深入的交往中，廖万清了解到，和自己一样，康善珠幼时家境也不宽裕。父亲以摆豆浆摊为生，抚养兄妹九人，甚至因为穷得没钱吃奶，九个兄妹最后只有六个存活了下来。

1960年，第二军医大学护士学校来到康善珠所在的上海红星中学招生。起初，康善珠的一位同班同学凭借着干部子弟的身份，优先被选上。没想到，这个从小养尊处优的小姑娘却不乐意了：“护士是‘高等老妈子’，我不想学。”

于是，平时表现优秀的康善珠被推荐给了第二军医大学护士学校的招生老师。收到面试的通知时，康善珠正在操场上跑步——她的体育成绩不好，当其他同学正在复习功课时，她只能抓紧锻炼。

“你愿意去第二军医大学护士班吗？”招生老师问。

“要不要上体育课？”康善珠对体育有着天生的恐惧，最关心的问题竟然是是否有体育课。

“不用。”

“那我非常愿意！”

回到家，康善珠开心地告诉父亲，自己被第二军医大学护士班录取了。能被军队院校录取，还不用交学费，这对于一个贫困的家庭来说无疑是一个天大的喜讯，辛苦了大半辈子的父母感到非常欣慰。

三年后的1962年9月，康善珠从第二军医大学护士学校毕业，一个月后，她被分配到了第二军医大学附属长征医院。在那里，她结识了和她同一年被分配到长征医院的廖万清。

1965年，在心内科工作了两年的康善珠因为表现优异，被调去了长征医院心电图室。心电图室的另外两位医生年事已高，因此康善珠总是主动申请值班。这一年，积极要求上进的康善珠主动向科主任提出申请，要求加入中国共产党。内科的主任对康善珠平日里的表现相当满意，医院的政委对这个勤奋的小姑娘也是赞赏有加，“康善珠这个同志不错”。但此时，和康善珠悄悄谈着恋爱的廖万清却成为了她入党道路上的“拦路虎”。

在那个时期，“成分”在人们的心目中比什么都重要。找对象，那更是要看“成分”。家里穷没关系——大家都不富裕，内科一位领导善意地提醒康善珠：“廖万清有海外关系，你们最好不要再继续下去了，这会影响你进步。”

对于迫切要求入党的康善珠来说，艰难的选择摆在了面前：因为“成分”这个紧箍咒，电影里那些悲欢离合的情感故事真的要在自己身上上演了吗？真的要选择放弃吗？

康善珠的父亲曾见过廖万清，对小伙子十分赏识，他告诉女儿，廖万清为人老实，工作上也踏实勤奋，“这么好小伙子哪里去找？干嘛不要呢？”父亲的坚持让康善珠抛开了前进的羁绊，她和廖万清将“爱情长跑”维持了下去。

20世纪60年代“爱情”是个烫嘴的词汇，尽管廖万清和康善珠都对对方怀有深深的好感，但他们谁也不敢把它挂在嘴上说出来——因为那是“小资产阶级情调”。恋爱只能在偷偷摸摸中进行，两人都选择以事业为重，恋爱时从没一起逛过公园，也没一起看过电影。康善珠在心电图室值班，廖万清抽空过去看两眼，这便是两人彼此表达关心和爱意的方式。这场恋爱，一谈就是五年。

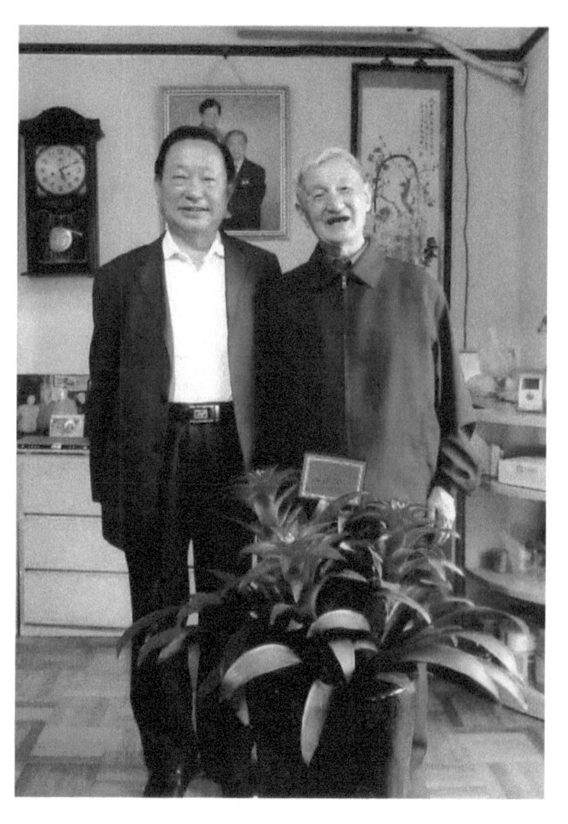

感谢入党介绍人秦伯平主任并祝贺其九十华诞

（第四章作者：马肃平）

第五章

特殊的岁月

在长征医院良好学术氛围的熏陶下，廖万清的事业处于快速上升阶段。然而就在事业发展的重要阶段，一场长达十年、给党和人民造成严重灾难的"文化大革命"爆发了。

"文革"开始后，全国高校停止招生。廖万清所在的上海第二军医大学和长征医院所有的教学、科研甚至临床医疗工作的正常秩序被打乱了。在这段特殊的岁月里，廖万清还是保持着进取的姿态，保持着高昂的学习热情。

无论生活和工作多么艰苦，即使是亲人，也看不到他愁眉苦脸的样子，更听不到他的牢骚和怨言。简朴的生活与质朴的做人原则，使他一直努力远离不诚不实，也鄙视互相仇恨、互相倾轧与社会中的伪善和人情之势利。相对简朴的生活与单纯的思想也一直伴随着他以后的岁月。

一、"四清"运动

1965年10月，廖万清被分配到上海浦东川沙县虹桥公社参加"四清"运动。在川沙参加"四清"运动的半年时间里，廖万清深深地为农民的穷困生活状态所震惊。医生、科研工作者的身份并未给予他知识分子的优越感，反倒是在与现实的强烈反差中，挑动了那根"担当"的神经。廖万清感到实实在在地上了认真的一课，他决心在改造世界的同时，以新的意识形态好好改造自己的主观世界。

他利用吃饭前后的间隙，和贫农房东一起学习毛主席著作并记录心得体会。在"三秋劳动"中，廖万清尽量抽出时间，和贫下中农一起参加"选种、割麦、脱粒、摘棉花、种油菜"等劳动。他在总结中这样写道：

这次运动使我看到了广大劳动人民在艰苦地缔造着社会主义大厦，也看到了在农民群众中蕴藏了一种极大的社会主义的积极性。从“战三秋”到冬季生产，广大社员常常都起早贪黑地搞生产。有的社员早晨3:30就起来割稻。

对于我们自己，我觉得我们是贡献小、报酬大，而农民则是贡献大、报酬小。农民一天10个工分，去年本大队最高的工分值是9.4分，这样一天的报酬为0.4角。而自己顶多充当农村的“三等劳动力”，可是现在在医院的报酬却相当于同等劳动力的两倍半，而自己以前在医院内多做一些院报工作、社会工作，有时就不耐烦，怕影响自己的业务工作，不想干。以前自己在食堂吃饭只知道白米饭，根本不知道有大米和洋西米，更不知道什么叫“世界稻”和“矮脚南特”，而农民却能把多种稻区分的清清楚楚，越想越觉得自己渺小。

廖万清在川沙县度过了寂寞而艰苦的半年时间。回头想来，“接触到一个真实的社会”恐怕是这个年轻人深入穷乡僻壤最大的收获。1966年4月，廖万清返回长征医院。不久之后，“文革”爆发。

二、抓革命促生产

“文革”开始之初，与前辈老专家们相比，廖万清还年轻，他既非教授也非主任，只是一名普通的住院医师。而与更年轻的医师相比，他已经具有了一定的专业特长，学术起步阶段具有一定的声誉。参加工作以来，他工作勤勤恳恳，严于律己，宽以待人，从不与人计较得失，从来不言人是非。他几乎把所有业余时间都用在临床、教学和科研工作上。性格上，他和蔼温润，虽沉静寡言，但待人诚恳。“文革”开始后，他更加谨慎，小心翼翼地旁观这场运动，却始终不愿陷于其中。

天性顺和、不容易激越，这是廖万清留给他人的深刻印象。从小，自己就不是个爱出风头的人，连当领导的念头都没有过，很多时候，他更愿意做一个旁观者。更重要的是，他心知肚明：自己有海外关系。在这种特殊的年月里，要想办法保护自己，尽最大可能避免卷入这场斗争中，这是他对自己行为的解释。

但无论从哪个角度、哪个方面看，他对祖国、对人民、对自身从事的工作、对病人都是忠贞不二的。即便是在这动乱的岁月，他对所有就诊的患者依然一视同仁，总是耐心细致地给予诊治。若非所迫，他很少参加批斗会，“红卫兵”串联去北京，他还是照常在医院看门诊。他说，皮肤科一位国防医学院毕业的老教授已经被隔离审查，安排去打扫卫生了，参加“造反派”的同事和“造反”的学生在全国各地大串联，但是生病的人还是要来看病，临床工作还要继续。皮肤科的人手本来就已经不够，如果自己再去串联，谁给病人看病呢？

没过多久，有人提议说，“皮肤科不是很重要的，皮肤科有什么好看的？取消了吧。”长征医院的皮肤科在“文革”中彻底解体了。皮肤科的所有工作人员被归入大内科，成为内科医生，什么病都看。

三、简陋的婚礼

“文化大革命”愈演愈烈，廖万清陷入了极度的苦闷之中，坐在书桌前，两眼盯着摞得高高的医学书籍，不知如何是好。书是看不下去了，干什么也都没有劲头。钟表嘀嘀嗒嗒的声音，此时犹如刺耳的噪声在他头脑里轰鸣。往后的工作该怎么做？

廖万清和康善珠对混乱不堪的局面都很反感，在应对这一问题上，两人保持着高度的默契。两人商量后决定，“我们不要这样搞来搞去，我们结婚吧！”

1967 年，经过了五年的“爱情马拉松”，两人终于迈入了婚姻殿堂。

婚礼这件事，现在看来几乎可以和“时尚”“浪漫”画上等号，而廖万清和康善珠的婚姻，从恋爱到结婚无不深深留下了那个年代的印记。

康善珠先是向长征医院递交了结婚申请报告，上级组织在对廖万清的家庭成分和情况做了调查后，认为双方在政治上都没有问题，批准两人结婚。医院给小两口分了一间房，房子位于杨浦区翔殷路上，只有 20 多平米，需要与其他两户人家共用厨房和卫生间。

一心扑在事业上的廖万清和康善珠整天值班，根本无暇装修新房，一切便全权委托给了康善珠的哥哥和弟弟。医院给了小夫妻一张高低床，康善珠的家人动手把它一锯为二，结果发现两张床一高一低，低的那张床被垫上了几块砖头，一切就算搞定。康善珠的哥哥经过一番拼凑，帮妹妹和妹夫买到了被子和其他生活用品。而用 60 元买来的床头柜和一台收音机则成为了廖万清小两口唯一添置的新家当。

1967 年的农历春节，廖万清和康善珠在梅花村的家中举行了一场典型的符合时代的婚礼。结婚没有挑选黄道吉日一说，白天小两口继续上班，他们选择在晚上简单地搞个婚礼。

婚礼举行那天，下班后准备赶往新房的康善珠这才发现，因为从来没有去过新家，自己根本不知道新家在哪里！无奈之下，她匆匆赶到母亲家——家里条件不好，父母没有给自己准备任何嫁妆。刚想坐下吃点东西，就有人跑来催促，“快去快去，已经有客人去新家了”。康善珠这才由哥哥带着，急急忙忙赶往新家。

来参加婚礼的，除了政治部主任，还有皮肤科和心电图室的一些医生、护士，以及新郎新娘双方的一些亲戚。前来参加婚礼的人们脸上都挂着平日难得一见的笑容。廖万清跑去隔壁邻居家,借了几张小板凳,招呼客人坐下。婚礼由新娘和新郎的好朋友、长征医院谈教授主持,他的幽默和才智为这场婚礼平添了不少欢乐的气氛。

大海航行靠舵手
万物生长靠太阳
雨露滋润禾苗壮
干革命靠得是毛泽东思想
鱼儿离不开水呀
瓜儿离不开秧
革命群众离不开共产党
毛泽东思想是不落的太阳
鱼儿离不开水呀
瓜儿离不开秧
革命群众离不开共产党
毛泽东思想是不落的太阳

在《大海航行靠舵手》的背景音乐中,婚礼就在梅花村的一间新房内举行。廖万清夫妇向亲朋好友散发了一把不久前刚从商店买来的糖果,大家随意地聊了几句,婚礼就算结束了。第二天,新婚小两口没有休息,照常上班。和如今热闹喜庆的结婚庆典相比,廖万清和康善珠的婚礼可谓简单到了不能再简单,用现在时髦的话来说就是“裸婚”,可是那种幸福的甜蜜却没有因为简单而冲淡。康善珠后来被提升为护士长,1973 年到广州学中医,回院后一直在中医科当中医针灸医师直到退休,她一直陪伴在廖万清的身边。

婚后不久,康善珠的父母退休,搬到新家来住。新房本来就只有20 多平方米,这下更拥挤了。婚后的生活单调而又充实,廖万清和康善珠都不爱说话。和普通家庭把家长里短作为谈资不同,在每天晚饭后短暂的交流时间里，两人谈论的话题除了工作，还是工作——白天病房里发生了什么，治疗怎么样，病人怎么样。

没有外人来访的时候，两人通常都在房间，各忙各的。“有的时候想看看他在忙什么，又想，别捣乱了。他不抽烟，不喝酒，不擅长应酬，每天除了工作还是工作。你说这生活枯燥不枯燥？人家也说，廖万清的生活像苦行僧。不过习惯了也不闷，也挺好的，简单的生活能让他静下心来，对工作有足够的钻研。他干他的，我干我的，互不干扰。反正我们性格都差不多，他不说话，我也不说话。”康善珠说。

多年来，廖万清的生活方式一直如此。

廖万清对专业的痴迷，在康善珠眼里，早已见怪不怪了。丈夫爱钻研，常常是回到家还要继续工作。“他要写东西，我们家又很小，他就拿个小凳子坐在床边写，床就是他的办公桌。他满脑子都是工作，既不参加任何娱乐活动，也从不带孩子出去玩。那个时候我记得陈冲、刘晓庆都很出名，但是当身边的同事们都在谈论电影时，他都不知道陈冲是谁。人家都觉得非常不可思议，笑他是个书呆子。”

在廖万清婚后的第二年，母亲李兰英来到了上海，看望儿子和儿媳。自1948年起，廖万清一直体味着与家人分隔、常年不得相聚的辛酸。然而，母子之情是千山万水也割不断的，母亲在新加坡带大姐姐和弟弟，含辛茹苦，她也一直牵挂着在中国的廖万清。在经历了20年的等待后，1968年，58岁的母亲李兰英终于和儿子见面了。回忆起这一幕，廖万清记忆犹新：

婚后第一年夏天，母亲知道我结婚了，非常想念我。母亲不识字，她乘船到广州，再乘火车到上海。当时有一句话，“三天三夜过南洋”，母亲舍不得住好的舱位，就买了三等舱的船票，自己带着帆布床休息。为了来看我和爱人，她省吃俭用，买了12寸的电视机、自行车和手表等东西，一路漂洋过海来到上海。

在那个国家生产能力有限、物质短缺的年代，电视机、自行车、手表几乎塑造了大众对美好生活的全部想象，表达了人们朴素物欲的全部诉求。廖万清深知母亲在新加坡的生活并不富有，她硬是用省吃俭用的钱给儿子儿媳带回了这些东西。

站在车站，等候母亲的廖万清仿佛有了穿越时空之感，好像一朝回到了 20 年前的那个夏天，自己最后一次在广东见到母亲的那一天。与母亲团聚的滋味，自 20 年前那次分别后，廖万清已经很久没有体味。

廖万清努力回忆着母亲的容貌，虽然他对母亲的感情很深，记忆却很模糊。他唯一记得的就是母亲的脸上有一点天花留下的麻子。当在火车站见到母亲时，母亲脸上的麻子已经看不清楚了，但廖万清还是一眼就认出了她，他走上去跟母亲紧紧拥抱，抱头痛哭。这是跨越 20 年的一次见面，大家都感慨万千。

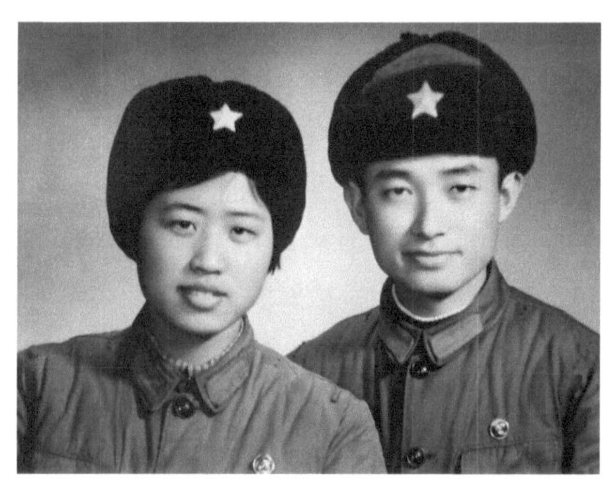

1967 年“文革”期间廖万清与康善珠结为革命伴侣

四、调防西安

中国人民解放军有许多院校，在20世纪60年代，上海的第二军医大学、西安的第四军医大学、重庆的第三军医大学和齐齐哈尔的第一军医大学都隶属于解放军总后勤部。

四所军医大学在建校后为部队和地方培养了许许多多优秀的医务工作者，其附属医院各有强项，分别是华东、西北和西南地区著名的医院。

1969年10月，总后勤部下达命令，四所军医大学“调防”——第二军医大学去西安，第三军医大学去重庆，第一军医大学去广州。

当时，歌曲《毛主席的战士最听党的话》中有这样一句歌词——“毛主席的战士最听党的话，哪里需要到哪里去，哪里艰苦哪安家，祖国要我守边卡，扛起枪杆我就走，打起背包就出发”。

1969年10月，一列长长的由草绿色军用卡车组成的车队驶出了第二军医大学的校园，车厢里堆着大大小小的木箱，箱子上坐着一些军人和男男女女的小孩，作为调防前往西安的第一批人员，廖万清带着全家人出发了。他们的目的地是西安灞桥，第四军医大学附属第二医院。

五、太白山调查漆性皮炎

调防西安的那段日子，全国开始风行“一根针、一把草”治百病的简易治疗方法。1974年7月，廖万清奉上级命令，和其他同事一起前往秦岭太白山。他们此行的主要目的是识别、采集中草药，调查漆性皮炎—— 一种因接触漆树、漆液、新漆未干的漆器，或仅因为嗅及漆气而引起的常见皮肤病。

秦岭是我国重要的中草药产地，秦岭的主体大山——太白山是著名的药山。古人说“太白山上无闲草”，在秦岭中，各个季节都能够见到上山采药的农民，但以春秋两季最多。廖万清和同事们这次采集中草药并不是在最佳季节，但这并不妨碍他们的学习。

进山采药，乘坐的是军车。汽车开到太白山山口便返回，一行人只能背着行装徒步前进。带队的负责人语重心长地告诉廖万清和所有队员，说这次进山，一方面是在实践中学习中草药知识，采集中药“女贞子”和调查漆性皮炎，一方面还可以接受贫下中农的再教育，通过拉练学习红军长征精神。

沿着河谷山间小路溯流而上，时值仲夏，百草丰茂，流水潺潺，鱼翔浅底，山涧鲜花错落，芳香阵阵，山上秀木繁荫，兰草倒垂，林中不时传来鸟儿的鸣啭，使人不禁想起韦应物的《滁州西涧》那首诗：“独怜幽草涧边生，上有黄鹂深树鸣。春潮带雨晚来急，野渡无人舟自横”。山间生长着种类繁多的各类草木，有知道名字的，有不知道名字的；有知道其功用的，还有功用不为常人所知的。就如人类社会，众生芸芸，有的四海知名，有的默默无闻，有的露己扬才。

队伍还没到目的地，大家已经领略了秦岭的风光。带队老师不时向同志们“指点江山，激扬文字”：路边山坡上的那种植物叫八月扎，路旁这种草叫盘龙七……走一路，说一路，大约指认了三十余种中草药药名，廖万清和同事们啧啧称奇。

带队的老师沿途指点，一一指出各种植物的生物学分类的门、纲、目、科、属、种，把植物分类学知识告诉大家，并说出他们各自的生长习性，所含化学成分，生物碱种类，诸如结构类型有有机胺类、吡咯烷类、喹啉类、异喹啉类、喹唑酮类、莨菪烷类、嘌呤类、甾体类、萜类等。老师渊博的专业知识让大家佩服。

廖万清一面听着老师的讲解，一面欣赏着秦岭的如画美景，虽说是“拉练”，接受贫下中农再教育，但太白山里的景致的确让人备感清新——山高谷深、溪宽路优雅，高耸入云的山上像锦带般优美的盘山路曲曲折折。峰回路转，前所未有的景致，柳暗花明的惊讶，每次都是一次新的视觉冲击。虽然没有站在山巅，但廖万清还是有一种“会当凌绝顶，一览众山小”的感觉。秦岭的山有多高，水就有多深，山峰之间时有泉水汩汩流出，喝上一口，甘甜清冽，使人浮想联翩，“临溪而渔，溪深而鱼肥；酿泉为酒，泉香而酒洌”。

刚进入太白山的怀抱，廖万清和大伙们就为山里丰富的中药草而振奋！大家忘记了疲劳，一路高唱革命歌声，向深山进军。

一天，队伍里的一位同事上山回来，带来一条“特大喜讯”，原来他发现了一大片“女贞子”，好像哥伦布发现了新大陆，于是乎一片欢腾。就在大家沉浸在欢乐的海洋里时，不想这位同事却得了一场怪病。他的头面突然肿大起来，皮肤颜色杂沓，上面还长出了水疱，脸部就像一个凹凸不平的大圆球。

同事中不乏有识之辈，众人得出的第一诊断是“大头瘟”，这是个中医上的病名。大家问这位同事可曾接触过漆树，同事恍然大悟，说曾在漆树下走过，碰到了漆树枝叶。原来，这位同事就是一个对漆树高度过敏的人。

漆性皮炎，又名漆疮。早在隋朝的《诸病源候论》中就有对于漆疮的详细描述：“人有禀性畏漆，但见漆便中其毒……亦有性自耐者，终日烧煮，竟不为害也。”漆疮多发生在身体的暴露部位，所接触的皮肤突然红肿，焮热作痒，起小丘疹或水疱，抓破则糜烂流水。重者可遍及全身，并会出现畏寒、发热、头痛等全身症状。明朝《本草纲目》中对如何对付漆疮也有较为详细的记载：“凡人畏漆者，嚼蜀椒涂口鼻，则可免；生漆疮者，杉木汤、紫苏汤、漆姑草汤、蟹汤浴之，皆良。”

在太白山，廖万清和大伙边采集中药，边调查漆性皮炎。经过一段时间的研究,他们研制出了治疗漆性皮炎的中西药药方,效果良好。

六、学习针灸

在西安的五年时间里,国内还兴起了针灸治病的热潮。

事实上,早在20世纪50年代末的那个敢想敢干的"大跃进"时代,经络穴位疗法、针刺麻醉(简称"针麻")就已经成为了中医界的一颗新星。经过十年的摸索与实践,在"文革"时期,针灸被宣传到了空前高度。

1971年,新华社向全世界正式报道:中国成功创造了针灸麻醉,这是针灸发展的一次飞跃,使中国医学大放光彩,将推动中医经络学说的基本理论向前发展。报道称,针麻已有40多万例临床成功案例,开展手术种类近百种。

1972年,时任美国总统尼克松和美国国家安全顾问基辛格访华,西方政治领袖踏上神秘的中国大地,开始了解这个历史悠久的东方大国。西方人对陌生的中国什么都好奇,对神奇的中医更是充满兴趣,提出要参观针麻做手术。中国的针麻工作者给西方众多的记者展示了给产妇用针麻做剖宫产。这一下,全世界很快掀起了一股"中国针灸热",针麻作为中国医学一种新型麻醉方法,在世界上传为佳话。

为贯彻毛主席"六二六"指示,廖万清组织了一支六二六医疗队,来到西安市灞桥区席王大队,研究起了针灸。

对廖万清来说,针灸并非一个全然陌生的领域,在四军大学习时,他就接受过"针灸学"方面的学习。虽然从皮肤科暂时"改行"做针灸,但廖万清在工作上那股钻研的劲头却丝毫不减。当时,"经络传感"现象的重新发现,激起了各国科学家的极大兴趣。廖万清也投入到了相关研究中,他根据自己对皮肤的了解,针刺穴位并观察皮肤上的改变，这一研究在当时的西安城内引起了不小的轰动，一时间，找廖万清看病的人排起了长队。他还根据研究中的观察和发现，在通讯类期刊上发表了文章。

当廖万清凭借一枚细细的银针轰动大半个西安城时，夫人康善珠正在几百公里外的金寨将军县为村民们服务。

将军县地处安徽省西部，因出过不少将军而得名。然而新中国成立后，这里虽然有了一定的发展，但当时仍然比较贫困。当康善珠所在的医疗队乘着卡车，初次踏进这个鲜有访客的村庄时，这里看上去仍比较破旧。一群衣着破旧的孩子站在村口，他们可爱的小脸红扑扑的，炯炯有神的目光欢迎着医疗队的到来。

在将军县，医疗队白天给村民看病，晚上就给村里的"赤脚医生"上课，康善珠还发挥自己在心电图诊断方面的经验，为当地医生培训心电图。当地的老百姓像见到了久别的亲人一样，热情地接待第二军医大学长征医院医疗队。医疗队也不负众望，治好了不少病人，有的还是多年未治愈的疑难杂症。

"文革"期间在西安调防的五年里，生活是较为艰苦的。1969 年离开上海时，廖万清的长子廖晖还不满两岁。白天夫妻俩都要工作，孩子只能寄放在幼儿园里，晚上才能见上一面。好在，买米买菜都比较方便，西安以包容大气的个性熨平了初来乍到者的不安。廖晖也在和村里小伙伴们的玩耍中愉快成长。1972 年，次子廖锋在西安出生，给这个幸福的家庭又增添了一份欢乐。

1975 年调防结束，第二军医大学重新搬回上海。廖万清一家再次回到了熟悉的家中。

"文革"期间，由于对皮肤病专业的热爱，廖万清无法将日子一天天消磨过去，他一直坚守在"抓革命，促生产"的工作岗位上，从来没有停止过临床实践和研究探索。虽然既没有职称评定，更没有考核，大家拿着固定不变、只能维持温饱的微薄工资，但廖万清仍竭力想做些工作。从医以来，他对医学一直怀着纯朴的挚爱，真诚而执着，即使是在“文革”最困难的时候,也没有放弃医疗科研工作。

1978年,预示着新时代到来的全国科学大会在北京召开,各路专家学者汇聚一堂,聆听邓小平关于“科学技术是第一生产力”的伟大论断。这一年,廖万清步入不惑之年,“科学羽翼”日渐丰满的他终于迎来了自己“最好的季节”。人生精力最充沛的时光,他的事业迎来了高峰,他可以把全部心血都倾注在医疗业务、医学教育和科学研究上了。

(第五章作者:马肃平)

第六章

转型：向真菌领域进军

1978年,对所有中国人而言注定不平凡的一年。

一代文豪郭沫若在这年的春天应景地写下了《科学的春天》,充满激情的呐喊随着4月1日的《人民日报》而广为传播,促使科学在中国重新赢得尊重。

这一年,数学家陈景润因为其早在1966年就发表的《表达偶数为一个素数及一个不超过两个素数的乘积之和》这一哥德巴赫猜想研究上的里程碑而被授予了中国自然科学奖一等奖,成为了人尽皆知的全民偶像。

这一年,"实践是检验真理的唯一标准"这句口号的提出,带给当时中国人的是思想上的解放,人们终于摆脱了精神枷锁,随即迎来了那场决定了中国历史走向的著名会议——十一届三中全会,由此开始了"改革开放"。这一理念的总设计师邓小平也于当年登上了美国《时代》周刊,被评为当年的世界风云人物。

还是在这一年,当了17年皮肤病"全科医生"的廖万清钻研起了真菌病。究竟是因为什么,让廖万清开启了他的真菌病研究之旅?在这个他并不熟悉的全新领域,他付出了怎样的努力?能成功吗?

一、参与上海皮肤病普查

1975年,"文化大革命"行将结束的前夕,一部分在此期间中止的学术活动、研究得以重新启动,人们如同被解除了枷锁,如饥似渴地吸吮着知识的甘露,积蓄振翅高飞的力量,大家都想在各自的工作领域大展拳脚,把浪费的时间补回来。廖万清也是如此,刚从西安"调防"回来的他一门心思都扑在了工作上。

此时,在上海皮肤科领域,一场大规模的皮肤病普查即将开始。参加这次皮肤病普查的医生个个名字响当当。组织这项大规模普查的杨国亮教授，是中国皮肤病学的主要奠基人之一，在中国皮肤病学的历史上创造了多个“第一”——1934年编写了我国第一本皮肤病学教科书，1940年又结合自己的临床教学经验，自编了我国第一本英文的皮肤病学教科书《皮肤病学》。1956年，杨国亮教授赴美深造两年后回国，担任了中华医学会皮肤科学会副主任委员，皮肤科学会上海分会主任委员。1975年，在“文革”中被打倒的杨国亮教授刚刚恢复科室领导工作，便组织开展了这项大规模普查。普查小组成员还包括了上海皮肤科领域很多高年资的医生和老前辈，如上海皮肤病防治所的肖鹭白教授，以及来自华山医院、中山医院、瑞金医院、新华医院等单位的医生。

有了老前辈的号召，加上这又是一次可以更多接触皮肤病病人的机会，廖万清当然不会放过。37岁的他主动向科主任邵经政提出要参加这次普查活动，科主任欣然批准，他由此加入了普查医生的行列。

廖万清和这些前辈同行们一起，深入到上海的纺织厂、化工厂、食品加工厂等地，对每个工人进行体格和全身皮肤的检查。从这些有经验的医生身上，廖万清学习着他们的经验和技术，也钦佩于他们敬业、认真的态度。

那时，招募参试志愿者并不是什么难事，每个工厂基本上90%以上的人都接受了检查，最后，这项地毯式的普查所调查的人数超过了11万。每一例有皮肤真菌病的患者都被从病变处刮取了样本，并进行了临床皮肤检查和真菌镜检培养。

当时，普通民众并不把皮肤上的疾病当回事，认为皮肤病没什么大碍，不需要治疗。而在这次普查中，被查出皮肤病的患者就会被告之“皮肤病也是一种病，需要治疗，任其发展会使疾病恶化、继发感染、变得难治，是不行的”。廖万清他们就这样一边普查，一边进行科普教育。

普查结果发现，调查样本中47.6%的上海人群罹患头癣、手癣、足癣、体癣等各种类型的浅部真菌病。这结果让廖万清觉得很震惊，他这才意识到真菌病原来这么普遍。那时候的他还没有确定专攻皮肤领域的哪一方向，而这次大样本、大规模、大协作的调查不止对临床有指导价值，对他未来的研究方向的确定也有着指导意义。就是从那时开始，他对这类疾病上了心。

这是有史以来第一次如此全面的皮肤病调查，取得了比较科学准确的数据，为当时乃至现在的中国皮肤病防治提供了依据。

二、两眼一抹黑的开始

1978 年，长征医院皮肤科的一名副教授因工作变动离开了原来的岗位，科主任邵经政指派廖万清接手那位副教授的工作。作为一名军人，“服从”是廖万清一贯的坚持，更何况真菌研究是他的兴趣所在，他毫不迟疑地接下了任务。当了 17 年的皮肤病“全科医生”后，廖万清正式研究起了真菌，开启了他一生对真菌病的研究。

然而，这项工作的开始并不那么容易。一直从事临床工作的廖万清尽管会看癣病之类的真菌性皮肤病，但对“真菌”却并不十分了解。其实，当时不了解这一领域的又何止他一个，由于临床与基础研究在很长一段时期都处于脱节状态，临床医生只知道看病，而理论基础不足，所以真菌到底是怎么回事，即使是有名的大牌医生也不甚了了。

20 世纪 70 年代末的中国皮肤医学界，“真菌”对于大多数医生来说还是个陌生的名词，是块尚待开发的“处女地”。在上海，皮肤科泰斗杨国亮教授于 20 世纪 40 年代赴美学习了当时国内还没有的皮肤病理学、医学霉菌学，学成回国时带回了不少珍贵的病理切片和菌种。因为这样的缘故，霉菌当时的“风头”远超真菌。包括知名专家在内的很多皮肤科医生都认为真菌是霉菌的一部分，以至于当时的医院内有“霉菌实验室”，而找不到“真菌实验室”。但也有一些皮肤科学者已经有了现代真菌观念的萌芽,认识到了霉菌只是真菌的一部分,真菌包含霉菌。因为观点不同,两派学者甚至能在会议上吵得面红耳赤。当时还是上海皮肤科学会青年委员的廖万清被这些学会常委、老专家间“公说公有理、婆说婆有理”的争论弄得一头雾水,不知到底该听谁的。

而此时,廖万清储存在冰箱里的菌种也在毫无征兆的情况下无一例外地全部死掉,他更强烈地感受到了自己知识的不足。

1978年初,“文革”十年后首批通过正规考试“择优录取”的大学新生开始进入中国各高校上课,由此,他决定回到大学继续学习、进修,以便尽快跟“真菌”熟悉起来。他想得很清楚:“我虽然起步有点晚,但是要想在这个领域有所发现、有所创新,必须先打下扎实的基础。”

这一想法得到了医院领导的大力支持,但科室里工作忙、人手紧,不可能同意他脱产学习,于是他联系了复旦大学微生物学系,看看自己是不是能在工作之余做他们的“走读生”。微生物学系的一位真菌学者——张纪忠老师爽快地答应了下来,他对廖万清说:“你就跟着我吧。我讲课、我学生做实验,你都跟着一起听、一起做。”

就这样,1978年下半年,复旦大学微生物学的课堂上,一色二十啷当岁的小年轻中,多了一个年近四十、一身军装的“大叔”,每逢张纪忠老师讲课时,这个大叔就准时出现在课堂上,风雨无阻。三十多年后,“大叔”登上了中国科学的最高殿堂,成为了工程院院士,而与他同堂上课的人中,还出现了另一位中科院院士、现在国家人类基因组南方研究中心的主任——赵国屏院士。

三、复旦大学走读生

在复旦学习的一年时间里,廖万清不知道多少次骑着他老旧的自行车，骑行四十分钟，从位于凤阳路上他工作的长征医院赶往位于邯郸路上的复旦大学，往往是刚脱下白大褂就进入课堂当起学生。

微生物学既包括理论课，又包括实验课。第一次接触这一领域的廖万清如饥似渴，吸收着老师讲的那些菌类知识。

当廖万清跟随张纪忠老师学习的时候，徐德强刚从复旦大学生物系微生物学专业毕业留校工作，还是青年助教的他也常常去旁听张纪忠老师讲课。在教室里，身着绿军装、在一堆本科生中略显“扎眼”的廖万清引起了他的注意。他发现，一下课，廖万清就像其他本科生一样，捧着笔记听老师讲解自己还有疑惑的地方，丝毫不觉得自己年龄大就应该比同一个班级的本科生们懂得多。听完老师的答疑，廖万清总是腼腆一笑，谢过老师，转身离开，这让徐德强印象深刻。随着一起上课次数的增多，徐德强和廖万清逐渐认识、熟悉了对方，并在此后成为工作上的合作伙伴。

实验课的地点就在复旦大学正门往里右后方的立人生物楼里。在真菌分类鉴定的实验课上，因为那时还没有显微摄影的设备，学生们需要用显微镜观察菌种的个体形态特征，然后把观察到的形态学特征画下来。没有任何绘画功底的廖万清尽管很努力地把他在显微镜下看到的画到他的实验记录本上，但最初总是画不好，张纪忠老师也说，这个大龄学生的理论课很好，但实验课上的“画作”就不那么令人满意了。老师的话令廖万清感到脸红，他一遍遍地练习，哪怕是在工作的空当、在家休息的日子，只要有空他就抓紧时间拿起笔，直到他画出的菌连老师都赞不绝口。在生理生化实验课上，他一丝不苟地记录菌种的反应，还要将其培养几天，看其生化反应结果。

对于老师传授的知识，廖万清所做的不光是照单全收，他还善于归纳总结。对于在临床上经常遇到的一些菌种，比如曲霉、青霉菌、念珠菌等，他会用图示、表解的方法将其鉴别特征、属性等知识进行分类、归纳，记录在本子上，供今后工作所需。这样的总结每隔一段时间就会进行一次。

在当“走读生”的那段日子里，以廖万清的年纪都可以当班里同学的叔叔了，但他还是像其他学生那样严格要求自己，从不缺课，认真做好每一次实验。从基础理论、做实验开始，再结合自己在临床上的观察，廖万清深入到真菌“家族”，一步步识别致病真菌的真面目，摸清它们的基本习性。经过一年多的学习，他打下了扎实的理论基础，锻炼了熟练的实验技能，逐步掌握了真菌学的系统知识，为他今后抗击真菌病奠定了良好的基础。他坦言：“在医学真菌学科上，我是向周围的老师、同志们老老实实地学，这才积累了很好的基础知识，才慢慢发现这个学科中知识的宝藏。”

从复旦大学开始，廖万清真正迈入了真菌研究的大门，也由此与复旦大学结缘，与之开展了系列合作研究。

第七章

崭露头角

真菌（fungus）一词来源于拉丁文的 *sfungus*，即蘑菇，同词源的希腊文为 sphongis，意思是海绵状物。真菌在地球表面分布广泛，从高山、湖泊到田野、森林，从海洋、高空到赤道两极，有的还寄生在动物、植物、人及其他物种和土壤上。自然界存在的各种真菌物种高达 160 万种，其中绝大部分对人类是有益的。比如，我们平常吃的蘑菇、木耳，都属于真菌（食用真菌）。近年来身价倍增的冬虫夏草也是一种有益的真菌。再比如我们吃的馒头、喝的啤酒和酸奶，这些都是由真菌发酵而成的。在医药工业方面，抗生素，如青霉素，就是由真菌提炼出来的。所有这些，都对我们人类有益。

然而，在数量庞大、形态各异的真菌中，还有 400 多种真菌对人类并不友善。它们潜伏在人体，会引起不同的疾病，甚至是严重的感染，如不及时诊治，还会夺去人的性命。如真菌毒素中毒症，腐烂水果里的真菌会引起恶心、呕吐等症状，毒蘑菇里的真菌毒素还会引起神经中毒，严重的可致死。慢性中毒则引起癌变，比如发霉花生里的黄曲霉素毒性是氰化钾的十倍，大量食用会引起肝癌。真菌还会引起过敏反应，如肺泡炎、红斑、水疱等，而侵犯皮肤、毛发、指甲的浅部真菌则更为普遍。

从 1978 年被指派从事真菌研究工作后，廖万清就想着如何干好这一工作。到 1980 年，短短三年时间里，他接连开展了数项研究。

在科研工作中，廖万清非常注重留存样本，对科研的敏感性加上保存样本这样的好习惯，让他在此后的工作中获得了更大的发展空间和更高的成就。

一、科研中的“有心人”

1982 年，《中华器官移植杂志》上刊登了一篇以廖万清为第一作者的文章《肾移植病人真菌感染的监护》。

这篇文章的形成是出于对1978年后的几年内廖万清积累的对18例肾移植病人进行的真菌感染监护的数据。廖万清之所以有这种保存病人数据的意识，源于他对临床问题的敏感和科研的头脑。

器官移植是医学的一座里程碑，在中国大陆，肾移植是临床开展最早、例数最多、技术最成熟的大器官移植。1960年，北京医学院附属第一医院的吴阶平院士等率先在我国开展了第一例肾移植。遗憾的是，由于缺乏有效的免疫抑制药物，再加上技术设备落后，早期开展的肾移植都没能获得成功，经历了较长时间的低迷阶段。直到20世纪90年代后期，随着大批留学人员学成归国以及新型免疫抑制药物的应用，我国的器官移植工作才获得了空前迅猛的发展。

20世纪70年代末到80年代初，肾移植作为治疗慢性肾衰竭-尿毒症的有效方法开始在国内的一些大城市兴起和推广。在上海长征医院，1978年6月开始由泌尿外科开展肾移植工作。这一新项目开展之初，肾移植病人往往很快就会陷入发烧、感染中，最后走向死亡，而医护人员却找不到导致病人死亡的原因——移植手术明明做得很好，病人究竟为什么会身亡？

后来发现，移植术后一些患者出现了深部真菌感染，是导致病人死亡的主要原因之一。廖万清于是想要对这类患者进行术前、术后的全程真菌监控，初步了解一下这一患者群体真菌感染的整体情况。就这样，从1978年起，在长征医院肾移植工作开展后不久，廖万清就开始着手收集移植病人的真菌感染数据了。

肾移植病人在术前、术后进行的每一次真菌学检查及培养结果，以及治疗方案和预后，廖万清都仔细地保存了起来，积累到一定数量，他又回过头来对以往收集的数据进行分析，直到1982年，终于成文、发表。

此后，他又在国内报告了目前我国肾移植患者中白念珠菌对唑类药物严重耐药，并且氟康唑和伊曲康唑之间存在交叉耐药，我国白念珠菌对氟康唑的耐药与 CDR1 基因的高表达有关。

二、正常人真菌带菌调查

在临床工作中认识到了深部真菌病的危害性和致死性后，廖万清萌生了要对人体深部的真菌开展研究的想法。因为当时关于深部真菌的文献非常少，为了给深部真菌病的诊断和治疗提供资料，廖万清决定先调查正常人携带深部真菌的规律。于是在 1979 年，他对正常人的真菌带菌情况开展了调查。

认定了要做的事，他就抓紧时间开始。根据 1975 年参加的那次上海市皮肤病调查的经验，从 1979 年 3 月到 8 月，短短 5 个月的时间内，他就完成了 300 人的调查。他进中学、下工厂，招募到了 200 名愿意参加试验的志愿者，又从长征医院招募了 100 名医护及实习人员。对这 300 名试验志愿者，他都用棉签从他们的鼻腔和口腔咽部进行取样，并让他们留置了一些大便样本。

在样本获得之前，他已经准备好了真菌培养基，这使得调查开展得异常顺利。经过培养、生化鉴定、镜检后，他发现，真菌带菌率与年龄有一定关系，26~35 岁年龄组的鼻腔带菌率较高；真菌带菌率与环境也有一定关系，在医院工作的人无论是鼻腔还是肠道的带菌率都比学生和工人高。

他将这项调查汇总成了文章《300 例正常人真菌带菌调查报告》，于 1981 年发表在了《第二军医大学学报》上。

文中，他写道：

仅在少数健康人消化道内可以发现念珠菌属的存在，而且到目前为止尚不了解念珠菌属对人体有任何有利的影响。因此，我们认为对于接受脏器移植的病人，消耗性疾病患者，长期应用免疫抑制剂及抗生素等治疗的患者，一旦发现体内有念珠菌属的存在，均应采取措施以消除内源感染的隐患。

鼻腔是呼吸系统真菌感染的重要途径。据我们对300例健康成年人的调查结果显示鼻腔真菌带菌率为65.33%，其中最多的为青霉菌属，其次为黄曲菌、黑曲菌、土曲菌、白曲菌以及链互隔菌等。……现在已知这类真菌均为条件致病菌，特别是黄曲菌除了可以直接寄生于人体引起疾病外，其毒素还可引起中毒性肝炎，甚至有很大可能引起肝癌，应引起足够的重视。

从我们的调查结果中看出正常人咽部及肠道所携带的真菌主要为念珠菌属，……带菌率与年龄、环境有一定的关系，且以医院工作人员为最高，这可能与病人经常接触有关，这提示我们对于慢性危重病室或器官移植的病室必须注意空气消毒。为防止带菌者将真菌传给病人，在检查病人时最好戴口罩……关于用具的消毒，我们曾做过这样的实验观察：用2ml生理盐水加2白金耳白念珠菌落后，放试管内混匀，分别隔水煮沸5、10、15、20、25、30min以后，再接种于沙氏培养基上，同时作对照观察，发现煮沸5min后，白念珠菌即全部杀死，由此可见，一般用具煮沸5min以上，对白念珠菌是可以消灭的。

从中不难看出，在20世纪70年代末、80年代初，他便已经对正常人群的真菌带菌率、不同部位的真菌组成进行了探讨，并由此给出了预防健康人携带的真菌传播到身体虚弱、免疫力低下的病人身上的方法，以及如何杀灭器具上的白念珠菌，防止白念珠菌经器具传播。

这样的研究无疑是“接地气”、有益于临床上深部真菌病的防治的。这项调查发现，健康人的大便念珠菌属的带菌率为22%，也就是说，便中带菌并不一定是病态，只有在镜检也发现大量念珠菌时才说明是念珠菌所致疾病。这就为念珠菌病的诊疗提供了依据。一次，儿科接收了一名三岁患儿，他的大便呈绿色，本应胖墩墩的身材也消瘦不堪，廖万清会诊后发现，这个小孩的大便不仅携带念珠菌，而且在显微镜下能看到很多。按照他对 300 人的调查结果，念珠菌就是导致孩子生病的原因。在抗真菌治疗一周后，孩子果然恢复了正常。

而这项研究也为他以后将白念珠菌、曲霉与隐球菌一起并列为三大研究方向奠定了基础。

此后，他又开展了系列调查，明确了我国肾移植、烧伤、放射伤等高危人群的真菌带菌谱主要有 11 属 28 种，其中又以念珠菌和曲霉为主，分别占 25.5% 和 20.3%，采用针对性防治措施后，使肾移植病人的真菌感染率由 27.8% 下降到了 11.11%。

三、科研新星

1980 年 4 月 28 日，长征医院接诊了一名 59 岁、因眼部感染前来就医的妇女。当时正是晒谷子的季节，这名妇女在扬风晒谷的过程中，被糠灰迷了眼睛，几天后眼睛就开始红肿起来，并且疼痛难忍，不停流泪。在某医院眼科看病后，医生当做细菌感染，给她开了金霉素眼膏、青霉素和四环素，但她用后毫无效果，于是就转到了长征医院就诊。

廖万清并不是眼科医生，但他却对这例患者眼角膜上的溃疡很感兴趣，他想知道这是否属于他的“真菌”领域。于是他用刀刮取了患者眼部溃疡的坏死组织，开展了鉴定。结果他在显微镜下果然发现了菌丝，这代表着这是一种真菌。他随即对这种真菌进行了鉴定，结果发现这竟是一种造成植物的果实腐败、叶片生斑和植物炭疽病的病原菌——束状刺盘孢，这种菌如果寄生在烟草这种经济作物上，则会造成幼苗的根茎腐烂，俗称烟草低头病。

从接诊到确诊，仅用了短短十天，患者开始用两性霉素 B 滴眼治疗，一周后病情就明显缓解，两周后患者基本痊愈。

在1980年，无论国外还是国内，都还没有人详细研究报道过束状刺盘孢可引起人类疾病，廖万清也是第一次看到这种真菌。此后，在近两年的时间里，廖万清又进行了深入研究，观察了该菌的一般形态及超微结构，并在兔子的眼中接种了此菌，发现实验兔子出现了与这名患者一样的眼部症状，由此证明束状刺盘孢不仅是植物的病原菌，而且是人和动物的条件致病菌。值得指出的是，那个年代，把实验做得这么精细的实在不多，而廖万清做到了。他不仅从“界、门、纲、目、科、属、种”这样生物分类学的角度研究真菌，还肯花工夫做进一步的动物实验确认这就是病原菌，他对科研的热衷和严谨由此可见一斑。

1985年，廖万清将这一病例写成文章《束状刺盘孢引起的角膜炎》发表于《中华皮肤科杂志》上。

就在接诊前一个病例后不久，1980年5月，廖万清又遇到了一个特殊的病例。一名接受了肾移植的女患者在术后出现了膀胱刺激症状，检验科出具的报告显示并没有发生细菌感染。那么是否是真菌感染所致的呢？廖万清取来了患者的尿液样本，镜检之下发现其中没有菌丝，他意识到这不是普通的念珠菌。为了赶快给患者实施正确的治疗，他对这种菌进行了药敏实验，发现它对两性霉素B敏感。用药后，患者果然很快好转。及时的治疗避免了该菌逆行感染输尿管、肾脏，避免了移植失败的发生。

此后，经过生理生化检查及真菌学鉴定，他将这种菌确认为光滑球拟酵母属，查文献后他得知，中国还没有这种菌的报道，只有国外有。他随后在《微生物学通报》上报道了这例国内首次发现的由光滑球拟酵母引起的膀胱炎，并给该菌取了个简明的编号“S_{8056}”。

他没有随意处理掉该菌株，善于积累的他把这一菌株保存了下来。在他看来，研究只是暂时告一段落，说结束还为时过早，保存就是为了以后继续研究。进入21世纪后，随着分子生物学的进展，他现在最终将这种菌确认为“光滑念珠菌”，这也是该菌株现在的称谓。

1985年，因为“光滑球拟酵母引起膀胱炎的真菌学鉴定”和“束状刺盘孢引起角膜炎的真菌学鉴定”，廖万清以第一完成人获得了两项军队科技进步三等奖。

第八章 隐球菌研究的拓荒之旅

真菌不仅可以侵犯浅表皮肤，引起从头到脚广泛的浅部真菌病，比如头癣、体癣、股癣、手癣、足癣、甲真菌病，更严重的是真菌可以侵犯心、肝、脾、肺、肾、脑，引起严重的深部真菌感染，比如隐球菌性脑膜炎，预后严重，常可导致患者死亡。

隐球菌的发现、发展历程是一个比较缓慢的过程。1894 年，Sanfelice 首先从桃汁中分离到了带荚膜的酵母型真菌，取名为新型酵母。1895 年，Busse 和 Buschke 报告从一例女性患者的小腿皮肤损害及全身播散的病损中分离到了此菌，从而证明了其对人类有致病性。1901 年，Vuillemin 在研究此菌时，始终未能发现其产生子囊孢子，因此把此菌定为隐球菌属。此后，由于接连的两次世界大战，并非战场上主流疾病的隐球菌病，研究发展缓慢。世界各地报告的隐球菌病病例绝大多数都是由隐球菌属中的新型隐球菌所致。20 世纪 70 年代，陆续有国外专家在临床中偶尔发现了隐球菌引发的感染性疾病。

在 20 世纪 70 年代末的中国，对隐球菌所致疾病的研究还基本上看不到，可谓是块尚待开发的空白领域。然而，就在此时，长征医院接诊了一例隐球菌性脑膜炎患者，病人的死亡，令廖万清下定决心要“啃掉医学领域的这块硬骨头”。正如他后来所说：“在我工作的时候发现浅部真菌病发病率很高，但预后较好，而深部真菌病却预后不佳，病死率很高。需要我们去重点研究，解决难题，挽救病人的生命。正是这种为了生命而学的感召力在不断地敦促我脚踏实地去学习、研究。”从此，他义无反顾地踏上了隐球菌研究的拓荒之旅。

一、与隐球菌的最初遭遇

1978 年上半年，长征医院收治了一名 43 岁从事海运工作的男性干部。入院时，该男子高热、昏迷，腰穿检查后发现，患者系隐球菌性脑膜炎。当时，廖万清刚刚接手了皮肤科真菌研究的部分，而这又是一种真菌引起的脑膜炎，所以虽然他当时还是皮肤科的住院医师，但病人仍是被指派给了他。作为主管医生，廖万清请来了神经科主任一起会诊。但尽管经历了多科联合会诊和抢救，无奈患者病情实在是太危重了，几天后就因救治无效而身亡了。

“起病急、来势凶、治疗难，这让我备受刺激。”回忆起当时的情景，廖万清仍面露凝色。这更坚定了他的决心：“研究真菌，认清真菌的真面目，啃掉医学领域的这块硬骨头。”

然而，这块骨头可不是那么好啃的。隐球菌性脑膜炎是由隐球菌侵入中枢神经系统而引起的深部真菌病，这种疾病相当危险，一年的病死率达到 86%，两年病死率达到 92%，被喻为“夺命病”。困难首先在于诊断——隐球菌性脑膜炎的误诊率很高，最常与结核性脑膜炎相混淆。由于误诊而没有得到及时正确的诊治是这种疾病预后不佳的一个重要因素。即使得到了正确诊断，隐球菌性脑膜炎的治疗仍是一个极具挑战性的课题，据国内外文献报道，经过抗真菌治疗后，其病死率仍高达 25%~60%。更可怕的是，在那些幸免于难的病人中，部分患者还可能留有失明、听力障碍、偏瘫、头痛、下肢肌肉萎缩等后遗症，其致残率约为 20%。遗憾的是，20 世纪 70 年代，我国医学在真菌病，特别是在隐球菌性脑膜炎方面的研究基本为空白。

没有前人的研究成果可以借鉴，意味着廖万清将比别人付出更多。但明知山有虎，偏向虎山行，病人的需要就是命令，他立志要解决这一难题。

二、转败为胜

在 1978 年那例不幸死亡的病例后不久，1979 年，医院又收治了一位脑膜炎患者小陈。27 岁的他头痛剧烈，喷射性呕吐，体温 40℃以上，意识丧失。

当时，小陈脑脊液菌体数已经达到每立方毫米 2080 个。按照常规，这一数值超过 280 就没法治疗了。2080，这意味着小陈体内的致病隐球菌数量之多，足以让他死亡七次。家属们在一旁眼见亲人的生机逐渐减弱，只是不停地流泪，他们觉得小陈生还的可能性已经不大了，甚至已经给他准备好了寿衣。

就在家属为小陈准备后事的时候，历经实验室和临床工作训练的廖万清却敏锐地发现了疾病的关键所在，把小陈确诊为隐球菌性脑膜炎、隐球菌性败血症。在如何治疗上，廖万清沉吟了。他想：如果单单是口服或静脉给药的话，有血脑屏障的阻隔，药物很难进入大脑，治疗作用肯定不佳，但是如果能通过腰穿直接进行鞘内注射，将药物打入蛛网膜下腔，便能使药物在脑脊液中达到治疗所需的浓度。思及此，他决定给小陈实施腰穿，注射药物。

但这并不是一个容易的决定。因为脑膜炎，小陈的颅压增高，而腰穿恰恰给了颅内高压一个宣泄的出口，一旦颅压迅速降低，脑组织就会移位，从而发生脑疝，这可是很快会致命的。

腰穿并不是皮肤科医生的专长。起初，廖万清也不敢做，在 1978 年那例病人时，他找来神经科主任帮忙做腰穿，但后来，他勤加练习，在门诊遇到神经梅毒的病人时，都是他给病人做腰穿，此时，他已经是个熟手了。在病人可能会发生脑疝的风险面前，廖万清没有退缩，他知道自己制定的这个治疗方案是正确的，如果不按照这个方法治疗，小陈脑部的隐球菌就不会被轻易制服。

廖万清的压力不止来自病人可能的风险、技术的高要求，外部的一些声音也让他压力重重。很多同事反对他接管这例病人，认为这根本不是皮肤科医生的治疗范畴，应该送到感染科去。而事实上，这例病人本来就是一开始接收的科室看到病人病情严重，眼见治愈的希望渺茫，因为怕出现医疗事故，而将其转到廖万清这里的。廖万清没有拒绝，他觉得虽然病人危重，但自己作为医生，就应该承担起救治他的责任。当时的他可谓是孤军奋战，承受着巨大的心理压力。

但他没有退缩，他有自己的坚持——救人第一。他打破常规治疗，采取了抗真菌药物鞘内及静脉注射，并且给病人实施了降颅压，纠正水、电解质平衡等一系列综合诊疗措施。

因为敢于承担责任的廖万清，小伙子的命保住了。三个月后，小陈痊愈出院。在新疆边境从事边贸生意的他又返回了工作岗位。他没有忘记救了他命的那位一口广东腔普通话的医生，他给廖万清送来了一面写着“再生父母”的锦旗，鲜红的旗帜寄托着他深深的感激之情。

三、提出隐球菌性脑膜炎诊疗新措施

廖万清成功救治隐球菌性脑膜炎患者的消息被传开以后，类似的病人纷纷前来找他看病，以至于在很长一段时间里，科里的医生不时会在私底下抱怨：“隐球菌性脑膜炎不是我们皮肤科的事，为什么要弄到我们科里来看？”

进修医生也向廖万清抱怨：“学了隐球菌性脑膜炎的知识，回去了根本用不上。”

怨气最大的是夜班医生——隐球菌性脑膜炎发病急，有时候病人晚上也会来看病，夜班医生苦不堪言。甚至还有医生因为不敢担责，怕治不好病人，直接把患者推给了廖万清。

但正是这项当初最不受欢迎的“插足”业务，却成就了廖万清。在报奖时，别人几乎没有可报奖的项目，可他有，而且一项接着一项，凭借着成功救治隐球菌性脑膜炎，他收获了很多奖项，他当之无愧。他的敢于担当，让他在挽救了病人的同时，也成就了自己。

小试牛刀却大获全胜，这对廖万清是一个很大的鼓舞。此后，他又不断对他提出的这种综合诊疗方法进行改进。

隐球菌性脑膜炎的病程很长，20 世纪 90 年代初，在国外对艾滋病进行长期治疗这一方法的启发下，廖万清确立了针对非艾滋病隐球菌性脑膜炎患者的分期综合治疗方案，即把治疗分为了初期治疗和维持治疗两个阶段。初期治疗联合应用两种以上的抗真菌药物，如两性霉素 B、氟康唑、5- 氟胞嘧啶，进行鞘内注射、静脉注射和口服，以尽快使脑脊液隐球菌培养转阴，同时降颅压、纠正水电解质平衡；随后口服氟康唑 / 伊曲康唑维持治疗 3~4 个月，以完全清除隐球菌，防止复发。

1995 年后，这种疗法在长征医院被全面开展。此后，长征医院接诊的这类患者几乎全部得以存活，这一疗法也成了治疗隐球菌性脑膜炎的主要疗法。这种新疗法使得隐球菌性脑膜炎的治愈率提高到了 97.5%，这个数字意味着有更多的人可以被治愈，延续他们的美好人生。隐球菌治疗的这一新方法于 2010 年得到了美国感染病学会隐球菌病治疗指南的认可及引用。

隐球菌性脑膜炎的另一个难题是诊断。原来，隐球菌性脑膜炎的诊断主要依赖于脑脊液墨汁涂片和真菌培养，后来，廖万清在国内开展了隐球菌乳胶凝集试验，而后，他带领课题组从形态学、免疫学、分子生物学以及诊断治疗等方面进一步进行了一系列研究，建立了多种隐球菌病的快速诊断方法，使早期对隐球菌病的正确诊断率达到了 95% 以上。此外，廖万清还开展了菌体计数方法，这种方法使得判断病人感染程度的改变成为了可能。

1992 年，在廖万清申报科技进步奖时，吴绍熙作为鉴定技术负责人给予了这样的评价：

在临床快速诊断的研究方面，在国内首先开展了双夹心 ELISA、

ABC-ELISA 及 IRMA 等法，对本病（指隐球菌性脑膜炎）进行了系列实验诊断研究，其敏感性、特异性均达到或超过了国际同类研究的水平。且在国内率先应用了 AMS 系统研究鉴定隐球菌的诊断（符合率达 100%），较常规检测方法缩短了三倍以上的时间。为早期诊断本病、指导治疗提供了先进的手段，为提高本病的治疗率降低死亡率做出了贡献。

廖万清关于"隐球菌性脑膜炎的诊断和治疗"的研究后来获得了军队科技成果一等奖、国家科技进步二等奖。他所确立的诊疗新方法显著提高了隐球菌性脑膜炎的治愈率，为无数被死亡追逐的患者打开了一扇生命之门。各地医院在采用了这些新方法后，都给予了良好的反馈。

南京军区福州总医院自 1990 年开始应用廖万清建立的隐球菌性脑膜炎的系列诊断方法，使得这种危重病的诊疗水平大大提高，降低了患者的死亡率，获得了极佳的社会效益。

东阳市人民医院也称："应用上海长征医院系列诊断方法，多次为我院怀疑隐球菌性脑膜炎的患者进行会诊及确诊，最后确诊率达 100%。"

除了脑部的隐球菌感染，廖万清还对机体其他部位的深部隐球菌感染进行了研究。例如，对肺隐球菌病，他提出该病的表现可以酷似肺部肿瘤，应将肺穿刺物病理或培养视为肺隐球菌病诊断的金标准；单纯性肺隐球菌病即使采用外科手术治疗仍需进行足够疗程的全身抗真菌治疗，显著提高了救治成功率。

第九章

突破：格特隐球菌(S_{8012})

在美国菌种保藏中心 ATCC，永久保藏着一种叫做格特隐球菌 ITS C 型（S_{8012}）的菌株，这个肉眼看不到的家伙正是引发致命隐球菌性脑膜炎的元凶之一。在美国，这一菌株有偿向世界各研究机构供应，一直以来求购者甚多，价格也从最初的 184 美元 / 株上升到了 275 美元 / 株，现在又涨到了 295 美元 / 株。

这价值数百美元的菌株，最初就是廖万清送给他们的。尽管在美国叫价甚高，但 S_{8012} 的发现者廖万清却这样宣布："在中国，如果哪个同行的研究需要 S_{8012}，我可以免费赠送。"

这一菌株的发现过程充满了偶然，并险些被否定。廖万清回顾这一历程，认为这是一次由果及因的研究过程——机会摆在他面前，而他也牢牢抓住了稍纵即逝的机会，成就了科学发现。在坚定信念的支持下，廖万清终于取得了他人生中第一个真正意义上的"重大"发现，这也是他人生中里程碑式的事件。从中，他总结道："碰到前人没有论述过的问题没有关系，但不要认为前人没有发现这个问题就觉得没有这个问题，更不等于已经解决了这个问题。碰到陌生的问题，这是很好的事情，如果你抓住不放去钻研一下，就可能有所创新。"当然，就像法国著名微生物学家巴斯德所说的那样，"机会只偏爱有准备的头脑"，要想抓住偶然出现的机会，前提是要有良好的科研素质、深厚扎实的基础知识、敏锐的眼光、无边的想象力以及强大的创造力。

一、显微镜下的奇异菌体

1980 年 12 月 13 日，长征医院接收了一名 42 岁的男性患者，患者因为持续性头痛、呕吐并伴有发热而入院。考虑到患者在九年前曾患右上肺浸润型肺结核，医生将其初步诊断为"结核性脑膜炎"。然而，用青霉素、链霉素、氯霉素、倍他米松等药物进行治疗后，患者的病情却始终不见好转。

在对患者进行腰穿，取出一些脑脊液，并对脑脊液做墨汁涂片检查时，廖万清发现了一个奇怪的现象：以往脑脊液中的隐球菌大多都是他所熟知的圆形或者椭圆形，也就是导致隐球菌性脑膜炎最主要的病原菌——新生隐球菌，在荚膜下是圆滚滚的菌体；而这位患者脑脊液中的菌体在厚厚的荚膜"外衣"下裹着的却是奇异的细长形，外观就像是针形、棒形或梭形。

这是什么东西？廖万清不懂。于是他带着这种菌的样本去请教了各大医院的真菌学权威。华山医院、瑞金医院、长海医院等上海大医院，廖万清都请教了个遍，结果竟然没人认识这种奇怪的菌。

一位权威的老教授说："这大概是污染菌吧。"

"污染菌怎么会引起脑膜炎？"执拗的廖万清对这种轻描淡写的解释并不认同。他很清楚，这种菌明明是从那位脑膜炎患者脑脊液中分离出的，怎么可能是污染菌。他下定决心要弄清楚其真面目，于是开始了对这个神秘菌种的研究。

二、艰辛的研究

廖万清首先通过动物实验证实了这个菌并不是简单的"污染菌"。实验需要大量的动物，在繁忙的临床工作中，他不可能天天跑到远在十公里外、位于五角场的第二军医大学动物房去做实验，廖万清就在医院实验室窗外吊了一个笼子，自己养小鼠。把这种疑似病原菌打入小白鼠的腹腔和大脑后，像预想中的那样，小白鼠感染脑膜炎并死亡。通过这个实验，廖万清证实了这种菌正是引发脑膜炎的元凶。

在 28~37℃的条件下，廖万清和同事们用沙氏、麦芽汁、血平板、高氏、米粉吐温、马铃薯块等培养基培养，并进行发酵试验、碳源及氮源同化试验、尿素酶试验、杨梅苷试验、分解脂肪试验,荧光显微镜及电子显微镜观察检查等鉴定。为了及时对培养、分离出的真菌进行显微摄影,廖万清骑着自行车到远离长征医院的第二军医大学电化教研室去拍照。

要想明确鉴定结果,需要根据生物学特征查阅文献。20世纪80年代,查阅文献可不像如今这样简单——当时国内的学术界相对闭塞,文献数量非常少;计算机检索尚未问世,因此查阅文献全靠手翻。真菌鉴定相关专业的文献更是数量稀少,整个上海除了复旦大学和中科院上海分院资料比较完整以外,其他单位文献资料都较少。廖万清找到了曾经在复旦大学微生物系微生物专业一同学习、之后留在复旦教书的徐德强,请他帮忙,从复旦大学图书馆借出了文献。这本厚厚的英文版文献给廖万清的菌种鉴定过程提供了不可多得的参考依据。

为了这项研究工作,廖万清几乎牺牲了自己所有的业余时间。在医院里,他除了给病人看病,就是闷头在实验室里继续他的研究。在医院里的时间不够用,他就在家里整理材料。那时他家里的条件并不好,没有书房,廖万清就坐在小凳子上,把膝盖当桌面,或者干脆就趴在床上写,这种习惯甚至延续至今。

三、确认发现新菌种

如此辛苦的研究工作后,廖万清终于得出了结果,这种神秘的菌是格特隐球菌的变种。慎重起见,廖万清还把样本送到了复旦大学张纪忠教授和南京皮肤病研究所的吴绍熙教授那里进行了确认。他们的研究结果如出一辙——正如廖万清的研究所显示的那样,这种菌确实是一种致病菌,而且是一个特殊的菌种。

在那个科学理念、科学思维都还不普遍的年代,廖万清竟然实施了“确认实验”,其超前的思维和对待科研的严谨态度不禁令人钦佩。

的确,在同行徐德强的记忆中,廖万清对工作始终保持着高度的严谨。每当他从临床上分离出一些自己觉得很独特、很罕见的真菌菌株时,他就马上在长征医院实验室开展研究,之后为了进一步确认自己的结果,他还经常会把菌种送到复旦大学的实验室重复验证,无论是老师张纪忠还是徐德强都参与了廖万清很多的科学研究工作,并针对实验中出现的问题共同探讨、查找资料。

三个实验室都得出了一致的结果,这让廖万清有了十足的把握,他将这种菌命名为“格特隐球菌 ITS C 型(S_{8012})”。S_{8012} 代表着 1980 年 12 月,该菌株由上海第二军医大学附属医院首次发现。

患者也由此被确诊为格特隐球菌变种 S_{8012} 引起的脑膜炎。有了明确的诊断,患者得到了恰当的治疗。12 月 19 日,患者入院六天后,医生开始用两性霉素 B 静脉滴注治疗,12 月 22 日加用大蒜素静脉滴注,同时用甘露醇降颅压。12 月 25 日,患者体温开始下降,头痛等症状逐渐好转。12 月 29 日,患者进行了腰穿,脑脊液墨汁涂片见菌体从 12 月 17 日的 2~3 个 / 低倍镜,减少到 0~1 个 / 低倍镜。1 月 26 日以后,患者的六次脑脊液真菌学镜检及培养均为阴性。此后在接受了降颅压和恢复水电解质平衡后,患者痊愈,于 1981 年 5 月 16 日出院。

1981 年 6 月 12 日,长征医院在上海召开鉴定会,确定 S_{8012}($Shanghai_{8012}$——上海 $_{8012}$)为一种新的隐球菌变异菌种,与国外报告的隐球菌变种不同,为我国首先发现的一个新变种。由此,格特隐球菌家族里多了一位新成员。

1982 年,廖万清作为第一作者发表了“报告一例我国首见新型隐球菌变种 S_{8012} 引起脑膜炎”的文章,刊登于《中华皮肤科杂志》上。1983 年,廖万清的第一篇英文论文“Cryptococcus neoformans var S_{8012} causing meningitis”发表于 *China Medical Journal*(*English*)上,而当时这已经算是很高级的杂志了,能将文章发表在这份杂志上,也让廖万清非常高兴。

当时的廖万清并没有想到,此后,他的文章还登上了国际学术杂志的舞台。SCI 收录的期刊覆盖了国际上大多有重要影响力的刊物,其收录的论文集合了各学科的重要研究成果。在我国,被 SCI 收录杂志刊登文章的多少更是反映大学、科研机构和科学工作者学术水平的最重要尺度之一。在 *Medical Mycology*(《医学真菌学》)、*Mycopathogia*(《真菌病理学》)、*Mycoses*(《真菌病学》)、*Current Opinion in Pulmonary Medicine*(《呼吸病学新见》)、*Journal of Dermatological Science*(《皮肤病学杂志》)、*International Journal of Infectious Disease*(《国际传染病学杂志》)等许多 SCI 收录的杂志上都能找到廖万清的文章。

四、声名大振

在发现 S_{8012} 后,各种荣誉纷至沓来。

1982 年,廖万清作为讲师和主治军医荣立了三等功。主要事迹一栏中是这样描述的:

该同志在医疗工作中要求严格,认真负责,在科研上取得了较好的成绩,如:新发现格特隐球菌,经对照研究,证明此菌种为我国所发现。此外还发现了光滑球拟酵母引起的膀胱炎及构巢曲霉引起的肺部感染,都是国内首次发现。

1985 年,廖万清提交的关于创建隐球菌专业实验室的申请报告获得了原卫生部药政局的批准。1985 年,他被破格提升为副教授。

1987 年,仅仅在晋升副教授两年之后,廖万清又被破格提升为教授。而通常,晋升副教授后要经过四年才能再次晋升为教授。那一年,廖万清 49 岁,以这个年龄当选教授在当时已经是非常年轻的了,很多比他资格老、年龄大的人都还没有当上教授。作为廖万清的推荐人，华山医院的杨国亮教授在推荐信中写道：

作者(指廖万清)检查一例脑膜炎患者的脑脊液和实验动物脑组织的菌体，在新鲜标本墨汁制片中，及实验动物脑组织切片的HE染色和PAS染色中，均看到针形、棒形等各种异形的隐球菌菌体，而人工培养的直接涂片标本则无正常隐球菌，是前所未见的新型隐球菌菌种，故称此例为新型隐球菌上海变种 S_{8012} 引起的脑膜炎。

这是符合科学的，是有一定创造性的论文报导。

1989年，廖万清接过了老主任邵经政的担子，担任科主任，在这个岗位上一干就是十年。

还是在1989年，廖万清上报了包括 S_{8012} 在内的"我国首见四种真菌的致病性研究"，那时，他并不想太出风头，所以只申报了国家科技进步三等奖，果不其然，这项研究顺利获得了国家科技进步三等奖，他也成为我国皮肤医学界第一个获得该奖项的人员。

1990年，廖万清被评为国家有突出贡献的中青年专家，随后，1991年，他开始享受国务院政府特殊津贴……

关于 S_{8012} 的发现过程也成为后来各类媒体对廖万清报道的重头戏，使得 S_{8012} 几乎成了廖万清的标志。同时，媒体的报导也使得隐球菌性脑膜炎这一原本鲜为人知的疾病走入了民众的视野，并使大众产生了防范意识。

通过媒体，廖万清普及了关于隐球菌的知识，比如，致病隐球菌多存在于自然界及动物体内，在鸽子聚集地的粪便、鸽巢中尤甚。传播途径主要有三种：一是吸入空气中的孢子，为主要途径；二是创伤性皮肤接种；三是吃进带菌的食物，如腐烂水果等。

廖万清也由此通过媒体给出了预防意见：首先是锻炼身体，生活规律，特别注意不要滥用抗生素和皮质激素，避免造成体内菌群失调和免疫功能降低，增加隐球菌感染的机会；其次，饲养家鸽时应防止鸽粪污染空气；第三，不吃变质的桃、梨等水果；最后，患上“上呼吸道感染”治疗三周仍无效时，应去大医院检查，看看是否患了隐球菌性脑膜炎。

这样的科普教育形式，使得真菌病的防治走进了普通百姓的日常生活中，起到了很好的降低疾病发病率的作用。

五、被多国保藏的菌种

目前，隐球菌 S_{8012} 菌株不仅被收录于美国微生物真菌保藏中心 ATCC（ATCC 56992），比利时微生物真菌保藏中心 BCCM（IHEM 4164）、荷兰微生物真菌保藏中心 CBS（CBS 7229）等国际著名实验室都收录并永久保藏着这一中国学者的发现，并公开向世界各研究机构出售供应。迄今为止，这仍是各国真菌库中唯一由中国学者贡献的菌株。

国际著名真菌学专家、世界人和动物真菌病学会前副主席、亚太区医学真菌学会副主席 Unandar Budimulja 教授对隐球菌上海变种的发现给予了高度评价，肯定了其对促进医学真菌学的发展具有重要的科学意义。他写道：

新型隐球菌上海变种是由廖万清教授于 1980 年 12 月从上海一名隐球菌脑膜炎患者的脑脊髓液中分离出来的。与其他两种类型的新生隐球菌相比，这种被分离出的菌株有其独特的表型，不同的鸟嘌呤加胞嘧啶摩尔百分含量，以及特别的染色体组型。这些发现对于医学真菌学来说具有重要的科研价值。

UNIVERSITAS INDONESIA
FAKULTAS KEDOKTERAN

Jalan Salemba Raya No. 6, Jakarta Pusat
Pos Box 1358 Jakarta 10430
Kampus Salemba Telp. 31930371, 31930373, 3922977, 3927360, 3912477, Fax : 31930372, e-mail : office@fk.ui.ac.i

Cryptococcus neoformans var. shanghaiensis [Cryptococcus neoformans (Sanfelice) Vuillemin var, *shanghaiensis* Liao et Shao et Wuet Zhang var.nov.,1980] isolated from the cerebrospinal fluid (CSF) of a patient with Cryptococcal meningitis at Shanghai by Professor Liao Wanqing in Dec 1980. This isolate has unique phenotype, different value of G+C mol % of DNA and special karyotype by comparing with those of two varities of *Cryptococcus neoformans*. These findings are of important scientific significance to medical mycology.

Unandar Budimulja, M.D, Ph.D
Vice Charman APSMM
(1995 – Now)
Vice Charman ISHAM
(I991 – 1994)

评价原文

这一新菌种在国际真菌领域的知名度可以用一个例子说明。20世纪90年代,廖万清推荐自己的学生去比利时真菌病学专家、世界人和动物真菌协会秘书长迪维莱门下学习。秘书长先生为了表示对廖万清的尊重,亲自前往机场接人。可是,他并不认识这个中国学生。

怎么办? 这位专家在胸前挂了个小牌子,上面写着——S_{8012}! 就凭这个著名的菌种,未来的学生认出了老师!

此后,在一次去日本开会的过程中,廖万清见到了迪维莱。迪维莱会的中文只有几句,在见到这位 S_{8012} 的发现者后,他同样以“S_{8012}”作为了见面打招呼用语,两人不禁哈哈大笑。

S_{8012} 的出名并没有让廖万清因此而居功为傲,相反他认为同行都是朋友,他愿意将这一有独立知识产权的 S_{8012} 菌株免费提供给国内各有关单位除商业用途之外的研究使用,“你在国外花295美元买到的菌种还是第二代的,我这里的是原创的,国外各实验室的菌种本来就是我最初送给他们的。”他说:“人们常说同行是冤家,我和同行的关系却非常好。他们有新的发现、新的成果都愿意跟我交流,我有新的想法也特别乐意告诉他们。”正是这种坦诚以待的胸怀，让廖万清和同行们成为了无话不谈的朋友。

“俗话说‘三个臭皮匠顶个诸葛亮’‘一个篱笆三个桩，一个好汉三个帮’，现代社会是个多学科交叉分工合作的时代，注重与他人的交流合作，发挥团队协作的精神，各司其职，互帮互助，才能事半功倍。”

六、永不停歇的研究脚步

廖万清的研究工作有个特点——持续不断，每发现一种新的菌种，他都会一直研究下去，所以每一个菌种的研究都经历了科技进步的考验，在20世纪八九十年代是形态学、生理生化研究，20世纪90年代后期乃至后来进入了21世纪，受分子生物学、基因组学研究进展的影响，每个菌种又都接受了这方面的相关研究。

在发现S_{8012}这一新菌种后，也是如此，廖万清此后又对它进行了近三十年的持续研究。1992—1994年，他研究构建隐球菌的DNA物理图谱；1996—1998年，他探讨隐球菌毒性基因的分离及致病性；2004—2006年，他对该菌在吞噬细胞内的寄生机制进行了研究；2006—2008年；他又开始构建隐球菌的生物膜、探讨其耐药机制；2008—2010年，他又对PMT4在隐球菌生物膜的形成及其耐药中的作用起了兴趣。

现在，廖万清带领团队已经用分子生物学技术测出了S_{8012}的序列，并上报给了美国Genbank数据库，其序列号为ITS序列EF081158。测序结果证实了S_{8012}与格特隐球菌标准株RV20186之间的ITS序列确实不一样，存在两个碱基的差异，分别位于第18位和第154位上。

第十章

我的事业在祖国

廖万清是新加坡归侨,他在东南亚侨界具有广泛的影响,被多次邀请出国讲学、交流访问和探亲。面对优厚物质生活的诱惑、亲人和朋友的挽留,他总是毫不犹豫地选择当时物质生活还并不富裕、研究条件还并不理想的祖国。经常有人问他,你出国的机会那么多,有没有想过留在国外?他总是这样回答:“我是党培养出来的,我的事业在中国。”

1986年11月,深秋的新加坡依然残留着夏天的气息。那些天,在新加坡休探亲假的廖万清沿着绿草簇拥的小路缓缓走着,似乎分外心事重重。

几天前的一个早晨,母亲拉着廖万清,非常严肃地劝他留下:“别回去了,留在新加坡吧。现在新加坡的发展如日中天,这里的环境好,医生的待遇也非常优厚,你应该慎重考虑一下。”

表哥也极力帮忙劝说:“你留下来就自由了,可以自由开业,凭你的本事,房子、票子、车子都会有的,肯定比中国好。”

“你想留在新加坡吗?”廖万清问自己。

繁华的大都市对于年轻人来说总有着特殊的吸引力。对于三岁后就再也没走出国门的廖万清而言,新加坡这个当时位列“亚洲四小龙”之首的岛国,让他感到“世界很新鲜”。这座大都市所具有的丰富、包容、新奇、魔幻、创造力,不能不说是一种巨大的诱惑。

机场外面气候湿热,但整洁程度无可挑剔。这座城市里居住着华人、马来人、印度人和来自世界各地的大量外来人口——所有人都说英语。

新加坡自称“狮城”,更准确的说法应该是“金丝雀城”——全球化金矿里的金丝雀。500万人口的小型岛国,从规模上看,充其量只能算是一个大中型城市,但却拥有世界第二繁忙的海港,人均收入远远高于它的前宗主国英国,廉洁程度也全球闻名。

新加坡的成就被总结为其前领导人李光耀的回忆录标题:“从第三世界到第一世界”。当1965年新加坡从马来西亚联邦分离出来,成为一个生存能力都被质疑的主权国家时,这个国家几乎一无所有。而二十年后,呈现在廖万清眼前的,组装工厂、集装箱港口、可信赖的银行和物流中心、炼油厂、购物中心,一切应有尽有。

菜市场和小贩中心是集中管理的,买菜、买肉、食品、小吃摊都集中在一个场所。

廖万清至今仍清晰地记得,第一次吃肯德基也是在新加坡。一份肯德基套餐十余元,在当时,相当于一个中国孩子一个星期的生活费。“那时上海还没有肯德基”,在廖万清看来,能吃到肯德基这样的“洋快餐”是一件相当新潮的事情,“不过我觉得肯德基没什么好吃的,没有家乡的土鸡好吃,但是孩子们觉得很香”。

没过多久,这个只有 22 公里长、30 公里宽的岛国几乎被廖万清转了个遍,其中给廖万清印象最深的是所参观的陈笃生医院(Tan Tock Seng Hospital)。正是这家医院,让廖万清学习到了新加坡这个小岛国在医疗制度、服务管理等方面的大智慧。

陈笃生医院,新加坡历史最为悠久的医院,也是新加坡第二大综合性医院。医院的创始人陈笃生 1798 年在马六甲出生。新加坡开埠后,他为谋求发展,迁移入境。少年陈笃生为解决三餐问题,到市场摆摊卖食物。有了积蓄后,他便同别人合伙做起了土产生意。20 年后,陈笃生成了家喻户晓的商业领袖。

发达后的陈笃生并没有忘记曾经的贫困生活,他行善济世,帮助穷苦人民。当时的新加坡,各种疾病滋生,疟疾、霍乱、天花、风湿、肺痨……这些在当时都是致命的疾病。陈笃生认为,要与疾病搏斗,唯有筹建医院。1844 年,为了新加坡人看病方便,陈笃生个人捐资,在珍珠山上建立平民医院,后来这所医院以他的名字命名,这便是廖万清所看到的陈笃生医院。

对于廖万清来说,医院是一个他再熟悉不过的地方。然而,当走进陈笃生医院的大堂,廖万清忍不住轻声问自己:“这里也是医院吗?”

陈笃生医院给廖万清的第一印象是如同走进了一个功能齐全的社区，大型餐厅、面包房、花店、冲印店、书店、药店、服装店、咖啡吧、超市、水果店，眼前的一切让人忘了自己正身处医院。医院的博物馆更让廖万清耳目一新，这里除了大力宣传了陈笃生之外，还陈列了医院每个时期的宝贵资料，包括使用过的针筒、手术器械、医疗设备、友好往来的资料以及各种图片等，形成了一种大家都能看得见的医院文化。

在陈笃生医院，住院病房根据硬件不同分为 A、B、C 三个等级。A 级病房配备有空调、电视机、独立的卫生间等设施，一间病房只安排一至两张病床；B 级病房属于中档级别，房内有四至六张病床；C 级病房是开放式的，一间房内病床数可达八张。虽然对住在不同等级病房的病人，医院的治疗安排并没有差别，但不同级别的病房收费差别很大，病人可以根据自身的经济条件选择不同级别的病房，政府也会根据病人的选择，给予不同比例的住院补贴。

通过病房分级和病人的自由选择，新加坡既保证了穷人看得起病，又保证了富人能够获得自己想要的较好的医疗条件，既维护了基本的医疗公平，又体现了一定的差别，使穷人和富人各得其所。

20 世纪 80 年代中期，医疗卫生体制改革在中国刚刚起步。新加坡医疗制度的着眼点，是建立一个人人都可以负担得起的医疗保障体系，既不让百姓因为贫穷而看不起病，又不让医疗资源因过剩而白白浪费；既要尽量少花钱，又要让百姓病有所医。这一点给廖万清留下了非常深刻的印象。

让廖万清惊讶的还有新加坡医生优厚的福利待遇——住院医生每月工资五六千新加坡币（当时约合人民币 15 000 元），很多医生还是“有房一族”“有车一族”；病人为了表示亲切，有时还会塞个红包给医生，当然，数量不多。反观廖万清，当时已是副教授职称，即将晋升教授，每月工资不过才一两百元，到新加坡探亲单程 2000 元的机票还是母亲“赞助”购买的，房子是单位分的，更别提车子了。

更让廖万清深有感触的是新加坡人对于“医生”这一职业的尊重。在陈笃生医院，当他们听说廖万清是“文革”后第一批提拔的副教授时，院方不仅赠送了一面旗帜作为留念，还为廖万清安排了病人。

要留在新加坡吗？

新加坡的生活条件远优于国内，母亲虽然改嫁了，但依然深爱着家人，克勤克俭，相夫教子，经济虽然并不宽裕，但是仍尽自己最大的努力维持家人的生活；姐姐出嫁了，有了自己的家。

面对优厚物质生活的诱惑，亲人和朋友的挽留，是选择留下，还是选择物质生活还不富裕、研究条件还并不理想的祖国呢？廖万清这样回忆当时的想法：

我的事业那时正如火如荼，事业在我的生命里是第一位的，我是这么想，也是这么做的。当时，我正在编写《真菌病学》这本书，科研工作也正在进行中，我们的中国医学真菌保藏管理中心隐球菌专业实验室刚刚起步，我的心思都扑在上面，我必须回去，那里才是我施展的舞台。是党和军队、人民培养了我，我要将我的毕生精力奉献给党、军队和人民，报答祖国，报答人民。

同为军医的爱人康善珠很理解丈夫的想法。和妻子商量后，廖万清告诉母亲，他决定回国做事业，“我的事业在中国，在上海，我要回去。虽然现在房子比较小，但是我坚信，将来房子会变大的，票子会变多的，车子也会有的。我觉得只要不愁吃、不愁穿，够用就行，不必要求太多。”

母亲劝廖万清再好好考虑，劝了几次，看廖万清态度坚决，也没有办法。三个月的探亲假时间还没到，廖万清提前二十多天就回国了。临走前，廖万清嘱托弟弟好好照顾母亲，并对母亲说：“您要是愿意在新加坡住，您就住在新加坡，姐姐和弟弟会照顾您；您要是不愿意，就马上回来。如果回国，一切由我照顾，没什么可说的。”

廖万清坦率地说，在此后的年月中，也有不少国际机构高薪聘用他，他都婉言谢绝，毅然按时回归祖国。一次到比利时参加国际学术交流，中国代表只有廖万清一人，当会场外面冉冉升起五星红旗时，他热泪盈眶，激动万分，站在国旗下照了相。廖万清说，自己当时只有一个想法："没有祖国就没有我的今天！祖国的利益高于一切！"

第十一章

第一本专著《真菌病学》

在新加坡休假的日子里，有一件事让廖万清特别牵挂，那就是他正在撰写的《真菌病学》一书。

六年前的 1980 年，廖万清打算写一本《真菌病学》的书。那一年他 42 岁，经过近 20 年的沉淀和临床实践，他的学术研究已渐入佳境。“当时没有规定期限，没人知道要写多长时间。”

彼时，结束十年浩劫，迎来改革开放，刚刚走出磨难的中国百废待兴。在社会转型的急流之中，各行各业的人们怀着迫切的心情想要回归正常的生活和工作。

工作十多年来，廖万清逐渐形成了从容于心、淡定于行的做事风格。但外表谦和安静的廖万清，其实骨子里一直有着那么一股坚持与专注。

真菌病学并不是廖万清最初的研究方向，但他对真菌病学很早就展现出了浓厚的兴趣。1978 年，一位同事的工作调动给廖万清带来了机会。在同事被调往第一军医大学任职后，科主任安排廖万清接手同事留下的空缺职位。他决定抓住这个机会，从此正式踏上了真菌病研究的道路。

一、国内第一本真菌病学专著

20 世纪 80 年代国内真菌病学领域的状况，用“孤陋寡闻”来形容，并不为过。除了部分零散的论文、讲义和屈指可数的几本国外著作，市面上很难寻找到有关真菌病学术书籍的踪影。医学教科书基本仰赖欧美日以及前苏联等医学先进国家，可以说是百废待兴。

尽管接触真菌病学的时间不长，但通过一些专业文献和在临床工作中的观察，廖万清敏锐地察觉到，深部真菌病在世界范围内不断增多，明显表现出三个特点：一是致病的严重性，二是表现形式复杂多样，三是不断有新的条件致病菌种出现。许多以往认为非致病性的“污染真菌”，现在都有致病的可能。

作为学术科研工作中的“有心人”，善于归纳总结的廖万清在这方面积累了不少资料，他觉得有必要将心得体会和国内的同行们分享，因此萌发了编写一本高质量真菌病学专著的想法。专著既可以供皮肤科及临床各科医师、真菌实验室、检验科和病理科工作人员在实际工作中应用，也可以让大专院校的微生物学工作者在教学、科研工作中参考。因此，《真菌病学》一书的诞生，既契合时代大背景，也呼应那个时代的需求。

“没有人让我这样做，完全是出于内心的渴望。”廖万清这样描述当时的想法。

从1980年到1983年这三年多的时间里，积累工作始终在不间断地进行着。除了搜集资料、查阅文献，廖万清还联系了第二军医大学、中国医学科学院、复旦大学等从事临床真菌病学、免疫学、微生物学、电镜学工作的专家和教授，打算同他们一起合作编写。根据每位专家自己最擅长的领域，廖万清对各人的工作进行了分工——吴绍熙对真菌发展历史比较熟悉，这一章就由他来完成；真菌分类学是张纪忠教授最拿手的，他就专门写真菌分类；还有一些新发现的菌种，基本采取了“谁发现谁编写”的原则。

1982年上半年，人民卫生出版社编审、领导小组成员高间来到上海第二军医大学了解图书出版情况，廖万清将《真菌病学》一书的编写提纲交给高间。9月，廖万清收到了高间和人民卫生出版社临床医学编辑室主任王兵的来信。

廖万清同志：

你们联合编写的《实用真菌病学》一书提纲，经研究同意列入我社选题计划。……并希望先拿出样稿及有关插图，及时寄来一阅，以便了解情况，交换意见。

此致

敬礼

人民卫生出版社，编辑部

1982.9.29

提纲得到人民卫生出版社临床医学编辑室的肯定，这让廖万清大受鼓舞。他加紧编写“隐球菌病”这一章的内容，并组织所有编者在上海碰头，召开了一次编前会。在会上，作为主编，廖万清规定了每个章节的统一格式：按照病因、病原、病理、诊断、治疗的顺序编写。他还拿出了自己先前写好的“隐球菌病”一章的样稿，分发给每位作者，供他们参考。

正式编写工作开始后，廖万清信心十足，他计划在五年之内完成这本书的编写工作。

为了让这本书展现出“中国特色”，廖万清经常利用休息时间到手术室观察手术，把手术中切下来的标本拍成照片——相机是1968年他结婚时姐姐从新加坡带来的结婚礼物，日本进口。得到标本后，廖万清立刻冲回实验室对标本进行分离鉴定，晚上回到家对照图像仔细地研究分析。

通过鉴定和分析，廖万清纠正了很多科研工作者以往的错误观点。比如组织胞浆菌，以往人们认为该病在我国属于输入型感染的。但廖万清发现这种观点并不能站住脚——以组织胞浆菌菌素皮试进行的流行病学调查证实，我国存在区域性组织胞浆菌病流行。在对现有病例进行检索统计后，廖万清发现中国报道的300例有较为完整临床资料的组织胞浆菌病患者中，有178例明确为本土感染，75%的病例发生在长江流域的9个省市。温暖、潮湿、含氮量高的土壤是组织胞浆菌偏爱的生长环境。

写书的工作繁琐而枯燥。廖万清过起了清教徒式的生活——每天很早起床，除了门诊、做实验，一天中的绝大多数时间都闷在办公室写书。有时过度聚精会神，眼睛会很疼，“像针扎一样”。碰到困难的部分，有时候几天也写不出多少字。廖万清觉得自己就像是电影《李时珍》里的人物，在经历一个漫长的而没有尽头的采药工作，“写书的时候看着窗外的楼房一天天建上去，我就在想我这速度怎么上不来？”

但在廖万清的夫人康善珠看来，他们的速度已经够惊人的了。她经常去廖万清的办公室，发现他默不做声地写着，满屋子的书和资料堆得都快把人埋起来了。她从不敢打扰他，因为有一次她拍了一下廖万清的肩膀，结果他像触了电一样抖了几下，“太专注了”。

即便是在新加坡探亲期间，廖万清依然会抽空写书。邻居们不知道的是，这个喜欢在院子里边溜达边思考的中年人即将完成中国第一部真菌病方面的专著。

在廖万清看来，这本书最大的特点在于理论与实际紧密结合，新的技术方法和临床紧密结合，具有十足的“中国特色”，特别是载入了我国发现的新致病菌种，在我国出现的各种浅部与深部真菌病，以及我国创造的防治真菌病的独特方法。“书中的图片全部是使用我国病例和资料拍摄的，彩图精致，涉及真菌病的各个方面”。

在医学的世界里，有时候倾尽全力的付出并不意味着水到渠成的收获。对于自我的无限苛求、外界从未减少分毫的期待，廖万清却信心满满，“我心里有底，我写东西的质量我知道。”

1989年，廖万清84万字的专著《真菌病学》完成并正式出版。《真菌病学》介绍了当时我国真菌病学研究的现状及其主要进展，并介绍了真菌生物学、免疫学、超微结构、组织病理学等新的理论；在真菌病中重点阐述了深部真菌病及条件致病菌引起的各种疾病。专著中还载入了我国已经出现的各种深部和浅部真菌病，器官移植病人、烧伤病人的真菌感染，变态反应性疾病和真菌毒素中毒症及其防治等内容。除此之外，国外已出现、而国内尚未发现的一些真菌病，放线菌病、红癣、腋毛菌病等内容也被囊括其中。全书附有彩色照片295张，电镜照片及X线照片31张。

尽管每本75元的定价在当时看来绝对算不上不便宜，但这本书问世后立刻引发了抢购热潮。“当时基本上可以说是大家都等着书的出版，刚上市一下就卖完了”，廖万清说。其实，这样的定价基本上只是跟成本持平，因为出于质量和读者观感的考量，全书中插入了非常多的彩色照片，印刷精良，这也造就了一本不可多得的好书。

《真菌病学》出版后，国外某家公司不知从何处听到了消息，他们出价30万比利时法郎，想买断出版权，将这本书放到国外出版。出版社原本已经准备同意了，结果一算，30万比利时法郎并没有多少钱，就没有同意。

实际上，在这本书的出版过程中，经济利益并不在重点考虑之列，很大一部分书最后都是公家贴本卖给了医院及其他科研单位，供学生、医生等阅读。

1990年，第四届“中国图书奖”评比在北京举行。该奖项是在中宣部、新闻出版总署的指导下，由中国图书评论学会承办的全国性、综合性图书奖，与“五个一工程”奖、国家图书奖并称为中国图书“三大奖”。评选条件主要依据图书的内容质量、技术指标，兼顾印刷质量、印数、装帧水平，全面综合评比，同时参考读者反馈和书评文章的评价。在这次评比中，《真菌病学》一书荣获二等奖。

《真菌病学》一书出版后，立刻受到了真菌病领域科研工作者和国内皮肤科医生们的好评。例如，上海华东医院皮肤科就表示，“1989年以来我科在临床及真菌病的科研工作中，经常应用该参考书的内容，已成为我科临床，特别是真菌室（含教学）工作中的主要工具书之一。对我科临床和真菌室的日常工作大有裨益”。

二、结识、相知，一生的朋友吴绍熙

在准备图书编写的过程中，廖万清找到了皮肤病领域一位崇敬已久的老前辈——吴绍熙共同参与编写，吴绍熙当时是中国医学科学院皮肤病研究所的副教授。两人一拍即合，白天工作晚上写书。从《真菌病学》这本书起，廖万清和吴绍熙开始了一生的合作。

廖万清和吴绍熙的相识，开始于1978年的合作。

这一年，廖万清刚进入医学真菌研究的领域。十年"文革"浩劫期间，真菌病学研究被迫停止，保藏在实验室里的病原真菌也全部被破坏致死。十几年的科研成果得到的无数宝贵资料被毁之殆尽，不仅对国家、对真菌病学研究是一场空前的灾难，也让刚刚上任的廖万清陷入了"巧妇难为无米之炊"的境地，他向南京中国医学科学院皮肤病研究所的吴绍熙发出了求救信，询问他是否能够支援一些菌种以便开展实验。没想到，吴绍熙的反馈很快就来了："没问题，你要就来拿，随便取。"

这是廖万清和吴绍熙的初次交往，吴绍熙的爽快在廖万清这里获得了第一个"加分"。

再一次"加分"，是同一年受吴绍熙邀请，和他一起前往江苏如皋县，参与头癣的调查和防治工作。

头癣尤其是黄癣在我国已经流行多年，以往限于历史条件，没有特效药物，常要到头发毛囊全部破坏、留下秃疤，才算痊愈。在如皋，群众起初对防治头癣普遍持悲观失望的态度。为了取得群众的理解和支持，除了送医送药上门外，吴绍熙和廖万清还进行了广泛深入的宣传，他们和一些农民共同编写了快板、歌曲，如“要把头癣消灭掉，清洁卫生不能少，移风易俗讲卫生，防治头癣可更好”，他们甚至还和北京科教电影制片厂合作拍摄了一部广为流传的“防治头癣”的宣传片。群众在了解了头癣的防治知识和意义后，开始积极支持和配合头癣的防治工作。以往有些农村，历年常因报名的青年患有头癣不能参军而完不成征兵任务，当治好头癣，青年都踊跃参军、升学，很多人都成为了各级骨干。

在调查的十多天时间里，两人渐渐熟识。彼时，吴绍熙在防治头癣领域已很有成就。尽管在当时的名气比廖万清大，但吴绍熙还是将防治头癣的知识耐心地教给廖万清，丝毫没有一点“架子”，同时，大家对防治头癣中出现的问题共同探讨。学识渊博、工作扎实、为人诚恳，这是吴绍熙在廖万清那里的又一个“加分项”。

廖万清曾在很多不同场合说过，“真菌病专家吴绍熙教授，他是我的良师，也是我的益友”。

在编写《真菌病学》的过程中，吴绍熙主动将收集到的病例照片提供给廖万清。冲洗照片需要一笔不小的开销，而廖万清手头并没有足够的经费，吴绍熙再一次慷慨解囊，支付了冲洗照片的好几万元。

此后，在国内外很多皮肤科会议上，都能看到廖万清和吴绍熙的身影。他们共同参加了在德国柏林举行的第 18 届世界皮肤科会议，到过新加坡、澳大利亚、美国等国家及中国香港、中国澳门地区，在会上共同交流学习。

廖万清曾说，自己从事科学研究期间，有两个人对他的影响最大，其中一位便是吴绍熙教授。“他的资格比我老，研究工作做得很深，对我的支持帮助很大。我永远不会忘记他对我的帮助，我要以我所学去教书育人、救死扶伤，回馈我的老师和社会”。

（第十一章作者：马肃平）

第十二章

勇往直前的黄金二十年

在 1980 年发现了格特隐球菌 S_{8012} 后，幸运之神似乎向廖万清打开了大门。短短二十多年的时间里，他屡有斩获，相继发现了六种新的致病真菌。他在我国首次发现了少根根霉（Rhizopus arrhizus）引起的坏疽性脓皮病，该菌种被世界人和动物真菌病学会前秘书长 Ch. De Vroey 教授、著名真菌学专家 M.A.A Schipper 等鉴定认证。廖万清在我国还首次发现和报道了“具多育现象米曲霉（Aspergillus oryzae with proliferating heads）引起肺曲霉球”“聚多曲霉（Aspergillus sydowi）引起阻塞性支气管曲霉病”“涎沫念珠菌（Candida zeylanoides）引起股癣型念珠菌病”“顶孢头孢霉（Cepholosporium acremonium）引起白毛结节病”等罕见真菌及其所致疾病，并成功治愈。他还报告了我国第一次发现的黄曲霉及构巢裸壳孢菌合并引起的肺感染。

他的这些发现将很多原来认为“不致病”的真菌划入了致病真菌，加深了医学界对真菌病的认识，也证实了国际医学真菌学专家逐渐形成的共识。

他的这些发现也为他带来了不少的奖项。整个 20 世纪 80 年代的十年，是他收获颇丰的十年，他几乎每年都会获得一个奖项，有的年份还会有不止一个奖项。

1982 年，他荣立三等功；

1983 年，他的“我国首见新型隐球菌变异菌种引起的脑膜炎”荣获军队科学技术进步二等奖（第一完成人）；

1984 年，“吡硫霉净抗真菌作用的实验研究及临床疗效观察”获军队科学技术进步三等奖（第一完成人），同年，荣立三等功；

1985 年，“光滑球拟酵母引起膀胱炎的真菌学鉴定”“束状刺盘孢引起角膜炎的真菌学鉴定”以及“构巢裸壳孢菌与黄曲霉引起肺部感染的真菌学鉴定”三项研究都获得了军队科学技术进步三等奖（均为第一完成人），同年，创建中国第一个隐球菌专业实验室；

1986 年，“真菌败血症”的研究获得军队科学技术进步三等奖（第一完成人），同年，荣立三等功；

1987年，“具多育现象米曲霉引起肺曲霉球的真菌学鉴定”获得军队科学技术进步二等奖(第一完成人)；

1989年，“我国首见四种真菌的致病性研究”荣获国家科学技术进步三等奖(第一完成人),同年，“一株多形态新型隐球菌的研究”获得军队科学技术进步三等奖(第一完成人)。

与此同时,1987年,他晋升为教授,1989年,接过了科主任的担子,带领科室发展。

进入20世纪90年代后,廖万清科研的脚步越走越稳,渐入佳境,进入了黄金时期,每年都有论文发表,并且仍然保持着高速的获奖速度。因为他在医学真菌研究领域的突出表现,1990年他被评为了国家有突出贡献的中青年专家,1991年他获得国务院政府特殊津贴。

1990年,他主编的《真菌病学》一书获得了中国图书奖二等奖(第一完成人),同年，“ELASA快速诊断隐球菌性脑膜炎及中国致病性新型隐球菌血清型的研究”获军队科学技术进步二等奖(第三完成人)；

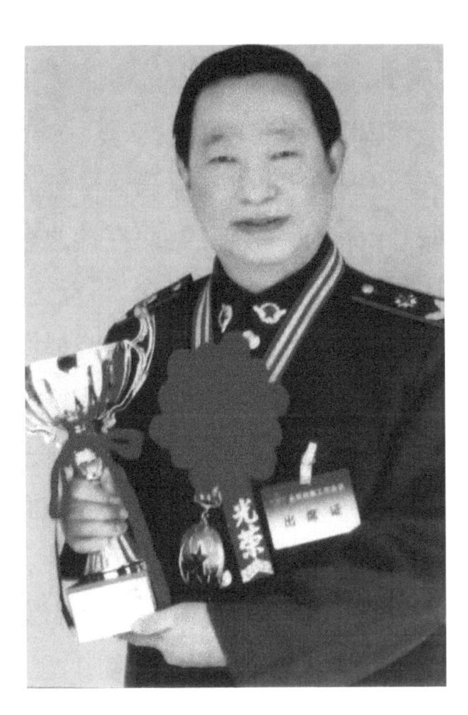

廖万清院士在“十一五”期间获军队医疗成果一等奖

1993年，“顶孢头孢霉引起的白毛结节病的研究”获得军队科学技术进步三等奖(第一完成人)；

1994年，“致病隐球菌DNA的提取及其鸟嘌呤加胞嘧啶摩尔百分含量的测定”获军队科学技术进步三等奖(第二完成人)；

1995年,因成功救治我国首例坏疽性脓皮病型少根根霉病,他被授予上海市临床医疗成果三等奖(第一完成人),同年,其“舰艇部队浅部真菌病的防治及新病原真菌研究”获军队科学技术进步三等奖

(第一完成人);

1996 年,“系统性真菌感染的实验诊断与临床研究”获得军队科学技术进步二等奖(第一完成人);

1998 年,《真菌病学》获得军队科学技术进步二等奖;

1999 年,“隐球菌性脑膜炎的诊断与治疗”获得军队医疗成果一等奖(第一完成人)。

可以说,20 世纪八九十年代,伴随着国家改革的脚步,科学的崛起,廖万清的科研事业也蒸蒸日上。

一、“看到所有的人都熟视的,想到没有人能想到的”

20 世纪 80 年代初,廖万清在 S_{8012} 后开展了另一项开创性的工作。在一例肺曲霉球病例中他发现,这种曲霉球是由具多育现象米曲霉(A.oryzae)引起的,而在他之前,根本没有人想到要去对这种病的病因探个究竟。直到现在,将近三十年过去了,提起这一发现过程,他依然为自己当年所做的事而略显激动,语气中也不自觉地流露出了些许兴奋。

那是 1984 年 5 月 24 日,一名 27 岁的男性患者因为胸透发现右肺阴影 15 个月,并伴随有咯血而住进了长征医院胸外科。

这个小伙子八年前开始在食堂工作,在夏天经常会接触发霉的蔬菜等食品,不过每年的体检胸透都没有发现任何异常。1983 年 3 月,在这一年的年度常规体检中,患者在胸透时被发现右中下肺野有片状模糊阴影。随后,病情越来越重。11 月 21 日,患者咯血 30 毫升,还伴有胸闷;第二年 5 月,患者又咯血 15 毫升,并因此入院。

患者的胸片上，显示有一个圆形的空洞，且空洞里附着有一个球形的物体，这是典型的肺曲霉球的表现。胸外科主任找来了廖万清会诊，肯定了这的确是肺曲霉球。

关于肺曲霉球当时已经有了很多报道，最好的治疗方法是手术切除，而且通常手术切除后就算结束了，以至于医学界一直不知道这是何种菌所引起的。但廖万清的想法跟别人不一样，他想弄清楚肺曲霉球的致病菌究竟是什么。这不禁令人想起一句话——维生素C的发现者、1932年诺贝尔奖得主Albert Szent-Gyorgyi曾说的："看到所有的人都熟视的，想到没有人能想到的"（to see what everyone else has seen and think what no one else has thought before）。廖万清此时的行为正是这句话的写照。因为这种与众不同的想法，廖万清跟胸外科的主任说："你开刀的时候我来取标本。"主任同意了。

1984年6月4日，医生为患者进行了右下肺叶切除术，廖万清跟着手术医生进了手术室。如果他不亲自进手术室取标本的话，切下来的病变将会被冷冻、送到病理科做组织切片、并用福尔马林固定，标本中的真菌就会被杀死，也就无从得知究竟是哪一个菌种引起的疾病。

眼看着主刀医生打开了病人的胸部，切下了病肺，廖万清得到了切下来的标本。他先是拍照，留存第一手资料，然后他马上开始处理标本。培养基是他在取标本前就早准备好的，这是他的一贯做法，他向来都是想好了就立刻准备好实验材料，这次也不例外。在用七种培养基培养的同时，他马不停蹄地进行分离鉴定、显微镜下观察。患者出院后仍继续实验，进行了几个月，在这期间，他常常顾不上吃饭，做梦都是做实验、查文献，但在艰苦的研究过程中他一直保持着亢奋的精神，即使不吃不喝也很开心。经过紧张的实验后，廖万清发现这种菌竟是一种从未被报道过的菌种。

显微镜下，被放大了无数倍的病原菌呈现出了一种极其不寻常的外观——在一个菌体上，长有不止一个"头"，在真菌学上这被称为"多育"现象。这是什么？其他的实验均表明，这种病原菌是米曲霉，然而这外观却跟普通的米曲霉完全不一样。当时的学术界普遍认为米曲霉没有多育现象，如果实验结果没错的话，廖万清的发现将颠覆这一观点。

怀着激动又忐忑的心情，廖万清把标本寄到了中国科学院微生物研究所的齐祖同研究员那里，请他帮忙鉴定。齐祖同证实了廖万清的观察结果，这是一种具有多育现象的米曲霉。齐祖同先生可以说一生都致力于曲霉的研究，并在前中国植物学会真菌学会(今中国菌物学会)担任了多届的常务理事，他的确定给廖万清吃下了定心丸，明确了这的确是一种新的曲霉。

米曲霉是一种酿造用菌，用于制酱、酱油，或用于发酵食品，在廖万清之前，没有文献报道过这种菌能引起肺曲霉球。当时，被认为引起肺曲霉病的主要是黑曲霉、烟曲霉、构巢曲霉、灰绿曲霉和阿姆斯特丹曲霉，廖万清的发现拓展了学界对肺曲霉球病原菌的认知。而且一般认为米曲霉无多育现象，但经过廖万清的研究，证明了引起这例肺曲霉球的病原菌是具有多育现象的米曲霉。

得出了正确的诊断后，廖万清给予了恰当的治疗，他在患者切除了部分病肺后，让患者服用大蒜素 40 毫克，每日三次。因为找到了病原菌，廖万清还发展出了针对性的雾化吸入疗法，有效预防了患者肺曲霉球的复发。

仅仅两周不到的时间，患者便痊愈出院。出院后，患者又继续用大蒜素一个月，随访显示，患者一切正常。

1987 年，廖万清就这一病例写成文章“具多育现象的米曲霉引起肺曲霉球的真菌学鉴定”，随后在当时非常高等的《中华医学杂志(英文版)》上发表，在国际上首次对这种菌进行了报道。

这一开创性的工作后来常被廖万清拿来教育学生：“要想获得第一手的资料，必须亲入现场。”

二、对海军战士的调查发现引起股癣的新菌种

1986年,在几名海军战士的皮癣处,廖万清发现了导致这种皮肤病的新病原菌。

当时,廖万清正在东海舰队某部调查战士们浅部真菌病的患病情况。在短短三个月的时间内,廖万清带领团队完成了对2177人的调查,结果显示,海军战士浅部真菌病的发病率明显高于普通人群,为63%,其中股癣的发病率为23%。从这些股癣患者的皮损处刮取样本,镜下检查均显示为真菌感染。对这些样本进行真菌培养后发现,有四例样本分离到了相同的未知真菌。而且,这四例患者用常规股癣治疗方法效果不佳。

此时,廖万清的隐球菌专业实验室刚建立不久,他就把这四株不常见的真菌带回了实验室进行保存,并在随后的五年里对其进行了研究鉴定。在与老师张纪忠的实验室得出相同结果后,廖万清得出了结论,这种菌为涎沫念珠菌。

涎沫念珠菌是一种条件致病菌,存在于土壤、肉类、鱼、香肠、人体、水及植物中,可引起人类的甲真菌病,并可使器官移植病人发生败血症和膝关节炎,但在当时,并未有该菌引起股癣的报道。

股癣的常见病原菌主要为毛癣菌属、小孢子菌属及表皮癣菌属,而廖万清等的这项研究发现,股癣也可以由涎沫念珠菌引起,股癣患者的鳞屑标本中,涎沫念珠菌的出现率为1.11%,并给出了治疗办法:复方酮康唑冷霜对涎沫念珠菌高度敏感。提示如果股癣患者用传统药物治疗无效,应考虑涎沫念珠菌感染的可能,改用酮康唑等敏感药

物治疗。

历经五年的研究后,1992 年“涎沫念珠菌引起股癣型念珠菌病的研究”终于成文,发表在《中华皮肤科杂志》上。

1995 年,中国微生物菌种保藏管理委员会医学真菌中心给廖万清出具了涎沫念珠菌首次发现的证明:

第二军医大学第二附属医院皮肤科从 4 例海军战士股癣患者中分离发现的真菌(CZ001~4),经形态学鉴定,生理、生化测定,DNA G+Cmol% 值测定,动物实验及自动微生物学鉴定系统(AMS)鉴定等现代真菌生物学鉴定方法鉴定,证实该菌(CZ001~4)为涎沫念珠菌[Candida zeylanoides (castellani) Langeron Guerra]。

经文献检索未见涎沫念珠菌引起股癣的报道,本项研究成果属国际上首次发现,有重要的科学价值,对医学真菌学和军事医学的发展有重要的影响和推动作用。

三、把患者利益放在首位,收获医学奇迹

在 1992 年“涎沫念珠菌”论文发表两年后,1994 年,廖万清又在国内首次报告了少根根霉引起的坏疽性脓皮病,这在国际上也属首次发现和报告。而这不单是一次致病菌种的发现,这背后还牵扯着一个病人的命运。

那是从一名 50 岁的农民身上发现的。这名男性患者一开始因为右上臂长了带状疱疹,非常疼痛,为了图省事,他没有去医院接受正规治疗,而是自己用民间土方做成了黑膏药,贴在了臂上。然而不久后,

上臂的病变加剧了，他只好到家附近的医院就诊。医生给他用了抗生素，但还是没有好转，右上臂的病变反而变得更严重了，于是他就决定找专家看看。

在长征医院，他挂了皮肤科的专家号，廖万清接诊了他。即使看过很多疑难重症病例，但这位患者的情况还是让廖万清大吃一惊。就诊时，患者的右上臂皮肤、皮下、肌肉、筋膜已经腐烂，骨头都裸露在外，非常恐怖，病人自己也剧痛难忍。更危险的是，患者右臂的一根主要供血动脉已经阻塞、坏死了，稍微一个处理不慎，都会带来灾难性的后果。

看到这么严重的病变，廖万清首先考虑病人是不是有真菌感染。他派了自己的助手——科里的进修医生葛芬取来了病人的样本。显微镜下，真菌标志性的无隔菌丝遍布视野，以廖万清多年的经验，这就标志着致病状态。在经过临床、真菌学和病理检查后，廖万清将这例患者诊断为坏疽性脓皮病，并且这是一例由少根根霉引起的坏疽性脓皮病。

为确定治疗方案，廖万清找来了外科专家会诊。因为患者腐烂的部位已经非常靠近胸壁了，而且范围很大，几乎波及了右上臂整个内侧部分，并且有一支动脉已经阻塞，所以有的外科医生主张直接截肢。但廖万清则主张应该先保手，他想得很实际：一个农民如果没有手就丧失了劳动力，他要怎么生活？这一决定得到了大多数人的支持。

达成治疗目标的共识后，廖万清他们又共同制定了治疗策略：清理创口、抗真菌药局部联合全身应用，并联合整形移植科做植皮手术。

说起来容易，做起来难。患者巨大的创口和复杂的创口环境决定了治疗过程注定是不容易的，最让人担心的是那根阻塞的供血动脉，一旦破裂，患者将大出血，性命难保。廖万清时刻担心着这例病人的情况，并派了他的得力助手——葛芬和当时的主治医生、廖万清的学生姚志荣一同负责给病人清创、换药，他们换得异常小心，常常是从中午换到下午。可喜的是，在一系列治疗措施后，短短50天左右的时间，患者原来裸露着骨头、腐烂不堪的胳膊重又变得光滑、平整，功能也恢复了正常，患者获得了痊愈。

在相关论文发表前，关于少根根霉的英文学名，廖万清还在1993年春节前夕专门写信，咨询了著名的中科院院士郑儒永，请她帮忙协助鉴定。郑儒永自1953年毕业分配至中科院真菌植病研究室后，一直从事真菌系统分类的研究，在种和种下级分类中纠正了过去长期存在的很多不合理的真菌分类、命名现象，并开创了无性型结合有性型特征的系统分类，解决了一些有争议属种的分类归属，1999年当选为中国科学院院士。

在信中，廖万清在贺年的同时，还把这例坏疽性脓皮病患者的情况详细记录了下来。接到廖万清这封洋洋洒洒长达十多页的信后，郑儒永院士也认真地进行了思考和查阅文献，最终给了廖万清建议，认为这例患者感染的少根根霉的英文学名应为Rhizopus arrhizus。在她回给廖万清的信中，这样写道：

廖主任：

非常感谢您寄赠的贺年卡以及在信中详细告知的病人情况。

关于C2816的学名问题，Rhizopus oryzae Went & Prinsen Geerligs与Rhizopus arrhizus Fischer为同物异名，即有着不同名字的相同的菌。前者发表于1895年，后者发表于1892年，因此，按照国际植物命名法规，Rhizopus oryzae应为R. arrhizus的异名，而R. arrhizus才是合法的正确名称。Schipper也认为R. oryzae与R. arrhizus为同物异名（见她发表于Stud. Mycol. 25:1-19. 1984. 的文章）。

在这样的情况下，廖万清慎重地在其文章中使用了Rhizopus arrhizus这个英文名字。也使得以后的各种报道中，少根根霉的后面都跟着这一英文名称。

还是在1993年，著名比利时真菌病专家、前世界人和动物真菌病学会（ISHAM）秘书长 De Vroey 教授通过与标准株进行比较给出的鉴定结论证实了廖万清的研究——这的确是少根根霉。De Vroey 教授在给廖万清的信中写道：

We are currently comparing your isolate with reference strains. It seems close related/almost identical with Rhizopus oryzae.（我们最近将你分离得到的菌株与标准株进行了比较，它与 Rhizopus oryzae 非常相似，几乎完全一样。）

廖万清还找到了郑儒永信中所提到的荷兰著名真菌学专家 Dr. Schipper 对这种菌进行了鉴定，结果她的研究鉴定结果同样证实了少根根霉感染诊断的正确性。

1995 年，廖万清在 *Mycoses* 上首次报道了该病“Pyoderma gangraenosum caused by Rhizopus arrhizus”（少根根霉引起的坏疽性脓皮病）。

廖万清的这则报道引起了国际学术界的广泛关注。在随后新加坡召开的亚洲皮肤科会议上，廖万清受邀作为分组主席出席，国际同行们纷纷跟他讨论这例少根根霉脓皮病病例，并就其中的一些细节问题进行了探讨。而且，很多国家，比如澳大利亚、美国等地的医生也向廖万清发来了函件，向他索要这篇文章的复印件。

因为成功救治了我国首例坏疽性脓皮病型少根根霉病，1995 年廖万清以第一完成人的身份获得了上海市临床医疗成果三等奖。

廖万清的这一研究后来被以很多途径引用、应用。比如被中国医学科学院皮肤病研究所所著的《临床真菌病彩色图谱》所引用，并被临床和实验室所应用。

巧合的是，参与在这次“少根根霉坏疽性脓皮病”事件中的三人后来都与“院士”产生了关系：廖万清 2009 年当选院士自不必说，郑儒永后来也成了院士，而当年的进修医生葛芬则是嫁给了一位院士。

这让人不得不感叹命运的神奇，这只无形的手若干年前就让他们相遇，又让他们殊途同归。

四、艺高人胆大

进入20世纪90年代，廖万清因为对隐球菌的研究和治疗，已经较有名气了。

此时，在距离上海近千公里的河南，一名23岁的小伙子正因发烧、头痛躺在床上。他已经在几家医院看过了，都怀疑他患了隐球菌性脑膜炎。得知廖万清是这方面的专家后，小伙子的家人马上带着他来到上海，找到了长征医院。小伙子一直躺在床上起不来，家人们是抬着他进医院的。

在廖万清所在的皮肤科，科里的另一位医生接诊了这个小伙子，但他同样不能肯定小伙子患上的是否就是隐球菌性脑膜炎，于是他请了廖万清来看。

只见一个年轻的男性患者虚弱地躺在床上，双眼紧闭，面容看上去痛苦不堪，周围家属们的脸上也是一片戚容，映入廖万清眼帘的就是这样一幅情景。他马上给小伙子做了腰穿，取出脑脊液样本送到了检验科，让他们紧急化验。

几个小时后，化验科给出了报告，上面写着有"可疑真菌"。廖万清于是亲自去检验科看那"可疑真菌"，但凭多年的经验，他却觉得那不像是真菌，于是他让检验人员在样本中加入了氢氧化锂。显微镜下，原本那细胞外有一层与隐球菌类似的"膜"，但在氢氧化锂的作用下，那层膜很快就土崩瓦解了，这代表着，那根本不是隐球菌，而是白细胞。结合这例患者表现出的各种生命体征，再联系化验结果，廖万清得出了肯定的结论——患者并非罹患了隐球菌性脑膜炎。艺高人胆大的他将此前其他医生给出的诊断结果推翻了个干净。

当廖万清用坚定、不容置疑的语气把这一结论告诉患者时，患者竟一骨碌从床上爬了起来。原来，在就诊之初，这个小伙子就被医生们告之他患上的很可能是隐球菌性脑膜炎，这使他既紧张又害怕——这种病太臭名昭著了，患上它的人非死即残。强大的精神压力下，他真就卧床不起了。直到廖万清很明确地告诉他，他并非患上了隐球菌性脑膜炎，他才彻底释怀，放下了心理负担，这才从一个"重病"患者迅速恢复了过来，在不到一天的时间里，他就离开了一直躺着的床，走着出了医院。

回忆起这例"有趣"的病例，廖院士不禁莞尔，同时还不忘拿这例病人教育学生们："这个病例告诉我们，看病不是那么简单的，在身体的客观表现下还要思考病人的心理、精神情况。"他就是这样一个习惯从经验上升到理论的人。

第十三章

其他深部真菌病——白念珠菌和曲霉

1982年起，除了隐球菌，廖万清将目光又锁定了另外两种严重危害我国患者的重要深部真菌感染——白念珠菌和曲霉。

深部真菌病包括念珠菌病、隐球菌病、侵袭性曲霉病、孢子丝菌病、着色霉菌病等。其中念珠菌病、隐球菌病和侵袭性曲霉病较常见。由于艾滋病患者的增多，糖尿病、血液病、恶性肿瘤、器官移植等免疫力减低病人的增加，以及以削弱免疫为代价来延长患者生存的疗法的普遍采用，深部真菌感染多年来一直呈持续增多趋势，在很多国家都是如此。1995—2002年，美国49家医院连续七年的监测结果表明，念珠菌败血症在医院感染性败血症中居第四位，仅次于凝固酶阳性葡萄球菌、金黄色葡萄球菌和肠球菌，病死率则居首位；在欧洲，在对各种死亡病人所做的尸体解剖中发现，从1978—1982年，深部真菌感染率为2.2%~3.2%，1983—1987年深部真菌感染率为5.1%，而随后十年，其感染率高峰已达7.3%；在我国，2000年以来，条件致病性真菌感染亦呈显著上升趋势，其中念珠菌感染居首位，占败血症的第四位或第五位，侵袭性曲霉病已成为器官移植患者常见的并发症。

一、与白念珠菌病的缘起

真菌可以分为两大类，一类是丝状真菌，一类是酵母。常见的引起人类疾病的丝状真菌有霉菌、曲霉、孢子丝菌等，它们都是有菌丝的。酵母菌里面，引起人类疾病的主要有念珠菌、隐球菌等。念珠菌属有200多种菌，目前已知其中有十种左右的念珠菌可以引起人类疾病，但是最常见的就是白念珠菌——念珠菌属的一个种。它可以引起皮肤损害等疾病，例如，妇女常见的阴道念珠菌病通常就是由白念珠菌引起的。而廖万清研究白念珠菌，就是因为它所导致的疾病很常见。

20世纪70年代末，一个小孩因为心脏病在长征医院接受人工心瓣膜手术。手术由一位很有经验的老教授主刀,完成得非常好。但是手术后第三天,患儿开始发烧,还出现了胸水。那时对真菌病的认识还不足,一般都以细菌感染治疗。在大量使用抗生素后,患者还是高烧不退,并在术后十天左右发生了心包炎,再做化验,发现是白念珠菌感染。然而,当时并没有很有效的抗真菌药物,只能眼睁睁看着病人死亡。

给病人进行尸检时,廖万清看到病人的心脏、心肌、心包膜上有很多脓肿。这对廖万清是个很大的刺激,他觉得,这种病太厉害了,病人走得太可惜、太遗憾了。从此以后,他立志要研究白念珠菌,搞清楚白念珠菌的防治。

后来廖万清复习了很多文献,并进行了相关研究。他发现,大手术,比如器官移植手术,这类病人必须要对真菌感染提高警惕。大多数医生在患者手术完成以后,都会用抗生素处理病人。后来,廖万清研究指出,用抗生素处理是对的,但是同时也要注意有没有真菌感染。他由此向本院的医生号召,一旦发现抗生素无效,就赶紧送标本到他的真菌实验室来检测,而且一旦发现有真菌感染的蛛丝马迹,就要马上用足够量的抗真菌药进行治疗。他还提出,对于危重病人,不管有没有感染,都要用适当的抗真菌药口服三天,比如氟康唑等,防治真菌感染。

在采用了廖万清提出来的真菌感染防治措施后,长征医院这种病的发生率明显下降。

二、探究真菌耐药的原因

自然界存在有 270 多种念珠菌,其中能导致人类生病的以白念珠菌最为常见,它能引起鹅口疮、食管炎、腹膜炎和下尿路感染等局部组织感染，更严重的是引起播散性念珠菌病，这种疾病早期不易被诊断出来，而且治疗困难，病死率高，几乎超过半数的患者都会死亡。

20 世纪 80 年代以前，由于真菌感染发生率相对较低，所以这类药物也较少，临床可供选择的抗真菌药物的品种十分有限。再加上这些抗真菌药物的副作用较大，医生们使用起来非常谨慎，用量不大，因此抗真菌药物耐药性的产生和发展相当缓慢。那时，只有极少数真菌如部分克柔念珠菌、光滑念珠菌、葡萄牙念珠菌、白杰尔毛孢子菌对两性霉素 B 耐药。

直到 20 世纪 80 年代初，第一个生物利用度高，可以口服使用的唑类抗真菌药物——酮康唑在临床广泛使用后，不久临床上就有报道称，在长期使用酮康唑治疗念珠菌的病人中，有治疗失败，病原真菌反弹的情况。但在三唑类抗真菌剂——氟康唑问世之前，这种耐药性在临床上尚未造成严重问题。

20 世纪 80 年代后期，氟康唑开始在临床上广泛应用。由于它具有很多优点，如口服易吸收、抗真菌谱广、生物利用度高、不良反应低等，这种药物很快就取代了酮康唑，在临床上广泛应用于多种深部真菌感染的治疗。几乎就在同时，临床上出现了耐氟康唑的念珠菌，而且这类耐药株还在逐年增多。此后，又从临床分离出了对氟康唑耐药的隐球菌、曲霉菌等。

伊曲康唑在临床上应用的时间相对较短，耐药的报道相对较少。但在免疫缺陷患者中，已经分离出了耐伊曲康唑的念珠菌、烟曲霉、新生隐球菌。伊曲康唑对氟康唑耐药的念珠菌和烟曲霉也疗效甚微，说明在唑类抗真菌药物之间存在交叉耐药的可能性。

廖万清对此现象进行了深入的研究，发现白念珠菌存在严重的耐药和交叉耐药现象，并找出了其耐药的原因——与 CDR1 基因高表达有关。

由于念珠菌对唑类药耐药导致的治疗失败越来越常见，廖万清呼吁："认清这一问题的严重性，弄清其耐药机制，研究和改进治疗方法已成为当务之急。”忧心忡忡的他还专门就真菌耐药的现状进行了回顾和分析，并且提出了一系列应对措施：

1. 建立标准化抗真菌药物敏感试验；
2. 研究真菌耐药机制；
3. 研发抗真菌药物：老药新剂型、运用新技术（如上海第二军医大学药学院建立的一套集分子设计、化学合成和分子筛选三大系统为一体的抗真菌药物的创新设计体系）研制新药；
4. 联合用药等。

他还根据未来的技术发展趋势，展望了未来的药物研究方向：

今后新型抗真菌药物的研究方向应致力于探索具有新作用机制或作用靶位的抗真菌抗生素与抗真菌药，深入研究各类药物与靶点的作用机制，同时应将真菌基因组学、分子模拟技术和组合化学技术等新方法、新技术应用于抗真菌药物研究，努力寻求作用于多个靶位的药物或者多种药物联合应用以开发出新一代高效、广谱、低毒的抗真菌药物。

三、研究系统性真菌病

从1982年起，廖万清将研究领域拓展至了各类高危人群致病真菌的防治研究。历经13载的研究，廖万清对系统性真菌病的病原学、发病因素、实验诊断以及临床防治进行了深入、系统的研究。明确了我国肾移植、烧伤、放射病等高危人群真菌带菌谱，并确定其中又以念珠菌和曲霉为主。

他采用了先进的现代真菌分类学分离并多途径监测、分子生物学、免疫学方法和技术研究了不同人群（主要是肾移植、烧伤和急性放射损伤患者）真菌带菌与感染的关系，并对系统性真菌感染的预防与治疗进行了深入的研究，建立了PCR和ABC-ELISA实验诊断方法，在国内首先应用PCR检测白念珠菌、首次建立ABC-ELISA检测曲霉多糖抗原。

研究过程中，廖万清又有了数个新的发现。20世纪80年代中期，他发现了肺曲霉球的一种致病菌——具多育现象米曲霉，而此前医生们只知道用手术切除肺曲霉球，并不知道导致这种疾病的具体菌种。20世纪90年代初，廖万清将氟康唑引入了念珠菌病的治疗。一直到今天，即使很多新药陆续出现，但氟康唑仍然以其较好的疗效和较低的价格，在抗念珠菌病药物市场上占据了一席之地。不久后，他又发现了非常罕见的少根根霉引起的坏疽性脓皮病，引起了国际医学真菌领域专业人员的广泛兴趣，其治愈过程也广受赞誉。

廖万清对系统性真菌感染诊断与临床治疗的研究应用于临床后，得到了很好的反响。上海市第一肺科医院肺内科于1994年开始与廖万清所在的长征医院皮肤科真菌研究室合作，在按照廖万清的经验给予肺部白念珠菌感染患者以氟康唑注射液治疗后，60%的患者痊愈，总有效率达93%，并且没有发生严重的毒副反应。

上海华山医院传染科在研究了廖万清的结果后表示：对可疑病人采用常规方法检查和PCR及ABC-ELISA方法检测对照，显示PCR方法及ABC-ELISA方法检测灵敏，特异性强，快捷简便，有利于早期诊断。在采用国产氟康唑治疗后，念珠菌病治愈率为62.5%，有效率为87.5%。

上海市第一人民医院皮肤科的朱光斗主任在1995年11月给出的评价中写道：

“本项目主要技术指标达到国际同类先进水平、方法先进、内容丰富、创新。该成果意义重大，对降低系统性真菌病的发病率与死亡率、减少系统性真菌感染的危害，提高我国系统性真菌病的防治水平，具有重大的理论与应用价值，值得推广应用。

希望扩大临床、进一步推广应用。”

时任第一军医大学附属南方医院皮肤科主任的谭仲楷教授也在廖万清实验完成后的1995年给出了高度评价：

“整个研究过程具有科学性和创造性，首先在国内应用了一些先进的检验方法和新药，取得了宝贵经验。

本研究成果对于今后在平、战时系统真菌感染的防治有重大意义。”

检验医学专家、中国人民解放军总医院全军医学检验质量控制中心主任、中国人民解放军总医院（北京301医院）检验科原主任丛玉隆教授评价道：

“系统性真菌感染是重症病人的严重并发症之一，此课题的研究具有重要的临床意义。

作者建立的PCR方法检测白念珠菌、ABC-ELISA法检测血清曲霉多糖抗原为国内领先。其各项技术指标符合临床要求，有助于早期诊断。有先进性、创新性。该方法应进一步推广。”

1996年，廖万清因为对系统性真菌感染的实验诊断与临床研究获得了军队科学技术进步二等奖（第一完成人）。

此后，廖万清继续着对深部真菌病的基础及临床研究。2008年，他的重要深部真菌病发病机理及临床诊治项目获得了上海市科学技术进步二等奖（第一完成人）。

因为在深部真菌病领域的杰出成就,他多次被任命为相关会议的主席或副主席。如第二届全国深部真菌感染学术会议,长征医院皮肤科就是承办单位,廖万清则被任命为大会主席。紧接着,第三届全国深部真菌感染学术会议,他又受邀作为副主席参会。

第十四章

为抗真菌药物研究添砖加瓦

廖万清在国内最先采用两性霉素B脂质体治疗由烟曲霉和黄曲霉引起的侵袭性肺曲霉病，也是国内最早应用氟康唑治疗放射病患者系统性真菌感染的。此外他还为抗真菌药物的研发和疗效确定，以及耐药机制的研究做出了贡献。

在早期，20世纪80年代，廖万清研究的药物主要来自他们学校——第二军医大学药学系合成或改造的药物，比如吡硫霉净和肟康唑，研究它们的抑菌作用，以及观察它们治疗皮肤癣菌病的疗效。在此后的系列研究中他发现，伊曲康唑与两性霉素B联用、伊曲康唑与氟胞嘧啶联用，85%以上有相加或协同作用，为临床治疗和新药研究提供了科学依据。

20世纪90年代，他在抢救放射病系统性真菌感染患者时，从国外引入了一种新药，而后参与了该药在中国上市前的临床试验。后来，他不再满足于观察已有药物的疗效，而开始研制药物，由此出现了S_{1123}（烧伤创面抗真菌的外用药）、复方萘替芬以及复方酮康唑，也成就了一个品牌——康王，和一家市值过亿的公司——滇虹药业。

一、上海"6.25" ^{60}Co源辐射事故病人救治中应用最新药物

1990年6月25日，上海某大学放射医学研究室在早上9点到9点40分发生了辐射事故。7名工作人员先后误入照射室，在约40分钟的时间内，陆续进出照射室搬运已经辐照过的水晶玻璃、中成药箱和化妆品原料桶。全身受到不同程度、大剂量、高剂量率的急性外照射。

事故发生后20分钟内，先是2人出现了没力气、头晕、恶心、呕吐

等症状，在事故发生 2 小时内，这几人呕吐了多次。7 人立即被送往长海医院和长征医院紧急诊治。在 7 人名字中各取一字，他们被医生们简称为“市、万、龙、俊、武、给、军”。他们中发生了 2 例极重度、2 例重度和 3 例中度骨髓型急性放射病，病情非常危急，病人面临着死亡的威胁。

总后首长指示：不惜一切代价，用最好的药，派最好的医生抢救。两大医院马上派出了最精锐的医生，联合军事医学科学院的专家成立了抢救小组，他们肩负着力挽狂澜，保住病人生命的使命。廖万清当时已经是一名出色的真菌病学专家了，负责监控病人真菌感染的情况。

这 7 例病人由于在短时间内受到了大剂量的辐射，骨髓造血功能遭到了严重的破坏，白细胞相当低，机体各方面的免疫功能极度削弱甚至消失，在治疗过程中又使用了大剂量的抗生素、激素、免疫抑制药物，并进行了骨髓移植，这些都容易引起真菌侵袭和感染。

果然，经过对患者鼻腔、咽部、痰、尿液和粪便的多次检测，廖万清发现 7 例患者无一例外都出现了真菌感染。那两例病情最重的患者“市”和“万”，在事故后第 7 天就出现了全身的系统性真菌感染，随后几天，剩下的 5 人也相继出现了真菌感染的情况。

当时抗真菌药物并不多，两性霉素 B 是最常用的药之一，但因为其副作用，这 7 名患者身体太弱了，可能承受不了，不能长期应用。廖万清心急如焚，他马上开始查文献，找解决办法，令他高兴的是，翻遍了文献，终于被他发现，一种叫氟康唑的药物对这种情况非常有效。

氟康唑是一种广谱抗真菌药，1980 年由美国的一家跨国公司研制成功。这种药物的特点是抗菌谱广、疗效高、副作用小，正是救治这几例放射病患者真菌感染所需要的药物。然而，1990 年时这种药物还没有进入中国市场，在中国根本找不到。

廖万清没有迟疑，他直接给该药在美国的生产总部发去了一份传真。这家美国公司明白了廖万清的用意后，派了他们在香港的一名经理与廖万清接洽,最终将这种药物寄给了他。

廖万清的努力换回了病人的生命,7 例真菌感染患者中,6 例病人体内真菌被清除,只有那例重症病人“市”还没等到救命的药物,就在病后第 25 天因为真菌性败血症而死在了病床上。后来,在事故发生 90 天后,另一例重症患者“万”也不治身亡,但死因并非跟“市”一样死于真菌感染,而是死于间质性肺炎、肺纤维化。廖万清成功完成了真菌监护工作,完成了使命。

此后的两年,廖万清又研究了另外十几例应用了氟康唑治疗的系统性真菌病患者,与放射病后的系统性真菌病患者一起共计 20 例,作为研究对象,更深入地探讨了这种药物的疗效,以及怎么用效果最佳。他将研究结果写成了一篇论文“氟康唑治疗系统性真菌病疗效评价”。

由于廖万清与氟康唑的这种缘分,这家美国公司在后来召开的该药的全球抑菌试验以及在中国的上市前临床试验中,也都邀请了廖万清参加,并把廖万清的实验室作为中国的试验中心之一。

二、研制新药 S_{1123}

真菌感染是烧伤病人的一种并发症,常可引起真菌败血症而导致病人死亡,是一个很严重又很棘手的问题。而烧伤创面是真菌感染发生并侵入患者机体的主要途径。廖万清由此萌生了研制高效、广谱抗真菌外用药的想法。

20 世纪 90 年代初期,廖万清联合了第二军医大学药学院有机教研室和长海医院烧伤研究中心几位志同道合的学者,共同开展了这方面的研究工作。

当时,国际上抗真菌药物的合成研究已经呈现出了较快的进展,其中最引人注目的有两类化合物，即氮唑类化合物和丙烯胺类化合物，它们都是抗菌谱广，并且在较低浓度就能抑制、杀灭真菌的化合物。这些都是廖万清想要的药物特质。于是他们这个研究小组开始了对这两种化合物的研究。

他们先是花了一年时间对丙烯胺类化合物进行结构改造，设计合成了 22 种新的抗真菌药物，同时还进行了抑菌筛选试验。结果发现，其中的一种化合物萘替芬（naftifine）对曲霉等丝状真菌的抑杀效果非常好。而氮唑类药物酮康唑（ketoconazole）对酵母类真菌的抑制作用比萘替芬好。这种现象令他们产生了一个想法：把这两种药物进行优化组合，在疗效上互为补充。由此产生了 S_{1123}，即复方萘替芬。为了使用起来更为方便，他们将其制成了喷雾剂型。

并且这项研究还采用了双盲随机对照的试验设计方案。这是一种严格评价治疗方案的试验方法。现代循证医学将临床研究证据按质量和可靠程度划分为数个等级：依次以荟萃分析、随机对照研究（randomized controlled trial，RCT）、队列研究、病例对照研究、个案报道、动物研究及体外实验降序排列。可见，循证医学将 RCT 尊为金标准模式。而双盲 RCT 又是其中一种更严格的研究形式，即使是科技有了飞跃式发展的今天，也仍有不少医生不知道如何开展双盲 RCT。由此可以看出，早在 20 世纪 90 年代就开展了这样研究的人，其眼光是如此具有前瞻性。

历经 3 年的研究，廖万清等的这项研究在 20 世纪 90 年代中期终于得出了高质量的证据，研究表明，S_{1123} 对主要致病菌曲霉菌的最低抑菌浓度为 0.156~0.250μg/μl，明显低于萘替芬或酮康唑单独使用，说明其联合用药抗真菌作用较强。更令人值得骄傲的是，S_{1123} 的配方组成——萘替芬和酮康唑这两种药物以 7∶3 的比例组成复方制剂，在国内外均为首创。

三、从传统中草药宝库中寻找灵感

从20世纪20年代开始,人们便开始从中药中寻找高效低毒的抗真菌中药,至20世纪60年代已成功地筛选出许多具有抗真菌活性的中药。特别是进入20世纪90年代后,抗真菌中药的研究已经有了长足的进步,比如,开展了中药抗真菌作用的有效成分研究、中药联合应用的抗真菌作用研究、抗真菌作用的复方研究、中药抗真菌的作用机理研究等。廖万清同样也寄希望于从我国传统的中草药宝库中找到副作用小、价格低廉、不容易产生耐药性的抗真菌药物。为此,他开始着手从有抗真菌活性的中药中提取有效成分。

迄今为止,人们已发现300余种中药具有抗真菌活性。最早,抗真菌中药的研究主要通过用水煎煮或只是对粗提取物进行实验。由于中药水煎剂和粗提取物中含有非常多的化学成分,其中的抗真菌有效成分的含量就相对较少,既影响深入的研究,又在临床上取得不了理想疗效,因为难以达到有效浓度。正因为这样的原因,廖万清将研究的重点放在了从已发现的具有抗真菌作用的中药中提取有效成分,并应用有效成分进行抗真菌研究。

于是,2005年,廖万清申请了灵芝孢子破壁提取液延缓皮肤衰老的研究项目;3年后的2008年,他又申请了何首乌提取物抗皮肤衰老及相关基因表达的研究项目;紧接着2009年,他又申请了银杏叶提取物抗皮肤衰老及相关基因表达的研究项目。

他首次发现刺蒺藜中的皂苷类抗真菌成分影响真菌麦角甾醇的生物合成;黄芩素可诱导白念珠菌凋亡,并具有协同氟康唑抗耐药白念珠菌的作用。

他还指出了抗真菌中药的未来研究方向(见文章“医学真菌学研究进展”):

对已确定化学结构的中药抗真菌有效成分,应根据其抗真菌结构特点,探索合成其衍生物,寻找新的高效低毒的抗真菌药物。

开展中药对抗真菌抗生素和化学合成药物减毒增效作用研究有广阔的前景。目前应用到临床的抗真菌抗生素和化学合成药物种类较少,且多因毒副作用较大,患者较难耐受等原因在临床应用受到限制。研究证明,一些中药能调整机体状态,增强对某些抗生素和化学合成药物毒副作用的耐受性、降低其毒性或(和)增强药物的作用,如许多中药对抗肿瘤化疗药物及物理射线有减毒增效效应。但至今未见中药对抗真菌抗生素和化学合成药物减毒的研究报道,用中药对其增效的研究也极少。今后应开展这方面研究,寻找对毒副作用较大的抗真菌抗生素和化学合成药物具有减毒增效作用的中药,利用抗生素和化学合成药物抗真菌活性强的优点,同时用中药降低其毒副作用或(和)增强其疗效。

此外,对抗真菌中药机理研究应更深入、细致。研究和探索抗真菌中药的作用机理,将有助于指导这类药物的合理使用,并为发现和研制更理想的抗真菌药物提供有益的线索和理论依据。由于真菌本身是一复杂的有机体,对中药活性成分的反应可能是复杂的且多方面的。因此,对中药抗真菌机理的研究,不应停留在电镜观察细胞超微结构变化上和对真菌的宏观影响上,应深入细致地探讨中药活性成分是如何作用于这些细胞结构而使其发生改变,特别是对胞壁、胞膜主要成分生物合成关键酶的影响,开展中药抗真菌机理分子水平的研究。大部分具有抗真菌作用的中草药,对表皮癣菌的作用较强,而对酵母菌及深部真菌的作用较差。在中草药治疗真菌感染方面,仍然存在许多问题有待解决,如抗真菌中草药有效成分的提取及其作用机制的研究。另外，在临床上较少应用中草药治疗深部真菌感染的验证研究，今后可加强这方面的实验和临床研究，开发出高效、安全和低廉的内服或注射用中草药制剂。

在长期的临床工作中，廖万清发现，有些慢性皮肤病，在中药联合西药治疗下，效果相当显著，明显优于单用西药治疗。比如说湿疹，有些病人病情会拖延很长时间也无法治好，而在加上廖万清调配的中药以后，就会有极大改观。

从1990年开始，廖万清获得了两个中药专利，一个是用于治疗湿疹皮炎的一种口服液，另一个是用于祛斑、色素沉着的中药制品。因为疗效很好，受到了病人的欢迎，很多人会专程来开这两种药物。最开始，这些中药只能通过煎药、熬煮给病人喝，后来廖万清把它们都制成了产品，极大方便了患者。

四、老山战役催生复方酮康唑

2011年，廖万清在总后勤部的组织下，去了一趟云南老山——当年中越边境自卫反击战的前线。刚下完雨，阳光刺透密林，给地面铺了一层碎片般的光斑。踩着这些光斑，廖万清和同行者沿着林间小道朝深处走着。

1984年4月，老山战役集中爆发。在随后的三年时间里，中越双方为争夺边境上的老山与者阴山地区，局面一直相持不下。廖万清参与研制的复方酮康唑，也就是后来的“康王”，就诞生于这场惨烈的战役中。

老山，海拔1422米，是中国与越南边界线上一个普通的骑线点。这一地区是当时的战略要地，是越南西北部河江市通向中国云南省的咽喉，中越双方对这一地区都非常重视。老山战役期间，这里环境非常恶劣。廖万清曾进入过老山前线，眼前的一切都显示出了战争的残酷："我们的战士在执行任务时，有时候会有蚂蟥从树上掉下来，掉到战士们的身上，它是吸血的。战士们都直接拿香烟去烫它，也烫伤了自己，伤口更加容易感染。"

相比于蚊虫叮咬，潮湿的环境才是前线战士最大的噩梦。

"我们队伍里很多的战士都是从陕西的部队过去的，身体又高又壮。当时为了能在攻击敌人的同时又能躲避炮火，战士们都窝在猫耳洞里。"猫耳洞的出入口比较小，战士们不能露出脸，更不能出来引起敌方的注意。

在南方的战场上，大雨倾盆只是转眼之间的事情，阳光永远来不及将地上和山洞里的积水晒干。在猫耳洞内，一切都是潮湿的，一切都避免不了发霉的命运——衣服发霉布满绿毛，木头发霉腐烂。

猫耳洞距离敌人的阵地太近，只有50米左右的距离，时时处在敌人枪口的监视下，补充生活用水只能在大雾天或大雨天进行，仅靠人力背水不能按时运送和满足正常用水需要。因此，洞内的战士们用水十分节约，除了正常饮水外，他们舍不得单独用水刷牙；如果刷牙，他们也不用牙膏，刷完后漱口水顺势就喝下去。在极度缺水的情况下，尽管猫耳洞内空气污浊、闷热难耐；尽管战士们全身汗渍臭气熏天；尽管蚊虫叮咬奇痒难耐，战士们就是舍不得用水擦洗身体。

蹲守在闷热无比的猫耳洞里，汗水和雨水在战士身下汇成水坑。他们的身体长期浸泡在水中，长时间无法洗澡，皮肤很容易感染发炎。加之潮湿闷热的环境导致蚊虫滋生，裸露在湿热空气里的肌肤是有毒昆虫和真菌感染类疾病最美妙的温床。汗水里，细菌和真菌都在疯狂地侵蚀着战士们的肌肤。

当时战士中最常见的皮肤病就是股癣和足癣，股癣会引起股内侧及阴囊糜烂、肿痛，也就是老百姓俗称的"烂裆"；足癣会继发细菌感染，发生丹毒或蜂窝织炎。由于得不到及时的清洗和治疗，战士们的病情往往发展很快，在双侧腋窝、腹股沟、会阴等部位常会发生溃烂、流血、流脓生蛆，全身不适，行动不便。有的战士竟然只穿短裤，生怕脓、血、糜烂分泌物粘在衣服上。在闷热难耐的猫耳洞里，年轻的战士们用满腔的热血忠诚地保卫着祖国的南疆。

“战士们发着高烧仍不下火线，直到不能动才肯就医，离开战斗岗位。他们的离开，不是因为战争，而是因为恶劣的环境。”听到医疗组成员在战场上的所见所闻，身处后方的廖万清仍不禁红了眼眶。

股癣糜烂感染后是不能再参加战斗和训练的。当时，所有找军医治病的指战员中，有 52.7% 的患病干部、战士因为癣病而引起病变。这些在中越边境自卫反击战中保家卫国的英雄们，如果他们的疾病得不到彻底的医治，即便能够平安下战场，也有可能被疾病困扰一生。因此，改善战士们的癣病病情刻不容缓。

中国人民解放军总后勤部向第二军医大学下达了研发皮肤药的任务，要求在最短的时间内研发出一种强有力的皮肤病药物，使前线官兵最大限度地摆脱病痛的折磨。

回忆起当时接到任务时的场景，廖万清印象最深的是内心的焦急感。“当时的感觉是，这是前线英雄们的命，更是国家荣辱，每个人的心情都万分焦急，真是恨不得高效药立刻就能被研发出来。”

和廖万清搭挡的是时任第二军医大学药学系主任的刘丽琳。这位自大学毕业后就被分配到第二军医大学药学系的研究员，始终将研发出新药、好药作为自己的梦想。这样的向往促使她总是在教学之余抽空开展一些科研工作。即使是在“文革”期间，刘丽琳也还是在条件极为困难的情况下见缝插针地摆弄试管、试剂、烧杯和酒精炉等，进行试制合成。20 世纪 70 年代中期，她试制成了抗菌药秦皮乙素；在这之后，她又研制出了一个又一个的化合物——有快速诊断试剂异硫氰酸荧光素、有治疗白内障的药物治障宁、还有抗肿瘤的三氮烯类化合物……一个女药学家逐渐进入人们的视线。

在总后勤部的指示下，廖万清和刘丽琳都毅然放下了手头正在进行的研究工作，集中精力开始主攻前线亟须的抗真菌药物。

20世纪80年代，我国对皮肤病的研究水平相当有限，没有有效的药品治疗皮肤真菌感染引起的疾病。一些民间流传的擦拭涂剂只能起到止痒的效果，治标不治本，而且刺激性、副作用极大，反而容易埋下隐患。廖万清和刘丽琳教授临危受命，迅速带领团队投入研发，他们将目标瞄准了酮康唑。

酮康唑是20世纪70年代末比利时杨森制药公司开发研制的一种口服广谱抗真菌药，自1978年应用于临床以来，已广泛应用于浅部和深部真菌病的治疗。

作为药物合成专家，刘丽琳负责仿制出酮康唑这种化合物，而廖万清则负责研究酮康唑的临床疗效。考虑到口服酮康唑对肝脏有影响，两人决定将酮康唑做成复方制剂。深谙临床的廖万清建议，在复方中加入新霉素，这样可以在抗真菌的同时又起到预防细菌感染的作用。廖万清回忆道："我们加入了酮康唑来抗真菌，又用硫酸新霉素来抗细菌，此外加入了糖皮质激素，这样就能有效地抗炎症和杀灭真菌。"

就这样，复方酮康唑的整体组方出炉了。

药方研发出来后，中国人民解放军总后勤部立刻组织人员在第一时间将药品送往前线。研究人员按照总后勤部的指示，耐心地在战士中调查病情，发放药品。复方酮康唑快速有效的治疗效果一下子就展示出了其抗真菌的威力，有效率达到98%以上，深受前线指战员们的欢迎。于是，研究人员花了七八个月的时间，一个地区一个地区的跑，一个单位一个单位的调查、治疗。用廖万清的话说："我们把全军都查遍了，遇到皮肤病就发药，用上药就好了，保证了战斗任务的完成。"

当年，老山战役整整打了18天，士兵们没日没夜地驻守在猫耳洞中，如果没有后方医药研制员们的努力，很难想象这场战争的伤亡会增加多少。也正因为如此，复方酮康唑被战士们称为"老山英雄药"。

中越战争结束初期，复方酮康唑还只是在战士中间流传的"万能良药”。但不久之后，昆明滇虹药业(原滇虹天然药物厂)知道了这个药的存在，公司与上海宝龙药业公司签订了联合生产“复方酮康唑乳膏”的协议和补充协议后，应用了廖万清等研制的复方酮康唑软膏处方，按新药审批手续报原云南省卫生厅批准组织生产。这个原本叫做“复方酮康唑”的药膏被赋予了另一个名字，这就是后来家喻户晓的“皮康王”。

由此，皮康王从当年战场上的专用皮肤药，开始转为现代家庭必备的“万能皮肤药”。由于其出色的品质与强力的疗效，小红瓶深入人心。后来，在复方酮康唑软膏(皮康王 7 克)的基础上，又发展出了康王洗剂(复方酮康唑发用洗剂)、皮康王 10 克(复方酮康唑软膏)等药物。

如今，由复方酮康唑衍生出来的一系列产品每年能帮助数千万患者解决皮肤问题。滇虹天然药物厂也从最初只有几个工作人员的小药厂发展成为了现在员工数以千计、资产翻了不知多少倍的知名制药企业。

第十五章

到祖国的最前线去

用最好的专家服务官兵，这是军队医院服务部队的一条“铁律”。用最好的专家，为官兵送去一流的医术，这样的健康“定心丸”官兵们吃得放心。

多年来，第二军医大学为军队培养了大量优秀人才，对军队现代卫勤事业快速发展发挥了重要作用。当前，军队正处于大发展时期，军队的卫勤事业任重道远，而第二军医大学在科研和教学方面有着得天独厚的优势，学校走院校、部队合作之路，一直关心和支持军队卫生事业的发展和建设。

作为一名军医，廖万清十分重视军队真菌病的防治。“十五”期间，廖万清拿了全军课题，对部队的常见真菌致病问题做深入研究，亲自带领科研团队上岛礁。通过对东海、南海舰艇部队、陆军野战部队、空军部队、特种兵部队、海军陆战队、驻岛部队万余人进行皮肤病流行病学调查，廖万清发现军队各种浅部真菌病的患病率为29.5%~60.3%，占非战斗减员的一半多。为此，他专门制定了针对军队真菌病的防治措施，并研制了防癣鞋垫、防癣袜、防癣裤等抗菌装备及复方酮康唑霜、复方奈替芬霜等药物，显著降低了部队浅部真菌病的患病率，有效保障了战斗力。此外，针对粮食霉变引起战士的外源性变态反应性肺泡炎，廖万清及其团队还发明了专利——食品防霉保鲜剂，防止粮食霉变。在满足战士们医疗需求的同时，他也收获了种种荣誉。

迄今为止，其相关研究已获国家发明专利一项、以第一完成人获军队科学技术进步二等奖等各类成果奖 17 项，并荣获解放军总部授予的“中国人民解放军专业技术重大贡献奖”。

“作为一名军人，用我的研究成果为部队解决实际问题是我的责任”“只要有一个官兵不满意，我的工作就等于零”，这是廖万清常挂在嘴边的两句话，他也用实际行动践行着自己的诺言。

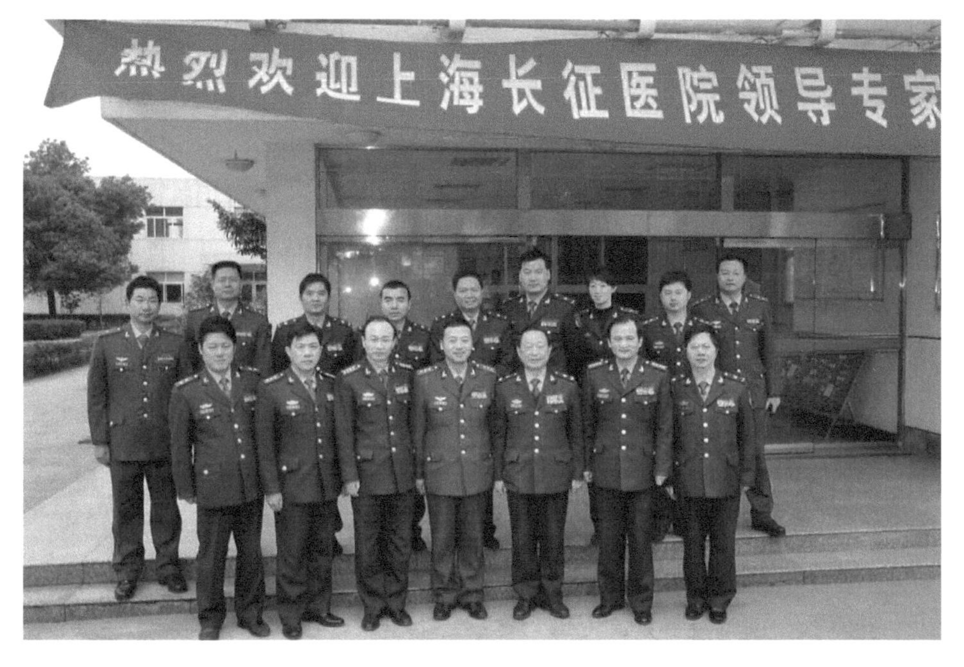

2010 年到空军巡诊(前排左三郑兴东院长、左四徐勤耕代副师长、左五廖万清院士、左六罗林副政委、左二黄森林副院长、左一王晓辉副主任)

一、云和县防治皮肤病

新中国成立后一段时期,中国一直面临着帝国主义的封锁、包围和战争的威胁。从 20 世纪 60 年代初起,随着中苏关系的破裂、恶化,中苏边境出现了紧张局势。1962 年 10 月,印度军队在中印边界东西两段向我国边防部队发动全面进攻,我边防部队被迫自卫还击。同年,盘踞在中国台湾的蒋介石集团也嗅到了可乘之机,积极厉兵秣马,企图利用大陆的暂时困难,伺机"反攻大陆"。

风声紧,雨意浓。这一系列严峻的事实,使得中国领导人不能不把国家安全放在一个非常重要的地位加以考虑,不能不高度重视国防建设和战备工作。60 年代后,这种重视的程度日益提高。中央政府决定修建一条国防公路用以应急，国防公路北起浙江省瑞安市，南至浙江省丽水市下属的景宁县。为了能让50吨重的苏联斯大林坦克通过，国防公路的险要地段由中国人民解放军铁道兵第八师部分部队支援施工建造。

1963年3月，山谷的寂静被打破，国防公路正式开始动工。铁道兵第八师部分部队（8813部队）所在的云和县境内多为山区，国防公路翻山跨河，时上时下，弯多坡陡，土石方量大，工程十分艰巨。战士们筑路主要依靠锄头加大锤，基本上没有机械设备，全靠体力劳动和手工作业，劳动强度极大。

云和县属于中亚热带季风气候，夏季炎热。筑路的战士们光着膀子，每天三班倒，挖炮眼、埋炸药，爆破之后清理土方。

工程正在紧张地进行，一天，8813部队的大批战士突然病倒，他们都出现了皮肤红肿溃疡，由淋巴到腕部起红线，甚至有阴囊肿大、难以行走等症状。红肿一旦被抓破，过一段时间就会变成一个个结节，手上、脚上、身上都有。一连几天，患者日益增多，病情严重的甚至无法继续工作，导致了严重的非战斗减员，国防公路的修建进度大受影响。

罪魁祸首很快就被找到了，是一种名叫“蠓”的昆虫导致了战士们的上述症状。这一现象引起了有关部门的注意，他们联系到第二军医大学，请求远方派医生前来调查。

接到命令，廖万清立刻赶往浙江省云和县，和他同行的还有长海医院皮肤科的主治医生陈明和陈汝庚。

（一）以身试蠓

1964年6月29日，廖万清登上了开往浙江的55次列车。列车飞驰着，望着窗外迅速飞过的树木和田野，廖万清突然想起了一个重要问题——这是第一次去部队为战士们服务，要是这次下部队完不成任务怎么办？返院后如何向首长们交代？到了部队之后该如何展开工作？在日记中，他记录了当时自己的心情：

想着想着，我便从挂包里取出了毛选第一卷，翻开“湖南农民运动考察报告”，我想当年毛主席用一个多月的时间到农村去调查农民问题，和我现在用一个多月的时间到部队去调查疾病有相似之处，看看也许可以得到一些启发。

用一个半小时看完以后，觉得这次到部队后首先要了解的问题是蠓类皮炎的严重性，即对指战员的危害性问题——先普查发病情况及蠓的活动情况，再就是要站在为部队服务的立场上看问题。

来到云和县后，为了搞清楚蠓的活动情况，廖万清拿自己做起了人体试验。他来到了昆虫聚集地——草堆，在草堆中画了个4厘米的圆圈，撩起裤腿。短短15分钟，“敌人”便向廖万清发起了攻击；半个小时后，5位“敌人”叮咬了他；一小时后，“敌人”的数量上升到了十来只。相机在团部，没办法把现场的场景照下来，只能靠笔记录，廖万清咬牙坚持，一直到双腿被叮得满是红包才离开。

蠓只有0.5毫米长，比蚊子还小。它们通常生活在水塘、沼泽、树洞、石穴的积水和荫蔽的潮湿土壤中。时值夏季，山谷常年笼罩在云雨之中，炎热潮湿的天气也成了蠓的帮凶。蠓体积虽小，不善飞，但吸起人的血来却非常凶恶。由于蠓孳生的数量大，常常成群叮咬，令战士们防不胜防。叮咬以后，狡猾的蠓绝不撒嘴，直到吸满肚子，才畅然飞去。由于其叮咬时分泌的酸性液体极具刺激性，对某些反应过敏的人来说更是奇痒难忍。

了解到蠓的活动情况和密度后，廖万清对接下来的调查工作进行了计划，将预期一个半月的调查时间分为四个阶段。第一阶段为普查阶段，主要对十三连的全体指战员进行普查、摸底，了解基本情况；第二阶段为大量登记和观察治疗阶段，此项工作要不间断地进行直到调查结束，同时开展验血；第三阶段主要完成活检、采集标本的任务，每一类型采取 1~2 个标本，共约 15 个左右；第四阶段主要是对前三阶段的工作进行总结，改进之前的不足。

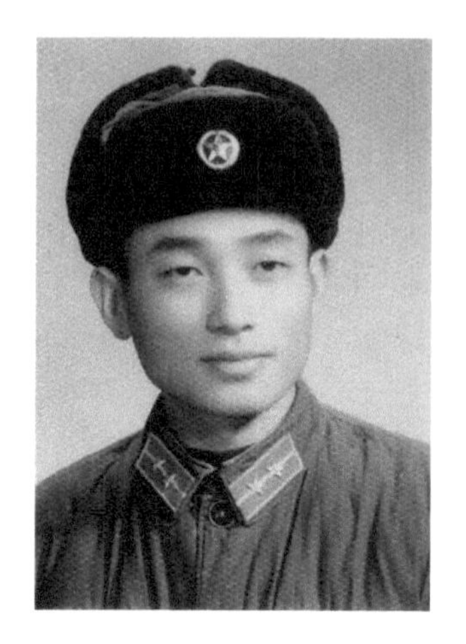

25 岁，中尉住院医师

修建公路的 8813 部队是铁道兵的一个团，有 4 个营，16 个连，还有直属连、机械连，共有 3000 余人。而卫生队有队长 1 人，指导员 1 人，军医 3 人，另有卫生员、文书等共 28 人。身为 28 人中的一员，廖万清和卫生队的其他同事们一起，负责全团驻地方圆 100 里地的卫生勤务工作。

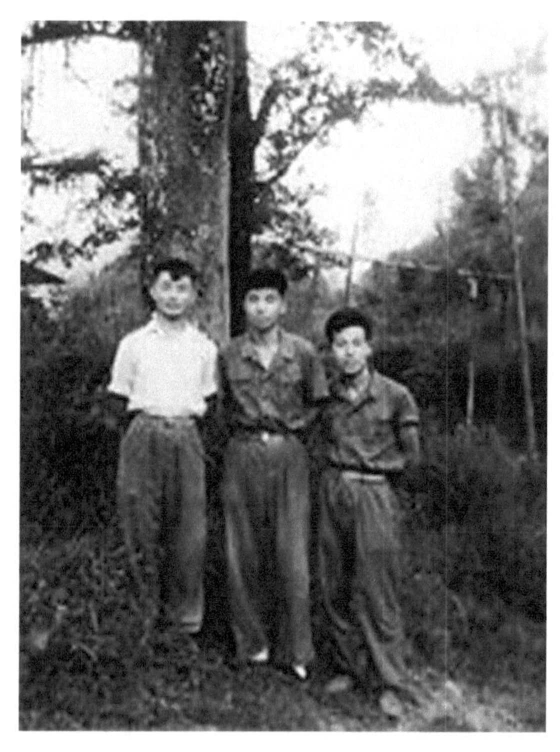

1964 年 8 月赴浙江云和县铁道兵防治蠓类皮炎与卫生所军医合影

（二）大难不死

两周的时间过去了，对 8813 部队十三连全连人员的普查工作基本完成，19 名战士已经开始接受治疗。7 月 12 日这天下午，全连人员都到三华里外的营部十六连参加毛选学习经验交流会去了，每幢房子只留下一个人看守，十三连连部就只剩下了廖万清和文书。

傍晚时分，天上开始打雷了，一小撮乌云很快就吹去了远方。廖万清把几天来的工作情况和准备开展的工作计划向陈明大夫汇报以后，被远山一半下雨闪电，一半出太阳的奇特景象所吸引，便走到住处门口，欣赏起美景来。

雨越下越大，转眼间乌云便飘到了廖万清所在的茅草房上空。茅草房漏雨，廖万清便和文书小何一起找来雨衣放在蚊帐上，找来脸盆接水。在弄好材料员的房间后，廖万清便各处检查，查完电话机旁边小杨和自己的床铺以后，便到连长指导员的床位去检查，发现指导员床顶上漏雨，他便找了一件雨衣递给文书。

文书正准备去遮盖漏雨处，突然"轰……"一声巨响，地动山摇，全屋振动，廖万清还没意识到发生了什么，就被震退了几步，只见电话机旁一条长长的火蛇闪了一下，全屋通红，接着就看见指导员床顶上起火了，"茅草屋的屋顶噼里啪啦地响，还有一股很难闻的味道"。

廖万清刚拿来脸盆准备泼水，发现电话机上方和房顶上也同时冒出了火蛇。他赶紧招呼文书小何，拿起脸盆接水去救火。水很快用完了，廖万清又跑向梯田舀水。见火势越来越大，廖万清边大喊"救火！救火！"边拿起步枪鸣枪报警。听到"起火"的喊声，附近各排看守的战士也都跑了过来，大家七手八脚地往着火点泼水。

"火势很猛，十来分钟整个茅草房就全部烧着了。"廖万清回忆。茅草结构的房屋加上风势，大火很快蔓延开来。见火势一时间无法控制，文书赶紧拉起廖万清躲到半山腰一块大石头背后。

火势越来越难以控制。"糟糕！还有东西没拿出来！"廖万清突然想起，药品、显微镜、工作日记和调查资料还在茅草屋里。药品是战士们的救星，而工作日记和资料上记录着一些宝贵的统计数据和观察发现，如果这些东西不能抢救出来，几个星期来的努力就将付之东流了。得赶紧回去抢救材料！

浓烟已经进入了房间，情急之下，廖万清拉来身旁的一名战士，两人合力将卫生员的房门踹开。正准备进门，身后不知谁喊了声："廖军医，手榴弹，快卧倒！"千钧一发之际，身旁的战士迅速将廖万清扑倒，护在自己身下。庆幸的是，除了两百发子弹，六箱手榴弹并没有爆炸。

进入房间，廖万清捧起一堆资料就向外跑，如此来回了好几次。最后一次进入房间时，剩下的资料已经开始冒烟。廖万清顾不得烫手，一把拿起资料冲出门外。山路高低不平，廖万清走得急，一不小心踩空一脚，栽了跟头，"扑通"一声，资料散了一地，人也一下子滑倒在台阶底下。刚想站起身，廖万清觉得左脚踝生疼，拉开裤腿一看，已经肿了一大片。

左腿扭伤了，左膝也酸痛，拿着拐杖还不能走路，战士便把廖万清背回去休息。连长知道廖万清摔伤后急坏了，说"把你的腿摔坏了，我可负不起这责任"，赶紧把他抬去了卫生队。得知廖万清摔伤的消息，第二军医大学领导也及时送上了慰问："廖医生，要是坚持不住，可以立刻回来！"

但想到战士们的皮肤病还没有完全治好，廖万清选择了坚持。熊熊燃烧的烈火烧去了首长和战士们的大部分衣物、财产和一部分公物，庆幸的是，因为抢救及时，药品、显微镜和工作资料等贵重物品均已抢出。而廖万清自己的物品，除了身穿的军衣军裤和胶鞋之外，其余的都已被烧坏或烧毁。

"如果当时打雷时我就站在电话机旁，后果将不堪设想。"文书安慰廖万清："大难不死，必有后福。"

事后，各单位都非常关心，大力支援，送来了衣服、被子。当晚，营卫生所的张军医就打来了电话，表示慰问，让廖万清"好好休息"，并派卫生院送来了军装。次日，张军医又亲自来到廖万清那里，帮忙洗晒药品，工作很快就得以重新开展起来。战士们也纷纷伸出援手。有的战士看到廖万清被雨水淋湿，没衣服换，就拿着衣服、胶鞋给廖万清；小江看到廖万清没有毛巾，用手巾洗脸，还送给他一条新毛巾；陈明大夫也带来了钱和胶鞋。

半夜，窗外下起了雨，潮湿的天气让他的左腿越发疼痛，只能起身服下止痛药。这是工作带给自己的困难，对他而言的最好回答就是“战斗”！腿痛可以拿着拐杖到工地上去，照样可以工作；雷火烧掉了敷料和口罩，现在又重新做起来了；没有刀柄，就用镊子当刀柄，照样好用；烧去的一小部分普查资料和工作计划可以重新再做。

在云和县的四十多天时间里，廖万清将从上海带来的皮炎止痒药膏和药水分发给战士们，并积极向战士们普及皮肤病防治知识，如尽量穿着长袖衣及鞋袜，减少皮肤外露；午睡及夜间睡觉时要放好蚊帐；白天不要在河边洗衣、洗澡，需要时可利用早晚进行。在廖万清和其他军医的共同努力下，困扰官兵们的皮肤病很快就得到了有效控制和治疗。

1964 年 8 月，廖万清有惊无险地结束了在浙江省云和县的�类皮炎调查工作，和同行的大夫返回了上海。回到长征医院，廖万清因为优异、勇敢的表现受到了部队的表彰，这出乎他的意料，也让他感动不已。

二、应对粮食霉变　研制食品防霉保鲜剂

粮食和其他食品的防霉保鲜，一直是世界上亟待解决的问题之一。据统计，全世界平均每年有 2% 的谷物由于霉变而不能食用，不

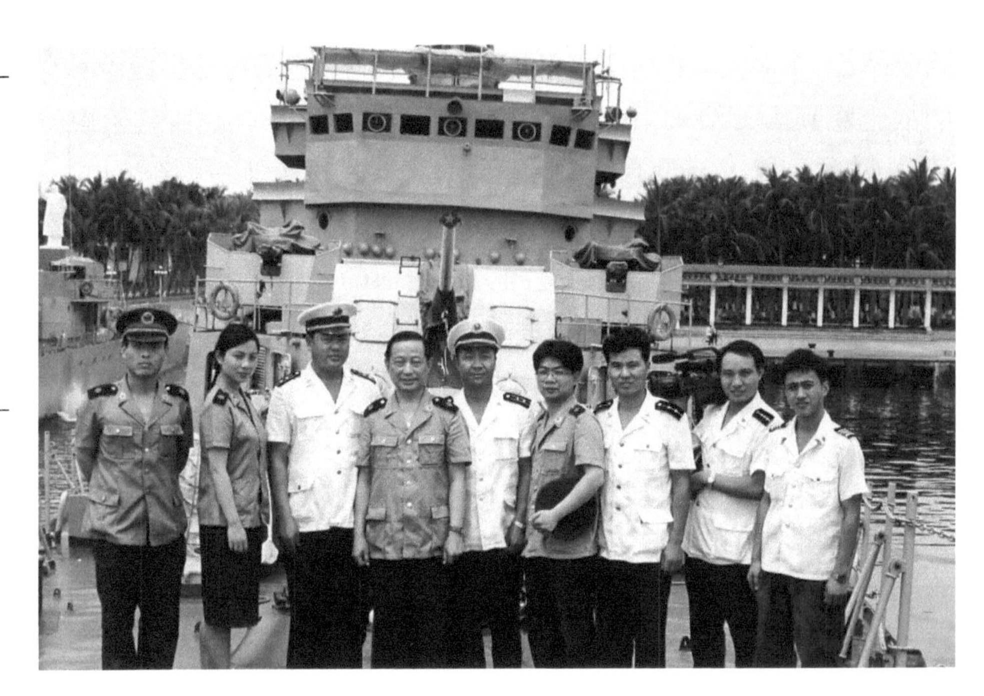

1998 年,廖万清院士率团队到南海舰队防治皮肤病与真菌病

仅造成巨大的经济损失,霉变粮食还可能导致外源性过敏性肺泡炎。真菌产生的毒素能引起人畜中毒,有些毒素甚至能使实验动物致癌。

军队粮食霉变及其致病更是我国海军在执行新时期战略任务中迫切需要解决的问题。在执行新时期战略任务时,海军舰艇部队需要在远海执勤,粮食补给周期维持在 2~3 个月以上,驻岛部队粮食补给周期更是维持在半年以上。舰艇、海岛部队所处的环境温度高、湿度大,储藏的粮食极易发生霉变。

1997 年 2 月,南海舰队一艘导弹护卫舰准备开赴南海执行国防巡逻任务,出海前,护卫舰获得了一笔宝贵的配给——5 吨优质东北大米,大米被存放在舰中部甲板下的密闭米仓中,仓内温度一般在 35~40℃。

两个多月过去了,一天,战士们突然发现米仓内的大米散发出了阵阵霉味。4 月 24 日,炊事班的 6 名炊事员下米仓搬运大米到甲板上晾晒。短短两天后,其中的 5 名炊事员就暴发了头痛、低热、胸闷、咳嗽等症状，其他直接接触到该大米或仅在过道闻到霉味、吸入霉尘的也有9人发病。

4月26日，又有8人戴着口罩下米仓搬运大米到甲板晾晒，一天过后，8人中除了佩戴防毒面具的一名战士外，其余7人全部发病。患者无一例外，全部出现了发热、头痛、乏力、胸闷、咳嗽、呕吐、四肢麻木、晕厥等症状。

护卫舰上总共有各类人员182名，霉变大米竟造成了22人发病，患病的指战员丧失了战斗力，该舰不得不提前结束海上执勤任务返航。

大米标本很快就被送到了复旦大学微生物系。霉变的大米呈灰色，少数为碎米，混有少量灰褐色碎屑，整粒大米外表可见灰黑色的霉点。靠近一闻，一股浓重的霉味让人不禁呼吸一滞。

廖万清和复旦大学微生物系的徐德强等研究人员立刻开始对霉变大米进行真菌学检查。在显微镜下，他们观察到了粗细均匀的菌丝和曲霉分生孢子。真菌鉴定显示，这些真菌中包括毛霉、球托霉、谢瓦曲霉、土曲霉及两种青霉。

研究团队经过讨论，得出结论：战士们的症状是典型的外源性变态反应性肺泡炎的症状。外源性变态反应性肺泡炎是由于吸入大量真菌孢子和菌丝而引起的呼吸道过敏反应。一旦脱离了致病环境，病情就可以逐渐好转并且自愈。

霉变粮食的致病既有突然性，又有长期性和隐蔽性。因此，舰艇、海岛部队粮食霉变情况的调查和预防，霉变粮食的致病及其救治，对维护广大指战员的健康，保证部队的战斗力，从军事医学和预防医学上保障军队新时期战略任务的实施，具有重大意义。

当时，食品防霉保鲜技术并非完全没有，但效果却不尽如人意——用蛇皮袋、麻袋或是真空包装，不仅防霉效果差，大米也非常容易陈化；辐射包装对设备的条件要求高，辐射后的食品容易产生异味，战士们对这样的食品也心存顾虑；充氮或是充二氧化碳包装，缺点是效果差，成本高；含硫脱氧剂的缺点是会逸出二氧化硫气味，不宜用于食品保存，口感较差。

20世纪80年代末，美国的专利公开了一种干燥剂配方，但这种干燥剂却不适用于我国南方潮湿的气候。

在没有我军及外军舰艇、海岛部队粮食防霉保鲜有效方法的情况下，研究高效、简便、低廉的粮食防霉保鲜方法，成为了我军"十五"期间的重要课题，这一课题落在了廖万清和他的研究团队的肩上。

廖万清和团队其他成员一次又一次地来到东海舰队、南海舰队等部队，从舰队及海岛部队贮粮仓采集大米、面粉和花生仁样品，将它们立即装入灭菌的玻璃容器中，并短时间置于4℃冰箱中后，进行菌种分离。

对菌群情况的调查表明，这些粮食中除了我国南方主要的霉腐菌种，如黄曲霉、烟曲霉、灰绿曲霉、桔青霉、米根霉、黑根霉外，大米样品中还含有较多的岛青霉、拟青霉和毕赤酵母，面粉样品中主要含有灰绿曲霉群，花生仁样品中除含有岛青霉等青霉外，还有国内首次报告的无花果曲霉。

针对这种情况，廖万清和研究团队特别研制了铁系脱氧剂（长征一号保鲜剂）和隔氧包装袋，对新鲜蛋糕和大米等进行了防霉保鲜试验，结果表明，食品保鲜剂对上述菌群，均有良好的抑制生长的功能，防霉保鲜剂的防霉保鲜效果好，一年以上依然能使大米保持良好的口味，且价格便宜、包装简便。

2001年5月，廖万清等人为食品防霉保鲜剂申请了专利。

三、防治军队真菌病

军队人多，资源相对少，由于环境特殊，特别容易发生真菌病。尤其是海军，环境更特殊。

从20世纪80年代起，廖万清带领调查小组，深入东海舰艇部队、南海舰艇部队、海军陆战队、驻岛部队等部队基层，在基层卫生人员的配合和协调下，对万余名官兵分批进行登记和皮肤病体检，对浅部真菌病患者同时进行真菌镜检和培养，根据临床表现及实验室检查作出诊断。廖万清还带领调查人员深入指战员驻地、训练场和作业仓内进行调查，采集数据和标本，了解环境和致病因素。调查发现，军队各种浅部真菌病的患病率为29.5%~60.3%，这个数字占非战斗减员的一半以上。

1998年6月和1999年12月，廖万清和研究团队两次赴东南沿海某特种兵部队进行皮肤病调查和防治。特种兵部队的驻地属于亚热带气候，驻地周围是郊区和农村，营区周围蚊虫密度极高。特种兵作业室内空间狭小，夏天地表温度高达40℃~50℃，湿度高达90%，通风、降温设备落后。作训时，战士们身穿的作训服、作训帽透气效果差，鞋、袜不易通风、吸汗；而特种兵部队所处的农村供水条件差，野外训练时，战士们往往几天不能洗澡、换洗衣服。

在调查过程中，廖万清还发现，战士们对皮肤病普遍缺乏认识，他们经常互穿袜、裤及鞋子，互用脚盆、毛巾的现象也并不少见，作训时戴手套的战士更是寥寥无几。在这样的情况下，浅部真菌病、细菌感染性皮肤病、昆虫性皮肤病等疾病的发病率居高不下。

针对这一情况，廖万清专门制定了针对军队真菌病的防治措施，并研制了防癣鞋垫、防癣袜、防癣裤等抗菌装备及复方萘替芬霜等药物，显著降低了部队浅部真菌病的患病率，有效保障了战斗力。

廖万清说："作为一名军人，用我的研究成果为部队解决实际问题是我的责任。"虽然年事已高，但他几乎每年都会下基层，来到战士们身边。2010年，在长征医院郑兴东院长的带领下，廖万清和机关、临床等12名同志组成专家医疗队，专程前往嘉兴、笕桥两部队巡回医疗。短短一天的时间，廖万清不知疲倦、全心投入，连续工作，带着对部队官兵的深厚情谊，细致认真地为官兵服务，共诊治近300人次，老军医的言行举止为年轻一代军医树立了光辉的榜样。为此，28师代副师长、总后卫生部综合局副局长徐勤耕大校还为他赋诗一首：

为空军官兵服务
——廖万清院士赞

皮界泰斗廖院士，
德技双馨望高重。
长征路上长征人，
送医送药军营行。
一线诊治不知疲，
和颜悦色战士亲。
模范榜样照后生，
涤荡尘世留万清。

——徐勤耕

2010年1月23日

2011年，在"手牵手——医疗服务海疆行"活动中，廖万清又与吴孟超院士一起，亲自率医疗队远赴海疆一线，不顾年迈，用高超的医术服务官兵，深得海军部队官兵的崇敬和感激，海军总后勤部还给他发来了感谢信：

尊敬的廖万清院士：

您写给海军吴司令员、刘政委的信已收到，海军首长非常重视，深感信中饱含着对海军建设的关心、支持和对海军官兵的深情厚谊，并嘱托我们对您致以崇高的敬意和亲切的问候！

去年，"手牵手——医疗服务海疆行"活动中，您德高望重，不顾年迈，与吴孟超院士一起亲率医疗队远赴海疆一线，用高超的医术服务官兵，用崇高的品行感染部队，充分展示了以您为代表的第二军医大学全体医务工作者崇高的品行风范！

多年来，第二军医大学为海军培养了大量优秀人才，对海军现代卫勤事业快速发展发挥了重要作用。当前，海军正处于大发展时期，海军卫勤事业任重道远，将更加倚重第二军医大学的科研和教学优势，更加需要加强走院校、部队合作之路，敬请您一如既往地关心、支持海军的发展建设。

值此新春佳节之际，谨代表海军首长和全体官兵，祝您龙年身体健康、工作顺利、阖家幸福！并请转达我们对第二军医大学领导及全体专家教授的感谢、敬意和新年祝福！

海军总后勤部

二〇一二年一月十七日

因在部队真菌病防治研究中解决了战备训练、卫勤保障等重要问题，廖万清被中国人民解放军四总部联合授予全军专业技术“重大贡献奖”“国家有突出贡献的中青年专家”，先后荣立二等功1次，三等功4次。

（第十五章作者：马肃平）

第十六章

科研标兵

纵观廖万清的整个学术生涯，你会发现，他很早就有了科研意识，从来不是一个只满足于临床诊病的“正统”医生。他似乎一直是一脚在临床，一脚在基础。

早在20世纪60年代刚参加工作时，他就有着科研的渴望，并于1965年根据临床上的病例发表了一篇报道《结节性坏死性皮炎一例报告》。后来，“文化大革命”期间，虽然受大环境所限，无法继续他皮肤科的研究工作，但他仍根据自己对皮肤系统的了解，研究了针灸下的人体经络。

“文革”结束后，20世纪70年代末，他的研究生命焕发出了青春。尽管那时他已经四十岁，不再年轻，但他的科研生命却刚刚开始。20世纪80年代开始，他在科研事业上进入了黄金时期，一个又一个的“首次发现”让人目不暇接。而这一切都归功于他对科研的觉悟，有的人也称他为“科研的有心人”。他总能在临床上发现问题，而这些后来都成了他的研究课题。而且，他善于归纳总结、善于保存样本，爱思考、爱琢磨，这些都是他科研事业得以成功的保证。

一、较真学者

廖万清对科学抱有非常严谨的态度，这一点从很多方面都能看得出来。

比如他鉴定过的菌种还要再送到其他实验室进行验证，比如他会对有疑义的学术问题追根问底，一定要得出个所以然来。

他的严谨甚至已经达到了较真的地步。一次，他在 *New England Journal of Medicine* 上看到了杜克大学医学中心 Burks 博士等的一篇论文“Oral immunotherapy for treatment of egg allergy in children”，文中称用脱敏疗法可以治疗儿童的蛋类过敏。这个论调使他感到很困惑。

要知道蛋有很多种,鸡蛋、鸭蛋、鹌鹑蛋,按照廖万清的经验,有些人对鸡蛋过敏,但对鹌鹑蛋却可以不过敏,反之亦然,而那篇论文显然没有仔细区分蛋过敏的类型。为此,廖万清和他的学生孟云芳专门就此写了一篇评论,得到了影响因子达五十多分的 *New England Journal of Medicine* 杂志的发表。

评论中写道:在 Burks 博士等的这项研究中,使用的蛋白粉来自鸡蛋。而不同鸟蛋蛋白里的蛋白质在成分组成和类型上都是很不同的。所以,文中所述的免疫治疗脱敏疗法只能限于鸡蛋过敏,而不能适用于所有的蛋类过敏。鸡蛋白粉可能对亚洲人的脱敏治疗不太适用。

这样谨慎的科研态度令人不得不赞叹。

二、临床工作中的问题即是机会

廖万清发现格特隐球菌(S_{8012})的过程看似偶然,但如果细想就知并非完全如此。当时看到这个菌的人有很多,为什么只有廖万清成为了这一菌种的发现者?要知道,当时甚至已经有专家完全否定了他的猜测,断言是污染菌。

其实,就像与他合作多年的一位学者对他的评价那样——他是科学研究中的有心人。与青霉素的发现者弗莱明一样,廖万清对看到的异常现象总是抱有一颗好奇心,刨根问底地去探索答案,并且在这条道路上走得很坚定,从不轻言放弃。

对老前辈,他一方面虚心请教学习,另一方面又不盲从,保持着自己的判断力。他觉得,很多问题需要自己不拘一格开拓创新。“创新是什么?就是要有新的发现,解决新的问题。这就要求我们必须吃得了苦,而且平时就要做个有心人,能及时发现问题,解决问题。”廖万清如是说。

就因为他这种对科学探索的好奇心以及创新精神，他在发现了隐球菌 S_{8012} 菌株后，又先后发现了 8 种新的致病真菌。这些发现都与他的临床工作息息相关，大多源于临床中的偶然。用廖万清的话说，“偶然当中存在着必然性，偶然的发现依赖于平时仔细的工作。没有功底，没有知识基础，即便看到宝也不会认识”。

研究并不是一帆风顺的，常有遇到挫折的时候。查不到文献，辛苦从事的培养、分离却一无所获……但廖万清总是说：“失败不要紧，失败是成功之母。你发现这么做不对，得不到实验要的结果，这本身也是一种发现和收获。即使在科学研究遭遇失败的时候，也一定要坚信，我们能成功。”“搞科研不能只走一条路，要寻求不同的路。更不能一辈子都跟着别人走，要善于找到自己的路。在科研的道路上想通了、成长了，你就不会孤独。”在这样理念的指导下，廖万清一次又一次地向着医学未知世界进发。而一次又一次新菌种的发现，无不验证了廖万清“临床工作中的问题即是机会”这句话。每次，当这种机会到来，他都会毫不迟疑地抓住，并立刻钻入实验室进行研究。他不愧为一名优秀的临床医学科学家——面对无法解释的临床现象和不明发病机制的时候，既能提出问题，又能借助严谨的科学方法来回答这些问题，最终推动临床医学发展。

爱因斯坦曾说过一句话：“提出一个问题往往比解决一个问题更重要，因为解决一个问题也许是数学上或实验上的技巧问题，而提出新的问题、新的可能性、从新的角度看旧问题，却需要创造性的想象力，而且标志着科学的真正进步。”显然，廖万清是那种善于在临床上提出问题的人。

三、学习、积累，走向成功

从进入真菌研究领域以来，近四十年的科研经验告诉廖万清一个道理：不断学习、不断积累，这样可以改变你的人生。

回顾四十年在医学真菌领域的打拼，廖万清这样说道：

“真菌学的发展，在中国是一个不断前进的过程。最开始，临床和基础研究是脱节的。所以搞临床的只知道临床看病，而理论基础不足，真菌是怎么回事情，大家都不知道。‘文化大革命’以后，开始注重理论与实际的结合，医学真菌学这才不断前进。现在我们的真菌学领域在亚洲、在国际上都已经有了一定的地位。

1994年以前的一些真菌学著作主要从表型学——表面的形态、宏观、微观检查对真菌进行描述，最多也就是电镜和生化、动物实验，就结束了。一直到21世纪，分子生物学蓬勃发展，真菌研究这才进入到了分子生物学、基因学研究阶段，这一领域的研究不断深入。从我们现在国内来看，国家自然基金、国家的重大专项，都是从分子生物学和基因的角度出发的，我们现在申请的基金都是这方面的。

真菌在整个自然界有160万种，但是目前被认识、被描述的只有十多万种。而致病真菌，现在全世界认识的只有400余种。还有很多新的致病菌等待我们去发现。所以，我们对真菌的认识，还远远不够，还只是认识到冰山的一角。真菌界还有很大的发展空间，还需要很多的精英来研究，来认识它。我想，作为院士，怎么办呢？一是，还要不断学习，活到老学到老，知识是无限的，三人行必有吾师，强中自有强中手，一山自有一山高。你不学习，就会落后。第二是，要互相交流，包括同行之间、跨行之间、国内国外都要交流。同行不要是冤家，要成为朋友，互相支持、互相帮助。

我最近收到一个朋友的短信，他说，比尔·盖茨说的好，在家里，老看你自己的东西，再好也只是一个家而已，你要走出去，才是看到整个世界。这跟做学问是一样的。我上次参加一个论坛，请我去讲话。我就说，你们要走出去，才能看到整个的世界。所以，不能光看一个方面，不能做井底之蛙。”

正因为他能不断地学习国内外的最新知识，所以他早在20世纪90年代中期就预见到了现代分子生物学技术将对医学真菌学研究产生不可估量的影响，引领这一领域的发展方向，并由此写下了“现代分子生物学技术在医学真菌学的研究展望”，发表于《中华皮肤科杂志》。在文中，他参考了从1988年到1994年*Journal of Clinical Microbiology*（临床微生物学杂志）、*Biotechniques*（生物技术）、*Current Genetics*（现代遗传学）等众多杂志上发表的文献，回顾并展望了应用分子生物学技术研究医学真菌所取得的成果。他从真菌超微结构、真菌分类、鉴定、流行病学、基因研究以及抗真菌药物活性测定研究等数个方面详细论证了分子生物学所带来的发展，文章的最后，他充满激情的描述了他对这一技术的信心：

“医学真菌学随着现代技术和现代医学的发展而发展，医学的研究已进入分子时代，分子生物学、分子微生物学、分子流行病学、分子药理学相继产生并不断发展，可以预见医学真菌的研究领域将不断扩大，研究层次将不断深入，分子生物学技术将对医学真菌及真菌病学的发展产生划时代的影响。”

所以，后来我们可以看到，廖万清带领的研究团队，其研究方向正是以真菌的分子生物学研究为主，并且，其麾下的原“隐球菌专业实验室”也扩大为了“上海市医学真菌分子生物学重点实验室”。

廖万清的座右铭是，即便是天才，也要学习，而且要持之以恒、坚定不移地学习、积累。在教师节里，他给学生们写下了这样的话：天道酬勤。寄托了他对这些医学真菌研究新生力量的殷切希望。

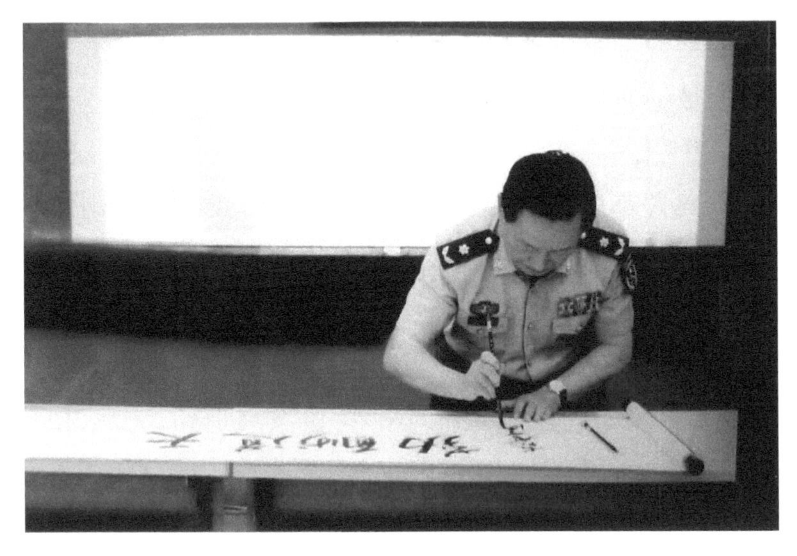

2011 年第二十七届教师节，廖万清院士为学生题字

四、不悔的真菌研究路

廖万清对科研始终保持着无与伦比的热情。

1989 年，皮肤科的老主任邵经政即将退休，谁来接替这个位子悬而未决，医院的领导们都在考虑，选谁才能给长征医院皮肤科带来更好的发展。

廖万清从来都以“服从命令、听指挥”的军人作风为傲，就像他在毕业时写下的誓言“到祖国最需要的地方”，即使工作多年他也仍抱着这一坚定的信念，这也使他从来都是一个听话的“乖宝宝”。从参军、工作以来，他从未找过领导，一次都没有。而这次，他主动找到了领导，毛遂自荐。廖万清对行政没有丝毫兴趣，让他破例的理由是他的真菌科研，他有一整套的系列科研计划，也有科研思维要落实，而要想实现他的这些想法，必须要有调动科室资源的权力，显然，科主任有这样的权力。他向院领导陈述了他的理由——他想将科室打造成一个以真菌病学为主要品牌的特色科室。

领导们被他对科研的执著和热情打动了，也被他的科室建设想法吸引了。一个科室要想达到卓越，必须要有特色，而当时以真菌病为特色的皮肤科并不多见，可以说几乎没有，建设以真菌病学为主打方向的特色科室这一想法彻底说服了医院的领导们，他们一致通过了选择廖万清为科室负责人的决议。

就这样，从 1989 年开始，廖万清担任了十年的科主任，在这十年期间，他带领科室走上了真菌病学的特色发展道路，先后开展了“一株多形态新型隐球菌的研究”“ELASA 快速诊断隐球菌性脑膜炎及中国致病性新型隐球菌血清型的研究”“顶孢头孢霉引起的白毛结节病的研究”“致病隐球菌 DNA 的提取及鸟嘌呤加胞嘧啶摩尔百分含量的测定”“舰艇部队浅部真菌病的防治及新病原真菌研究”，成功救治了我国首例坏疽性脓皮病性少根根霉病，赢得了多个奖项。

1998 年，廖万清 60 岁时，到了退休的年龄，他卸任了科主任的职务。本该在退休后回家含饴弄孙、尽享天伦之乐，但想到自己还有很多事情没做完，很多科研想法没有开展，他向组织申请愿意退居二线，让贤年轻人，但自己仍想继续临床和科研工作，所以希望延迟退休两年。

卸下了行政重担的廖万清一心扑到了临床和科研上，不是为了名利，而是他打心眼里把自己定位成了一个做学问的学者，就像他的好友兼老师陈洪铎和吴绍熙那样，他做的只是一个学者该做的事。专注于此道的他仍然收获不断，短短两年时间里，他又被授予了两个奖项：1999 年，他以第一完成人荣获军队医疗成果一等奖（隐球菌性脑膜炎的诊断与治疗）；2000 年，他又以第三完成人获得军队科技进步二等奖

(整合素在硬皮病发病中的作用)。

他申请的延迟两年退休的时限刚过,他又将数年累积的资料整理了起来,拿去申报国家奖,并于 2001 年获得了国家科学技术进步二等奖。

就连他决定要参选院士,都与他的科研事业有关,他想要使他的科研生命变得更长、更长。

就像他夫人康善珠对他的评价那样,他一辈子就喜欢搞科研,这是他的兴趣所在。

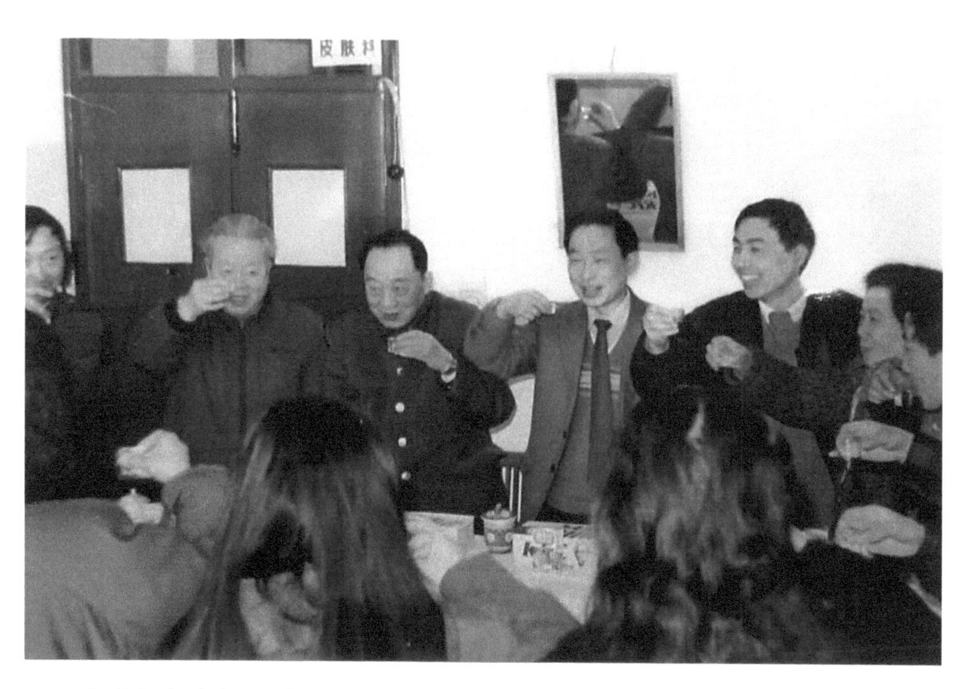

1991 年共贺春节(左三老主任邵经政教授、左四廖万清院士、左二原副主任张玉麟教授)

第十七章

创建、发展隐球菌专业实验室

廖万清的实验室经历了几个时期，雏形期、隐球菌专业实验室期和快速发展期。

如今几十年过去了，最早与他一起在实验室工作的老同事们都已经退休、离开了，实验室里的“老人”只剩下了他。他感慨地说：“我们实验室那几个老技术员还是不错的，他们走了我还挺想念的。”

廖万清当年一手一脚打拼出来的实验室现在早已大变了模样，占地范围扩大、实验设备进步、人员扩增，而且科研项目多、研究经费充裕、科研成果也突出，实力已经跃升了好几个台阶。但他仍十分谦虚：“没有医院领导的扶持和鼓励，我再有能耐也走不到今天这一步。”

现在，在实验室创始人廖万清的领导下，实验室正瞄准国际学术前沿，紧密结合人民卫生健康需要，在重要病原真菌与宿主相互作用、临床真菌病分子生物学早期快速诊断、医学真菌系统进化与菌种保藏研究等领域取得了可喜成绩。

他们承担了国家“973 计划”、卫生部科技重大专项、国家自然科学基金、军队重大项目、工程院院士咨询项目和上海市科委基金等一批重要科研任务。

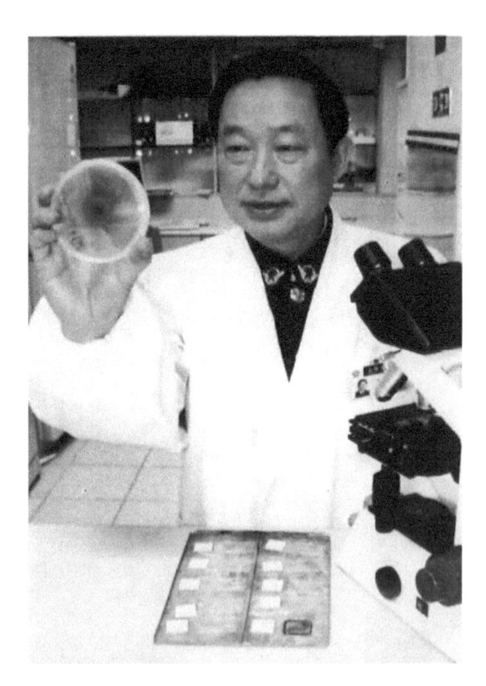

廖万清院士在实验室

通过人才引进与培养，实验室形成了一支以优秀学术带头人为核心的科研队伍，凝聚了一批具有发展潜力的中青年学术人才。

实验室还与国内外一流研究机构开展了务实高效的合作交流，承担举办了“国际医学真菌高峰论坛”。并与国内多家单位联合，实现了优势互补，建立了公共研发平台，为国内广大学者提供了研究场地。

回顾实验室每一步的发展，无不渗透着廖万清的心血。

一、挤出来的实验室——雏形期

自从廖万清1978年接过了真菌研究的接力棒，他就一直筹划着要将其做大、做强，并且对此保持着高昂的热情、抱有坚定的信心。

当时“文革”刚刚结束，科里以前保存的很多东西，比如菌种之类的都已经没有了，甚至连一间能拨给廖万清专门做真菌研究的房间都没有。他唯一的真菌研究阵地就是放在医生办公室最角落里的一台冰箱。廖万清觉得他必须改变现状，首先要做的就是为他的研究争取来空间。

他看中了门诊室旁边的一间厕所，想着可以把厕所封掉，改造成实验室。尽管那间厕所非常小，只有5平方米，但廖万清想，只要能够放冰箱，能够把实验做起来就可以。

当时，长征医院的条件相当艰苦、资源紧张，然而，廖万清那种想干点事情的真诚打动了医院领导，当他向领导提出把厕所改造成实验室的想法时，医院领导当即拍板，挤出了一间16平方米的资料室给他作实验室。

随后，廖万清又按照实验室最基础、最简单的设备配置，申请了冰箱、培养箱、孵化箱，这些都是实验室必须要有的设备，不然就没办法开展实验。就这样，廖万清开始了一个人的真菌研究之路。这间设备简陋、地方狭小的房间也就是后来“隐球菌专业实验室”的雏形。

因为刚刚进入这一领域，对一切还懵懵懂懂，廖万清急切地想补齐自己的这块“短板”，他就到了以皮肤科闻名的华山医院去边学习、边回到实验室自己摸索。

作为实验室唯一的工作人员，所有的事他都得亲力亲为，洗试管、做玻片他都会，要做组织病理，他就自己买来标本，自己手工切成极薄的片，放在载玻片上，自己染好色，做成病理片，自己在显微镜下看。虽然事必躬亲对身心是种考验，但这样全面的锻炼也使他对实验室的每一个流程、每一个细节都了如指掌。后来，实验室终于迎来了一个技术员，这也是廖万清申请了好久才要来的。

20世纪80年代初，廖万清在临床工作中遇到了那例促使他后来发现S_{8012}的病人。在他将病人的标本拿给一名老专家看时，老专家怀疑标本中的那种菌根本不是致病菌，而是一种污染菌。但廖万清相信自己的直觉，他要用证据来证实自己的观点。由此，他开展了一系列研究。研究中需要进行动物实验，这可让他没少花工夫。廖万清所属的第二军医大学当时是有动物房的，就位于五角场。但当时的交通却远不像现在这么方便，如果骑自行车从位于凤阳路上的长征医院赶到位于五角场的动物房，那一天时间就都用掉了。廖万清没有选这条浪费时间又行不通的路，他决定自己养实验用的小鼠。他一向是说干就干的人，很快，他买来了用铁丝做的老鼠笼子，让老鼠住进了简陋的“窝”里。没有养老鼠的经验，不知道给它们吃什么，廖万清就买来馒头喂给它们吃。狭小的实验室里，因为老鼠的进驻而使人无从落脚，而且空气里也蓄满了骚臭的气味，廖万清不得不把鼠笼用绳子吊在窗台上，挪到了窗外。尽管这种养实验小鼠的方法现在看来不那么正规，但在当时这是没有办法的办法，也验证了一句话“没有办法也要上”，这就是廖万清的决心。

作为长征医院皮肤科为数不多的医生之一，廖万清的临床工作非常繁重，他的动物实验就是在这种边工作、边研究的环境中开展起来的。那段日子，廖万清过得既辛苦，又充实。

由于没有科研经费，廖万清买不起那种带照相功能的显微镜，即使是长征医院当时也找不出一台这样的显微镜来，而拍照记录又是研究所必需的，他就骑着自行车，到第二军医大学的电化教研室去拍片。

那里是当时为数不多的有照相显微镜的地方，很多人都去那里使用这台显微镜，所以需要排队。每次去那里给标本玻片拍照，都会用去廖万清几乎一天的时间，不止是排队需要时间，显微镜下找好拍照的最佳视野也是个技术活。如此费力得来的珍贵的显微照片廖万清一直保存着，他的办公室搬了好几次，但这些资料都没有遗失。直到1993年，廖万清的实验室才有了一台能拍照的显微镜，而此前他一直都这样排队去拍片。

就是在那样的情况下，廖万清完成了S_{8012}的动物实验，推翻了质疑，证实了自己的观点——这种菌可以致小鼠发生脑膜炎，是病原菌而非污染菌。

二、隐球菌专业实验室的建立

1980年，廖万清发现了不同于隐球菌新生变种的另一个种——格特隐球菌S_{8012}。

对廖万清来说，在隐球菌上的研究突破是个很大的鼓舞。20世纪80年代初，国内隐球菌研究几乎还是一片空白，廖万清打算成立一个实验室，对危害严重的隐球菌病进行深入研究。

然而，就在他豪情壮志想要发展实验室的时候，却有人在旁劝他不要这么做："你看搞真菌的有几个成功的？别人都做不成，你就能行吗？"廖万清对此置若罔闻。他已经深深着迷于真菌的世界，每当遇到不知名的真菌时，都能激起他肾上腺素的加剧分泌，使他兴奋莫名，他愿意用自己的一生去探索这其中的奥秘，这是兴趣使然，而非名利驱使。

他的坚持终于得到了认可。1985年，经过原国家卫生部药政局的批准，廖万清那间16平方米的实验室成为了"隐球菌专业实验室"，隶属于第二军医大学附属上海长征医院，这也是全国唯一的中国医学真菌保藏管理中心“隐球菌专业实验室”。

1985 年 7 月 5 日原卫生部药政局的批函中是这样写的：

> 鉴于隐球菌专业实验室的条件较成熟、并在专业人员及经费来源上均有保证，拟同意第二军医大学设隐球菌专业实验室。

三、收集、保藏真菌样本

作为中国最早成立隐球菌专业实验室并开展相关真菌病研究的专家之一，廖万清深切地感到肩头责任和使命的重大。他带领课题组开始对致病隐球菌的病原学、流行病学、致病机制、诊治措施等进行系列研究。

要研究真菌，首先要有样本，也就是研究对象才行。实验室创立初期，为了寻觅真菌样本，廖万清的足迹踏遍了大江南北、边防海岛。每当到国内或出国参加交流活动，廖万清都会提出与对方交换菌种，他的学生们在国外学习时也会帮老师“要”菌种，因此收集了大量珍贵的真菌标本。有时，实在交换不到的菌种，廖万清就会去买标准株。与现在动辄上百美金的收费不同，当时通常买一个菌种只要 20 块人民币。就这样，实验室的菌种日渐充实。

怎么长期保存这些菌种呢？廖万清得知，当时的上海生化制剂研究所有一种冷冻干燥的技术，可以将菌种保存几十年。于是他就出钱请上海生化制剂研究所将他的菌种冷冻干燥起来。此后他想办法在自己的实验室也发展了这种冷冻干燥技术，并引入了沙土保藏法、生理盐水甘油等多种国际流行的菌种保藏方法，现在廖万清的实验室可以自行解决菌种保存的问题了。

关于收集、保藏这些菌种的意义，廖万清很早就有着清醒的认知：

“对这些菌种研究比较，就可以发现菌种间有没有差异、它的致病性如何、有没有变异等问题。这对临床诊治病人是非常有好处的，也为以后如何控制打下了理论基础。”

现在，这个实验室已经收集到了近2000株隐球菌等各类致病菌种，廖万清自豪地说：“现在我们实验室的致病隐球菌菌种种类是全国最全的。”这些菌株中，有来自特殊疾病，如艾滋病患者的菌株，也有来自欧、美、非等世界各国的菌株，这些国家涵盖了比利时、意大利、美国、澳大利亚、日本、非洲、荷兰、赞比亚、扎伊尔、巴西。对来自世界各地的隐球菌和我国分离的临床株进行分析发现，我国非艾滋病患者感染的新型隐球菌以A型为主，约占到了88%。

1992年11月30日的《人民日报》第1版上，高度评价了廖万清实验室的成就，以“隐球菌性脑膜炎病研究已达国际水平”为题，对他进行了报道：

我国在新生隐球菌脑膜炎的病原学基础及临床快速诊断方面的系统研究取得重大进展。

上海长征医院由廖万清教授主持的课题组在病原学研究中，首先发现了新生隐球菌的上海变种，并已获得国际真菌学界的公认。经过12年的艰苦攻关，课题组还丰富了该菌种的病原学及分类学内容，对医学真菌理论做出了新贡献。

在血清型分型研究中，这个研究室在国际上首先提出了中国乃至亚洲地区以A、B型为主，无C型血清的论据，补充了新生隐球菌血清型世界分布的地理特性，并已为国内及日本等地的学者所证实。

除了隐球菌，真菌保藏中心保藏的菌种类型还包括曲霉、念珠菌、暗色真菌、皮肤癣菌等常见及罕见的致病真菌。通过多年在全国范围内收集、鉴定和保藏各类病原真菌的临床与环境分离株，廖万清的实验室逐步建成了具有中国特色的“重要病原真菌数据库”，为我国重要病原真菌的大规模分子流行病学、生态学及系统发育学研究打下了坚实的基础。

并且，秉持着互惠共享的原则，真菌保藏中心与上海和其他省市的大型医院一直保持着合作，为我国病原真菌的研究工作提供了坚实的保证。现在，廖万清的目标是将实验室建设成为现代化的、亚洲一流的中国上海真菌保藏中心（Shanghai Center of Mycology Collection，SCMC）和上海疑难真菌菌种鉴定质控中心，与世界真菌保藏中心——美国ATCC、荷兰CBS、比利时BCCM等国际一流保藏中心接轨。

四、实验室的腾飞

2010年，经上海市科委批准，创立于1985年的“隐球菌专业实验室”变身成了“上海市医学真菌分子生物学重点实验室”，并获得了400万的建设经费，实现了华丽转身。

（一）面积扩大

经过近三十年的努力，当年那个16平方米的实验室现已扩展到了500平方米，占据了长征医院住院大楼1A层的一多半面积，拥有细胞培养室、DNA提取室、基因组学实验室和真菌培养室等实验场所。这里不仅是上海市医学真菌研究所、上海市医学真菌分子生物学重点实验室，还是全军真菌与真菌病重点实验室以及第二军医大学长征医院——药学院皮肤病与真菌病转化医学研究中心，从最初名不见经传的小小实验室变身为了研究所和重点实验室。

（二）技术进步

在技术上也有了长足进步，从最初实验室创立时的形态学研究、生理生化研究，进入到了现在各种高端设备支持下的分子生物学研究，在基因层面上对菌种进行分析、鉴定、分型。设备也从一台冰箱、一台孵化箱，改换成了以基因枪、实时荧光定量 PCR 等现代化仪器为核心的整体技术平台。

在紧跟国际科学技术发展的理念下，廖万清带领实验室率先在我国测定了隐球菌不同变种的 DNA G+Cmol% 含量，并进行了分型。他还构建了新型隐球菌毒性因子——荚膜基因（CAP60）和产黑素基因（CNLAC1）缺陷株转化系统，由此证实在我国占很大比例的 A 型新型隐球菌的致病作用与抗吞噬及清除吞噬细胞内产生的抗微生物氧化酶有关，这就给治疗提供了思路——只要针对这一致病机制即可。他还带领团队构建了野生菌标准文库，筛选到了特异性探针，为隐球菌病的正确诊断提供了科学依据。

（三）经费充足

2012 年，实验室联合第二军医大学药学院、复旦大学、中国医科大学等多家研究机构成功申报了国家重点基础研究发展计划（973 计划）《重要侵袭性致病真菌与宿主相互作用的分子与细胞机制研究》和国家卫生部科技重大专项课题《侵袭性真菌感染现代早期诊断技术体系的研究》的研究课题，同时还承担着国家自然科学基金、军队课题等一批重要科研任务，累计科研经费达 4000 多万元。从最初没有研究经费，到现在数千万的经费用于科研，实验室实现了跨越式发展。

（四）人才储备

这里先后培养了 300 余名真菌病学的医护人员和实验研究人员，显著推动了我国、我军真菌病学的发展水平。实验室的固定研究人员也从当年的1个人，扩增到了22人。实验室的优秀人员还被派往美国、荷兰、比利时等地进行访问交流或医学真菌培训。同时也招揽优秀的国际专业人才加入团队，如2012年，实验室就邀请了在荷兰CBS拥有多年研修经历的一位从事暗色真菌系统进化研究的教授加入。

通过人才引进与培养，这里形成了一支以优秀学术带头人为核心的研究队伍，凝聚了包括从美国杜克大学、美国国立卫生研究院、荷兰乌特勒支大学、意大利米兰大学等归国中青年学术骨干，学科背景优势互补、科研思路活跃，已基本形成一支具有国际水平、以中青年研究骨干为主体的学术团队，而他们的加入也是实验室可持续发展的重要保证。

他们奉行着实验室创始人廖万清的学术追求"为理想，追求不断、矢志不渝；为事业，百折不挠、坚忍不拔"，在团结协作、充满生机的工作氛围和浓郁踏实的学术风气之下，使实验室呈现出了快速发展的强劲态势。

（五）国际国内合作

实验室与国际医学真菌研究单位保持着频繁的交流，并聘请了3名医学真菌专业的外籍教授作为客座教授，他们分别是荷兰皇家科学院真菌生物多样性研究中心（CBS）研究院、阿姆斯特丹大学生物多样性研究所的Sybren de Hoog教授，荷兰乌特勒支大学医学研究中心的Teun Boekhout教授，以及美国杜克大学感染病学主任、真菌研究中心主任John Perfect教授。

Sybren de Hoog教授从事真菌研究已有四十多年，主要研究真菌的分类学、生态学及黑酵母的系统进化学。Teun Boekhout教授主要进行担子菌系统进化和真菌生态学研究，在隐球菌生态学研究方面颇有造诣。John Perfect教授多年致力于念珠菌和隐球菌的致病机制研究和病原真菌的药敏研究，在*Nature*、PLoS *Medicine*、*Journal of Clinical Investigation*等国际顶级杂志发表过多篇文章，并组织编写了2010

年美国 IDSA 隐球菌病治疗指南。三名外籍客座教授主攻不同的研究方向，他们的聘用极大提高了廖万清实验室 3 个研究方向的研究水平。

这里还与美国杜克大学、美国国立卫生研究院、荷兰 CBS 真菌多态性研究中心等国际著名医学真菌研究机构开展了多个务实高效的国际合作研究，产生了一批如“泛素系统对新生隐球菌毒力调控的分子机制”“亚洲范围内新生隐球菌临床株特定基因型与耐药趋势的关系”等重要研究成果，在国内外医学真菌学研究领域产生了较大影响。

实验室聘请的另一位客座教授是原卫生部免疫皮肤病学重点实验室主任、中国工程院陈洪铎院士。实验室还与国家人类基因组南方研究中心、中科院上海生命科学院分子生物学国家重点实验室、复旦大学遗传工程国家重点实验室等国内研究机构有着长期稳定、良好的科研协作关系。实验室与第二军医大学合作开发了针对隐球菌荚膜抗原的疫苗，现已进入了动物实验阶段。此外，他们还与多家临床研究机构进行合作，进行临床菌株收集，丰富真菌菌种库。

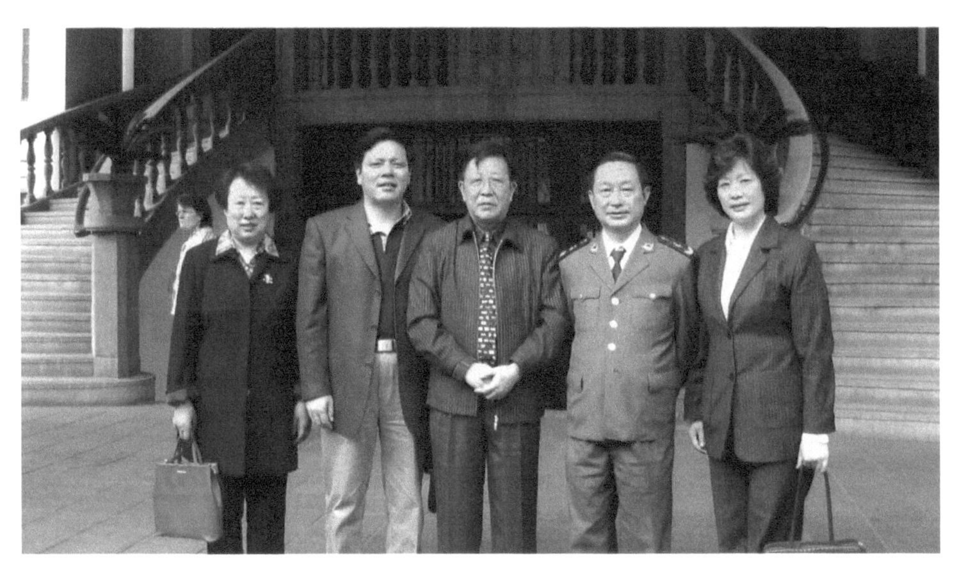

廖万清院士（右二）邀请陈洪铎院士（右三）来我院讲学（左二陈锦华政委、右一于捷主任、左一翟明教授）

（六）成果丰富

在这样强大的团队研究阵容下，其产出也不容小觑。

最近几年，通过分子生物学检测技术，廖万清的研究团队在国际上首次发现了由指甲隐球菌（Cryptococcus uniguttulatus）引起的隐球菌性脑膜炎。这是从一例37岁的男性患者身上发现的。这例患者到长征医院看病时，发着烧，并且还有呕吐、头痛的症状。颅脑CT显示，脑膜强化、局部缺血灶和脑水肿。患者的颅压增高，肺组织活检和脑脊液培养均可见隐球菌。通过扩增ITS1+2区和D1/D2区并测序证实，患者感染的这种菌为指甲隐球菌。这乃是国际首例指甲隐球菌感染所致脑膜炎。他们已将相关序列提交给了GenBank数据库（JS9901）。

此外，廖万清及其团队还在国际上首次发现了由小红酵母（Rhodotorula minuta）引起的甲真菌病和由胶囊青霉（Penicillium capsulatum）引起的肺青霉球。

Medical Mycology、*Microbiology*、*Current Opinion in Pulmonary Medicine*、*Mycoses*、*Mycopathologia*、*International Journal of Infectious Disease* 等国际医学真菌学刊物上都有这里"出品"的相关论文，并被 *New England Journal of Medicine* 等著名刊物引用。2010年建成"上海市医学真菌分子生物学重点实验室"以后，实验室研究团队更是首次在 *New England Journal of Medicine*（影响因子53.298）、*Journal of Clinical Oncology*（影响因子18.372）、*Antimicrobial Agents and Chemotherapy*（影响因子4.841）、PLoS one（影响因子4.092）等国际高水平杂志发表文章。并在廖万清的主持下完成了专著《临床隐球菌病》的编写工作。同时，实验室已申请实用新型专利3项。

实验室收获了很多奖项。单是廖万清自己，就以第一完成人获得了国家科学技术进步二等奖、国家科学技术进步三等奖、军队医疗成果一等奖、军队及上海市科技进步二等奖等各类成果奖多项。因为廖万清在真菌研究上的突出贡献，2012年当上海市微生物学会成立上海微生物学会真菌专业委员会的时候，还邀请了廖万清担任名誉主任。

丰厚的成果下，廖万清没有止步，他还在筹谋着进一步的发展计划。

五、绘制隐球菌变种分布图

在廖万清的带领下，实验室在2012—2013年绘制了中国隐球菌格特变种的地域分布图。

从1999年以来，格特隐球菌已经在加拿大的温哥华岛出现了一次暴发流行，此后，美国和加拿大的太平洋西北地区都有零星感染病例。这一情况引起了廖万清的警觉，他时刻警惕着隐球菌在我们国家暴发流行的风险，于是他决定要了解整个中国致病格特隐球菌的发生情况。

2012年，他组织实验室人员开始检索文献、查资料，整理各省份关于隐球菌病的报道，并在地图上标注出来。这一过程无疑是枯燥、繁琐又机械的。但看到已经七十多岁的廖老还在为此不停地忙碌，在他那种为国为民、鞠躬尽瘁的精神的感召下，全体工作人员都没有一句抱怨，成功绘制出了格特隐球菌的地域分布图，使上海市医学真菌分子生物学重点实验室成为了隐球菌病医教研的重要基地。

六、主办国际医学真菌学术会议

2012年11月中旬，有着一长串头衔的实验室——第二军医大学长征医院皮肤病与真菌病研究所、上海市医学真菌研究所、上海市医学真菌分子生物学重点实验室、全军真菌病重点实验室，在上海成功举办了“国际医学真菌学高峰论坛”，就侵袭性真菌病诊治研究的前沿与进展进行了讨论。

廖万清担任这次大会的主席。来自美国、荷兰、尼泊尔等国以及我国从事医学真菌学研究的众多专家，逾300人，在上海汇聚一堂。很多国内外知名学者在会上进行了演讲交流，在浓厚的学术氛围下，学者们酣畅淋漓地发表了自己的观点。

这次会议提供了国内外医学真菌学者沟通、交流的平台，开拓了国内学者的眼界。

此后，2013年4月，应国际人畜共患病大会（ISHAM）组委会的邀请，廖万清又作为分会主持出席了这次在荷兰乌特勒支召开的大会。

在国际交流方面，廖万清不仅举办、参加国际会议，他还在国际研究网站Research Gate上建立了自己的主页，上面的头像就是他在实验室做实验的照片，主页上有他发表的最新文章。以他为名片，必将带动国际学术界对长征医院真菌病研究所的认识，增加学术交流机会。

第十八章

新世纪里更上一层楼

长江后浪推前浪，一辈新人换旧人，这是不可违抗的历史规律。廖万清相信并尊重自然规律。1998 年，按照文件规定，年满 60 岁的廖万清正式卸去了担任了十年之久的长征医院皮肤科主任一职。担任科主任的十年岁月里，他克服外在条件的艰难，在深部真菌病这一领域筚路蓝缕，始终默默坚守。

“人生是短暂的，可以做事业的时间是有限的，把一件事情做到极致需要非常的专注，把主要精力放在一个地方，才能做得比别人更好。”正是基于这种信念，考虑到自己的身体还很健康，廖万清向院方领导表示，虽然退居二线，但希望能够继续发挥余热，进行科研工作。

尽管年逾古稀，但退休后的工作依然被他自己安排得满满当当。据时任《新民晚报》记者燕晓英的回忆，2000 年 4 月，她来到廖万清的办公室进行采访，房间里墙上那张还没有换下的 1999 年的记事年历吸引了她的注意。这张年历满是红色的、黑色的圆圈和箭头，在每一个日子下面，写满了日程安排：到青岛开会、去南京进行学术交流、到昆明看一个病例、到美国出席会议……

临床工作继续为廖万清的科研生命提供着活力，而这种对梦想的初心和坚持以及对真菌世界的无限好奇，让廖万清的事业在新世纪里焕发出了“第二春”。

一、一波三折的院士申报

自从 1981 年首次发现隐球菌 S_{8012} 菌株后，廖万清可谓一夜走红，从长征医院一个普通的皮肤科医生成为了国内皮肤病研究领域几乎家喻户晓的明星。廖万清在低调中一次次绽放自己的实力，却从没有考虑过院士申报这件事。2000 年末，在同事的建议下，廖万清第一次尝试申报院士。

根据《中国工程院章程》,工程院是"中国工程科学技术界的最高荣誉性、咨询性学术机构",而工程院院士是"国家设立的工程科学技术方面的最高学术称号,为终身荣誉"。当选院士意味着赢得极高的社会声誉,院士增选也曾被学术界认为是最为严苛的选举之一,"选上院士,得掉几斤肉"。

除去那些耀眼的光环、外界的喧嚣,廖万清明白,院士申报的真正意义是什么,自己为之奋斗的是什么,他想的是把自己的科研生涯拉得长一些、再长一些。抱着试一试的心态,廖万清迈开了院士申报的第一步,这一年,他 62 岁。

2001 年元旦,黑龙江东南部城市牡丹江,白雪覆盖下的大地宁静舒缓,像睡美人一样等待春风一吻、柳树花开,廖万清正在这里参加学术会议。千里之外的上海长征医院,2001 年度中国工程院院士申报的院内推选工作已接近尾声。

这天上午,廖万清接到长征医院同事的电话:"廖万清,院党委讨论之后决定选送 6 个人参加第一批院士申报,名单中没有你啊!"

廖万清这才恍然大悟,自己想申报,但并没有向院领导提交申请,名单中当然不会有自己的名字。接下来的补救措施,廖万清直到现在仍记忆犹新。

"我马上发电报给院党委,说我要申报。1 月 2 号,我就从牡丹江飞回上海,一下飞机我就去找院长,告诉他我想申报。虽然不一定能成功,但是我有这个信心。"

长征医院时任院长蒯守良对廖万清申报院士也非常支持,他立刻找来医院常委。一番商量后,名单被写上了第七位申报者"廖万清"的名字。

2001 年,中国皮肤科领域已经拥有了一名工程院院士——陈洪铎。早在 1979 年,陈洪铎就初步揭开了朗格汉斯细胞之谜,在国际上第一次用动物实验证实了朗格汉斯细胞在免疫排斥中的重要功能，该研究成果已获国际公认，廖万清对此非常敬佩。然而，陈院士的主攻方向是皮肤病和组织免疫，廖万清的研究重点是真菌；陈院士在北方——位于沈阳的中国医科大学工作，而廖万清在南方——上海长征医院工作。隔行如隔山，两人间仅限于相互认识，并没有过多的交往。

这一年，在中国医科大学的实验室，廖万清和陈院士见了一面。一番深入的交谈后，廖万清才发现，在历史这一横切面上，眼前这位中国皮肤科学界的巨匠和自己有着太多相似的经历。

两人都有着同样的赤子之心。1982 年在宾夕法尼亚大学深造结束后，校方多次挽留陈洪铎在美国长期工作。他的导师、著名免疫学家塞尔维斯教授把陈洪铎请到自家的客厅里，做最后一次挽留。面对导师的诚意，陈洪铎说出了自己的真实想法："我是为振兴中国的医学事业出国学习的。我的事业在自己的祖国。我们的设备暂时是比较落后的，但正因为落后，才需要我们去改变、去更新。"导师为他一片真挚的爱国之情所感动，说："你是中国最出色的人才，当初如果我不接受你，那将是我一生最大的错误。你回国后，需要什么资料和实验物品，尽管来信，我将全力援助。"导师塞尔维斯教授还写信给中国医科大学校长，称陈洪铎为"第一流的免疫学家"。

在各自的专业上，无论是廖万清研究的真菌感染还是其他方向，很多都和陈院士主攻的组织免疫有关——免疫好，真菌感染就会减少；免疫差，真菌感染的风险就会增加，这也是肿瘤病人、艾滋病病人、老年病人真菌感染的发生几率较高的原因。

在那次的交谈中，两人产生了惺惺相惜的情愫。临走时，陈院士鼓励廖万清好好努力，并提前给他打下了"预防针"："申报院士往往不是一次就能成功的，院士们需要对你有一个了解的过程。你需要不断创新，不断有新的研究成果。"

从那以后，廖万清经常和陈院士保持联系，多了一位良师益友。作为当时的全国政协委员、中国医科大学附属第一医院名誉院长、中华医学会皮肤病与性病学分会主任委员，陈院士的社会事务繁忙。但有时即便到了深夜 11 点，陈院士还会跟廖万清通话，讨论业务问题。对此，笔者深有体会，笔者曾采访过陈院士，一天晚上十点半左右接到了一个陌生电话，还在奇怪是谁这么晚还打电话过来，没想到一接是陈院士派秘书打来的，沟通采访事宜，真是震惊于陈院士的忙碌和事无巨细的关心。陈院士不管行政工作多么繁忙，都会坚持看病人、出门诊，坚守第一线，这给了廖万清很大的触动。廖万清曾在不同场合说过："陈院士是我敬重的前辈，是我学习的榜样。"

按照《中国工程院院士增选工作实施办法》（以下简称"办法"）规定，院士候选人只能通过院士、单位和中国科协三种渠道进行提名，不受理个人申请。廖万清属于"单位提名"，也就是由中国人民解放军系统推举。

经过解放军总政治部的材料审阅后，长征医院的 7 位候选人只剩下了廖万清和另一名骨科医生。

提名候选人环节顺利通过，进入第二关——归口部门遴选。

6 月，医药卫生学部常委会组织召开学部全体会议，采取审阅材料、介绍情况、酝酿讨论和无记名投票表决的方式，对候选人进行两轮评审。在第一轮评审中，廖万清就落选了。

中国工程院院士增选每两年进行一次，2001 年申报失败，只能等待 2003 年从头再来。落选消息一出，廖万清就决定"暂时收山"，表示 2003 年不会再次参加院士申报，而是把主要精力继续放在真菌病的科研工作上。至于暂时不再申报的原因，廖万清说"自己的工作做得还不够，成绩还不够硬"。

二、首次发现聚多曲霉引起阻塞性支气管曲霉病

在2001年到2004年这首次落选后的4年的时间里，廖万清潜心钻研，取得了一系列不斐的成绩。

2001年，上海长海医院呼吸内科收治了一名51岁的男性患者。患者是一名在武汉的生意人，一年前因为罹患肺癌而接受了肺部分切除术及放、化疗，术后一切正常。而一年后，他却突然晕倒在地。武汉当地的医生怀疑这名患者可能是肿瘤复发了，对他的支气管进行了检查。检查发现，患者的右主支气管被一团新生物完全阻塞了，然而其中并没有发现癌细胞。

患者很快被转送到了上海第二军医大学附属长海医院接受诊治。在支气管被置入了支架后，患者的管腔暂时得以通畅，但仅仅5天后，其病变处再次被新生物完全阻塞。这个新生物在纤维支气管镜下显示出了被白色假膜覆盖的外观，貌似是一团真菌菌丝。

长海医院的医生马上想到了廖万清，赶忙请他前来会诊。在长海医院的支气管镜室里，廖万清看到了阻塞病人支气管的一团物体。在这一标本被取下后，廖万清将其带回到自己的真菌实验室进行检验。

经查，廖万清激动地发现这种菌是聚多曲霉（Aspergillus sydowi）。聚多曲霉广泛地分布于自然界，可致肝癌、胃癌及外耳道曲霉病。但廖万清翻遍了文献，却并没有发现聚多曲霉引起阻塞性支气管曲霉病的报道。他敏锐地察觉到，又一个“首次”似乎在向他招手。

为了确认，他反复多次对这例患者的支气管阻塞物进行镜检、病

理、培养,得出了相同的鉴定结果。患者也被确诊为聚多曲霉引起的阻塞性支气管曲霉病。在这一诊断的指导下,患者被给予了两性霉素B冲洗、静脉滴注两性霉素B及其脂质体、静滴及口服伊曲康唑的综合抗真菌治疗,病情终于得到了控制。

值得注意的是,在这次治疗中使用到的两性霉素B脂质体,这一治疗经验源自廖万清20世纪90年代的经历。两性霉素B是经典的用于系统性真菌感染的药物,但是注射用两性霉素B的毒性较大,尤其是其肾毒性,长期使用会导致肾及循环系统损害,这极大地限制了它的应用。因此,研究人员考虑将其制成脂质体制剂,通过改变其在体内的分布来降低毒性。

1991年,第一个两性霉素B脂质体剂型的药物率先在英国和爱尔兰上市,而在我国,廖万清是首次在国内报告采用两性霉素B脂质体治疗两例由烟曲霉和黄曲霉分别引起的侵袭性肺曲霉病的,结果获得了很好的疗效,两例患者均获得了痊愈。这一经验也促成了廖万清在本例阻塞性支气管曲霉病的治疗过程中,再次使用两性霉素B脂质体。

2004年,廖万清首次报告聚多曲霉引起的阻塞性支气管曲霉病,在《国际传染病》杂志(*International Journal of Infectious Diseases*)上发表了文章“The first case of obstructing bronchial aspergillosis caused by Aspergillus sydowi”。

除了在国内首次发现和报告聚多曲霉引起阻塞性支气管曲霉病,2001年,第二军医大学和中国医学科学院皮肤病研究所合作完成的“真菌病的基础与临床系列研究”获得2000年度国家科学技术进步奖二等奖。这样高级别的奖励授予“冷门”的真菌病研究,是第一例。廖万清飞赴北京参加了国家科学技术奖励大会,并在人民大会堂聆听了国家主席和国务院总理的重要报告。

三、三次失败的经历

2005年,两年一度的院士申报又开始了,廖万清开始了第二次尝试。和第一次申报时不同,这一次,在院士提名环节,廖万清走的是“院士推荐”的道路。按照《办法》规定,每次增选,每位院士至多可提名2位候选人,院士可单独或联名提名。候选人获得不少于本学部3位院士的提名方为有效。

对于院士这个圈子,廖万清并不熟悉。但他的成绩其实已经引起了一些院士的注意,因此,在他尝试着联系了几位院士后,却出乎意料地得到了近乎一致的回答——他们都认为廖万清在皮肤科领域成绩突出,都愿意推荐他为候选人。

又到了四年前折戟的归口部门遴选环节。在医药卫生学部,第一轮评审采用网上评审的方式进行。这一次,廖万清成功通过,但名次却不尽如人意——在全部的63名候选人中,他以排名第24位进入了第二轮评审。

为了对候选人进行更为直接的考察和了解,第二轮评审由全院组织,集中统一进行。进入第二轮评审的候选人,需要在评审会上进行自我介绍,并对本人主要成就贡献、在完成重要项目中所发挥的作用、创新之处等进行答辩。这一轮,廖万清一下子从第24名蹿升到了第12名。不过这一年,医药卫生学部的增选名额只有7人,廖万清再一次落榜了。

两次落选并没有给廖万清带来太大压力和打击。他想起了第二军医大学已有的四位院士——吴孟超院士早年成立肝胆小组,白手起家,从零干起,没有一夜夜的挑灯夜战,没有一天天的刻苦钻研,成就从何而来?曹雪涛院士每天的日程表满满的,而且常常是有了想法就钻进实验室，和年轻的同事一起做实验到天明。王红阳院士，年纪很轻时就有不俗成绩，并多次去欧洲访问、学习，那也是勤学苦练的结果。因此，勤奋、肯下功夫，就有成功的可能。

此后的两年时间里，廖万清在自己的科研道路上仍努力进取。他主持的“深部真菌感染的临床与基础系列研究”荣获上海医学科学技术三等奖，食品防霉保鲜剂获得国家专利发明，他也晋升为技术二级教授。

两年后的2007年，廖万清携带着自己的新成果再次归来，开始了第三次申报院士的尝试。

这次评选，一切似乎围绕着理想的“脚本”上演着——候选人提名，顺利通过；6月的第一轮评审也有了一个相对不错的排名。但就在这时，廖万清却遭遇了一次不小的意外。

10月的一天，晚饭过后，廖万清来到小区楼下慢跑。一辆小汽车迎面驶来，他下意识地躲闪了一下，地面不平，廖万清一个不小心摔倒了。等到想要慢慢站起身，廖万清这才感觉到右脚的足跖生疼，再一看，右脚足跖已经肿起很大一块。去医院检查，是右脚足跖骨折，而此时，离答辩已不足两个星期。

在妻子和医院同事的陪同下，廖万清只能打着石膏拄着拐杖来到答辩现场。

“廖万清同志带着伤病来向大家汇报工作，大家热烈鼓掌！”主持会议的是王威琪院士和樊代明院士。演讲结束后，陈洪铎院士和俞梦孙院士还走来与他握手。在科学的殿堂受到众多院士们的鼓励，廖万清万分感动。

他原本打算在规定的15分钟内讲完所有内容，但一个细节打乱了原有的节奏——从主持人喊到答辩人名字的那一刻起，15分钟的倒计时就正式开始。但因为足跖骨折了，走得慢，等到在讲台上站定，已经过去了不少时间。15分钟过去了，竟然还有一小段没有讲完。不过，也许是评委们被廖万清的精神所打动，第二轮评审过后，廖万清名列第八。只要通过最后一关——各学部对正式候选人实行差额无记名投票，院士申报就结束了。

只是令廖万清没有想到的是，接下去的情况却出现了天翻地覆的急转。从 2007 年这次评选开始，被提名之后，要想成功当选中国工程院院士，最终得赢得本学部应投票院士三分之二以上的选票；而以往，赞成票超过投票人数的二分之一就宣告成功。结果，廖万清获得了超过半数的选票，却没有达到三分之二的标准，很遗憾，第三次申报再次失利。

这次失利给了廖万清沉重一击。如果 2009 年还准备申报，那时自己已年过古稀，而作为科技界的领军人物和各学科的学术带头人，院士的年轻化将为建设创新型国家注入活力和干劲，对此工程院也采取了许多措施降低院士队伍的平均年龄，比如，要求“在每次院士增选中，60 岁以下的候选人要占到三分之一”，规定“院士候选人的年龄原则上不超过 70 周岁”“年龄超过 70 周岁的被提名人，须经其专业所属学部至少 6 位院士提名，方为有效，成为正式候选人”。

这些条件无疑将会增加自己再次申报的难度。到底还要不要继续往前走？

在需要做出重大抉择和艰难决定的时候，妥协和放弃似乎从来不在廖万清的考虑范围之内。他一如既往地没有对逆境有任何示弱，他决定放手一搏——2009 年，自己正好年满七十。按照规定，70 岁以上原则上最多只能再申报一次，如果再不行，就只剩下 2011 年最后一次申报机会了。从这点上来说，不得不为廖万清良好的心态点个赞。失败对人肯定是种打击，可能会生出“我原来是不被认可、不被接受的”这样的负面情绪，很多人由此变得消极，或者干脆故意贬低申报的价值——“这种申报算个什么，根本没用”，赌气放弃。或许是童年见惯了苦难，打磨出了一颗足够强大的心灵，这种挫折在廖万清眼里根本不够资格让他痛苦、消沉。一次次的失败只是鞭策着他不断去攀登新的科研高峰。

四、终得折桂

2009年，廖万清的院士申报脚踏实地地行进到了第九年。这似乎也是最好的一次申报时机。校院领导和全院同志都感动于这位七十岁老科学家的坚定意志和追求，对于生活在他们中间的这位可敬同事，他们无不期盼着他的成功，在他的申报工作中给予了全力支持。

这一年，陈洪铎、王正国、樊代明、王红阳等众多院士都给了廖万清巨大的支持和帮助。最后，七位院士都签名推荐了廖万清，他们是曹雪涛院士、侯惠民院士、曾溢滔院士、李兰娟院士、俞梦孙院士、刘志红院士、郝希山院士。这七位院士对廖万清在真菌领域内扎实卓越的工作表示赞赏和支持，而他们的推荐对廖万清最终能在院士申报中取得成功起到了至关重要的作用。每当回想起这次经历，廖万清总会对这些来自不同领域的科学大家充满无限感激。

这次，共有449名候选人申报工程院，其中医药卫生学部有61位候选人，但最终只有7人能够当选，竞争异常激烈。

如人饮水，冷暖自知。评选过程之激烈对当事人而言是一种高压。回顾2009年的那次评选，廖万清的结论是“紧张”，“自己考了一辈子试，也考了别人一辈子，自认为身经百战，能泰然处之，但看到候选人全都是来自全国各大知名单位，每位候选人都有着雄厚的实力，不紧张肯定是假的”。

万一这次还是不能成功，怎么办？怎么向领导和全院同志交代？有时候我真是日不思食、夜不思寐，问苍天苍天无言，问大地大地无声，有时候我确有心力交瘁的感觉。

准备答辩的几周时间就像一场焦灼持久的梦。好在，长征医院院领导和同志们的关怀让廖万清得到了很大的鼓励。在日记中，他这样写道：

郑兴东院长在百忙之中特别抽出整整一个中午的时间来听我汇报，将幻灯片一张一张地过，文字逐字逐句地改，发音表达动作仔细推敲。郑院长指出，我在放映幻灯时使用激光笔，容易晃动和画圈，这容易让底下在座的院士们眼花缭乱，引起他们的反感，要赶快改正。张安祥政委发来短信："要细之又细，稳健而不急躁，一定会成功，一定能成功！"当我站在工程院汇报的神圣擂台上时，不免有些紧张，激光笔又开始晃动得厉害，这时，我脑海里即刻反映出首长的嘱咐，立即镇定下来，顺利完成了汇报。

两年前的现场答辩环节后，有院士善意地提醒廖万清"客家话听不懂"。这次，廖万清找来普通话标准的于主任、柴主任、王干事等多位同事反复练习，甚至在晚上回到家后，他还手拿字典，向小孙子请教拼音怎么念，一个字一个字练习发音。这次答辩过后，全体院士一致反映"全听懂了"，廖万清以第六名的成绩顺利通过第二轮答辩。

11 月 1 日是正式投票选举院士的日子。和其他很多候选人不同，廖万清并没有在北京等待结果，因为手头工作的原因，他选择和张明同志一起提前飞回上海，在家中静候消息。经历了三次的失败，廖万清对选举的结果反倒释然了。

那天中午，廖万清接到了来自北京的电话。喜讯传来！电话那头告诉廖万清："你顺利通过了院士投票，成功当选。"

廖万清当选院士后，收到了无数同行、同事们的祝贺和赞誉。这一切他当得起，且无愧之。别人推出去的病人，他捡回来；别人说是污染杂菌，他不放弃；别人都认识的明星，他不知道。这样敢于担当的医生、这样只认真理的科学家、这样把时间都献给科研没空关心其他的钻研者,什么当不起？科学的最高殿堂之上,应该有他,还好有他。

如今,在廖万清位于广东省梅州市梅县区桃尧镇黄沙村的旧居门前,你可以看到一幅对联“宝剑锋从磨砺出,梅花香自苦寒来”,这句话恰似廖万清人生经历的真实写照:从前种种辛苦煎熬的历程,成就了他后来在科研上的大放异彩。

喧嚣过后,归于平静,廖万清又回到了一贯的谨慎和低调,医院和实验室依旧是他的重心。理性思考后,他衷心赞同院士称谓应“归位”“还其本色”,正如他对自己的要求:“院士就是战士,要继续在岗位上战斗,把工作做好。”他说,尽管已经成了一名院士,但自己的职业依然是医生。他希望周围的同事、朋友依然叫他“廖大夫”或“廖医生”。他继续在科研和临床上兢兢业业、脚踏实地的工作,在救治皮肤病患者的工作中尽自己的最大努力。他坚持做一个纯粹的学者,严谨、规范,在自己的专业领域里发言,不哗众取宠。面对荣获的无数锦旗和奖项,廖万清说:“包括真菌病在内,中国在很多领域仍落后于国际先进水平。一个正直的、有责任心的学者,只会抱怨时间不够,哪会有心思考虑浮名？”他说:

面对荣誉,我们要泰然处之。荣誉要作为你个人的动力,不可以成为包袱,更不可以作为个人骄傲的资本！不要因为获得了荣誉,就自我膨胀！荣誉只说明你在某个事情上做的一些工作得到了大家的认同,但这些成就已经成为了过去,你应该向新的目标前进,继续做好以后的工作,这样才对得起党、对得起组织和同志们的信任。面对荣誉,要有一种“闲看庭前花开花落,漫卷天外云卷云舒”的境界,就是要把荣誉看淡。一个荣誉应该只是你下一个努力的起点。

七十已过,廖万清有权选择激流勇退,含饴弄孙,但他志不在此。他依然冲锋在医疗、教学和科研的第一线,没有停下前进的步伐。他说,自己的下一个目标是建立医学真菌病研究所,使之成为集诊断、治疗、科研及教学于一体的、解决临床实际问题的真菌病研究基地。而他带领的课题组正在开展有关"重要病原真菌分子生物学致病机制"的研究，以期破解相关致病机制，寻求更有效的诊疗措施，让真菌病不再是"夺命病"。

他这样描绘着心中的蓝图："未来的基地要全面开放招收研究生，吸引有志青年聚到一起搞研究。想治真菌病，人们首先想到的就是这个基地"。现在，长征医院皮肤科已经有从美国、意大利、荷兰学成归来的青年医生。廖万清希望每年都能有优秀学生到国外学习交流，这样慢慢地，皮肤科就会有一支年轻的队伍，"要让青出于蓝而胜于蓝，一代更比一代强，我们一定要托起未来新的希望。"

"无论前方的路有多长远，有多艰难，我都会义无反顾地走下去，无怨无悔"。

"为理想，追求不断、矢志不渝；为事业，百折不挠、坚忍不拔"。

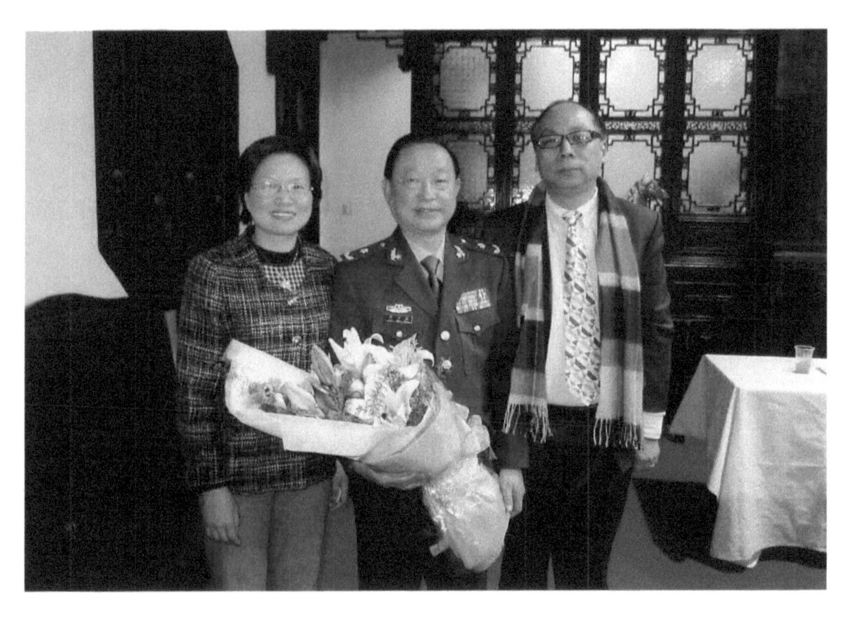

2010年，原卫生局领导祝贺廖万清当选院士（左一黄红副书记、右一张勘处长）

第十九章

再创辉煌

在2009年当选院士之时，廖万清已经发现了6种新的致病真菌，而荣登中国科学最高殿堂、成为院士之后，他科研的脚步一如既往，迈得异常坚定。正如他自己所说："院士就是战士，我还要继续向前辈、向同行学习，继续拼搏、继续战斗，为祖国、为军队作应有的贡献。"这是他发自肺腑的话。

在这一踏实理念的指导下，当选院士后的他又陆续发现了3个新的致病真菌菌种，使他的新发现达到了9个之多，再次创造了辉煌的成就。从1978年到2009年，32年间有6个发现，从2010年到2013年，4年间有3个发现，廖万清科研发现的速度有了大幅提升。

最近几年，廖万清团队在国际上首次发现了小红酵母（Rhodotorula minuta）引起的甲真菌病和由胶囊青霉（Penicillium capsulatum）引起的肺青霉球。

而取得这么多的成就后，廖万清没有止步，他心心念念的还是"抓紧时间踏踏实实地多做一些研究工作"。如今，他又带领团队踏上了新的征程。

一、新发现之小红酵母

就在当选院士后不久，2010年，在一名因拇指根部变白、坏死前来就诊的中学生患者身上，廖万清又发现了一种他从未见过的真菌。经过研究，他在国际上首次报道了小红酵母（Rhodotorula minuta）引起的甲真菌病。

那是一个周一的上午，廖万清正在出专家门诊。就在他的门诊挂号处有一个15岁的女孩正在焦急的排队，因为，专家门诊是限号的，只接诊30个病人，尽管她今天很早就已经来排队了，但如果她不在这30个号之内，就意味着她今天不能等到廖万清看病了，而她的家并不在上海。原来,这个稚气未脱的女孩来自杭州,正在上中学,她左手大拇指的根部有白色的病变,那里的指甲也凹凸不平,呈波浪状。她是慕名来找廖万清看病的,然而,她所担心的情况出现了,轮到她的时候,挂号处的工作人员告诉她,她已经是第34个挂廖万清专家号的了。得知这一情况后,廖万清还是让工作人员帮她挂了号。因为他知道外地人找他看病的不易,所以他一贯都对从远道而来的人格外照顾。而他的仁慈也使他没有漏掉这例特殊的病人。

轮到这个女孩看病的时候,已经是中午了,在廖万清位于长征医院老门诊楼一楼半的门诊里,廖万清接诊了这个小病人。尽管已经劳累了一上午,但他没有给病人直接开药走人,仍是非常认真地做着检查。

从这例患者病变的指甲根部,廖万清取出了一些样本。按照他一直以来的习惯,他把这些样本带进了实验室进行观察。显微镜检查之下,他发现,视野里满是孢子,没有菌丝,像是酵母菌感染,而通常情况下,这种病变多是由丝状真菌引起的。他立刻敏感起来,因为按照经验,一般能让他困惑不解的,通常最后都会导致新发现。

到了中午,他已经把吃饭抛到了脑后,一直在观察这种菌,并将样本送病理检查,同时进行药敏试验、真菌培养等实验室检查。指甲病理结果证实,这是酵母样真菌感染。

几个小时之后,下午2点多钟时,他才给病人开好了内服、外用的药,并嘱咐病人前来复查。一个月以后,病人好转,随后痊愈。

病人的治愈没有让廖万清就此停下研究的脚步,他继续用各种方法探索这种菌。他先是确定了该菌为红酵母属,后又进一步用分子生物学方法确定其下属的种。在用引物ITS4和ITS5扩增其基因组DNA,并测序,随后与美国GenBank数据库比定后,最终证实了这是一种小红酵母感染。这一过程历时近两年,研究结果发表在了德国的*Mycosis*杂志上。

GenBank是美国国家生物技术信息中心建立的遗传序列数据库,

其中的序列数据来自所有可以公开获得的DNA序列。为了确保数据尽可能完全,GenBank同日本和欧洲分子生物学实验室的DNA数据库共同建立了国际核酸序列数据库合作关系。

小红酵母在身体其他部位致病的病例时有报道,但此前却从未有过其在指甲部位致病的报道,廖万清等的这项研究在国际上首次发现并报道了由小红酵母引起的甲真菌病。

这次的接诊经历,使得廖万清开始关注红酵母引起的疾病。红酵母是酵母菌的一种,酵母菌从几千年前开始就被用于发酵面包和馒头等食物,但也会生长在浴帘等潮湿的家具上,伺机危害人体。经过廖万清团队的研究,使得对红酵母所致人类疾病的研究更为深入,对这种菌的认识也更进了一步,再一次为医学的发展做出了贡献。

对这一菌种的探究也使廖万清又收获了一项专利。2013年,廖万清发明的"一种小红酵母及其分离培养方法与应用"获得了专利(CN102864085A)。

二、新发现之"胶囊青霉球"

糖尿病患者由于免疫系统处于明显抑制状态,所以易于发生感染。在一例56岁的糖尿病女性患者肺部病变处,廖万清有了新发现——与普通肺曲霉球不同,这个病人的肺部是由胶囊青霉引起的真菌球。因为这是由他首次发现的,所以这种致病菌也被命名为"Liao WQ-2011",并被荷兰微生物真菌保藏中心CBS收录(CBS 134186)并出售,成为继S_{8012}后,廖万清被国际真菌保藏中心收录的第二个菌种。

这位糖尿病患者是一名园丁,因为发热、咳黄白色痰,并且常感到疲惫而到长征医院就医。胸部放射影像学检查发现,其左肺有一个空洞,CT扫描显示空洞内有一个不透光的球形实质阴影。这种图像几乎就可以断定是肺曲霉球了,但廖万清并没有盲目下结论。肺部的这种真菌球一般都被认为是曲霉引起的,也就是肺曲霉球,但廖万清觉得,不可能所有肺部的真菌球都是曲霉引起的。跟多年前那次到手术室取肺曲霉球标本一样,廖万清还是决定要有自己人去手术室取样,以避免标本中的菌被破坏。于是,他派学生跟着主刀医生进了手术室,取回了标本。

表型的鉴定结果初步提示,这种菌似乎并非曲霉菌。果然,培养结果鉴定为青霉。在通过分子生物学测序技术获得了该菌的序列后,再将其与 GenBank 数据库中的序列进行比对,廖万清他们最终确定该菌为胶囊青霉(Penicillium capsulatum)。随后,他们还将该菌株的序列与其他青霉属菌种进行了系统进化分析。慎重起见,廖万清又请了国际上知名的、专门鉴定青霉的荷兰专家 Jos Houbraken 一起鉴定这一菌种。最后证实,廖万清他们的研究结果是正确的。

经过药敏试验,廖万清筛选出了适于这例 56 岁女患者的药物,患者用药后治愈,并且没有复发。无论从诊断还是治疗,这都是一项创新性工作,而且是来自中国医生的原创。

2012 年 10 月,廖万清等将这一菌种提交给了荷兰微生物真菌保藏中心 CBS,经过一年的鉴定和确认,2013 年 10 月,CBS 收录了这一致病菌,在这里,它的菌号为 CBS 134186(=Liao WQ-2011),并且接受全世界的购买订单。

这是国际上首次发现的由青霉引起的真菌球,而且是由很少见致病报道的胶囊青霉引起的疾病。因为不是由曲霉引起的真菌球,廖万清就提出了"胶囊青霉球"这一新的疾病类型。这篇文章"Pulmonary fungus ball caused by Penicillium capsulatum in a patient with type 2 diabetes: a case report"(一例 2 型糖尿病患者由胶囊青霉引起的肺真菌球:病例报道),于 2013 年 10 月底在线发表于英国的 *BMC Infectious Diseases*(《BMC 感染性疾病》,影响因子 3.1)。

在线发表仅一个多月后,这篇文章的下载量就达到了百余次,截至2014年1月27日，这篇文章发表三个月后，仅在 *BMC Infectious Diseases* 杂志网站上的阅读、下载率就达到了1228次，这还不算从Pubmed及其他渠道的阅读、下载率。

因为其点击率甚高，所以 *BMC Infectious Diseases* 的编辑特地对该文的下载量进行了统计，并将结果发给了廖万清。邮件中，BMC（BioMed Central）高级编辑Caroline Black写道：

Total accesses to this article since publication: 1228

This figure includes accesses to the full text, abstract and PDF of the article on the BMC Infectious Diseases website. It does not include accesses from PubMed Central or other archive sites. The total access statistics for your article are therefore likely to be significantly higher.

Article download statistics and citation figures can be effective ways to demonstrate the impact of your research……

（这篇文章自发表以来的总访问量为1228次。

这一数字包括在《BMC感染性疾病》杂志网站上浏览全文、摘要或PDF。不包括从PubMed数据库或其他渠道的浏览。因此，您这篇文章的总访问量可能还会更高。

文章下载量和引用次数可有效反映出您这项研究的影响力……）

要知道，英国人是相当保守的，要想登上他们的杂志，必须要严谨、周密、详实，否则不会被发表。廖万清等人的这篇文章不但被发表，还得到了编辑的主动统计，是相当不易的。

如此高的关注率代表着该文引起了国内外专业人士的广泛兴趣，也证明了这项研究的影响力及其对医学的促进意义。毕竟该文推翻了以往的认知——肺部真菌球的病原菌是曲霉，第一次报道了胶囊青霉引起的真菌球，而以往认为这种胶囊青霉是不致病的，并且此菌还是一种工业用菌。因此不得不说，廖万清等的这项工作对促进医学的发展有着重要作用。

进一步的研究还在继续。现在廖万清团队正在和中科院的测序专家合作，进行该菌的全基因组测序研究，也准备好了在更著名的英文期刊上发表关于该菌的第二篇文章。

像所有高瞻远瞩的科学家一样，名利从来不是廖万清研究和发表文章的出发点，他想得很简单：促进医学的发展，虽然科学是没有国界的，但科学家是有国界的，要提升中国医学界在世界上的话语权和地位。所以他要通过国际杂志向全世界宣布他的发现，来自中国医生的发现。

三、新的征程

一直以来，组织胞浆菌在中国被认为是输入性的。而廖万清和同事们在整理病例时发现，多数的中国组织胞浆菌病例都从没有去过国外。此后，他们决定要对中国组织胞浆菌病的流行病学和临床数据进行总结、分析。

组织胞浆菌病一般只在几个特殊地区出现，包括美国中西部地区、非洲和拉丁美洲大部分地区。中国也有零星病例的报道，最早的一例中国组织胞浆菌病例报道于1958年，是一名新加坡归国华侨。此后该病在中国一直被认为是输入性的。

在美国，组织胞浆菌病主要出现在密西西比河流域，那里80%的人体内都能检出组织胞浆菌的抗原，意味着他们都曾感染过这种菌。与此相似，廖万清等对300例中国组织胞浆菌病例进行的分析发现，这种病的分布有显著的地域“偏好”。很多中国的组织胞浆菌病患者(75%)都沿着扬子江流域分布，遍布沿江的九个省及地区，而远离扬子江的新疆、西藏等地则很少。而且大多数病例都是在本土感染的。

数项中国的研究均报道,这些沿江区域组织胞浆菌素皮试阳性率很高,表明这种菌的感染率很高。扬子江位于亚热带,近北纬30度,这里湿润的气候,再加上风力强劲、日照水平低,非常适合组织胞浆菌生长。

扬子江流域适于该菌生长的气候条件、皮试阳性率高以及病例数多,这些都使廖万清等人几乎可以确定,组织胞浆菌在中国并非是输入性的,而是中国本土就有的。他们将自己的想法写成了论文"Histoplasmosis:a new endemic fungal infection in China? Review and analysis of cases"(组织胞浆菌病:在中国是一种新的本土真菌感染?病例回顾分析),发表在了国际杂志上。

论文一经发表,就有一位英国医生给他们发来了邮件。原来,曾经有一个英国探险队到我国云南某山区探险,其中一个队员下到了一个山洞里,回国后他发生了组织胞浆菌病。得知这一消息后,廖万清马上派研究生去云南进行实地考察,采集那个山洞里的土壤。在对这些土壤样本进行了相应检测后,发现确实存在组织胞浆菌。

廖万清对这种病上了心,他担心这在中国可能有流行的趋势,于是他带领团队就组织胞浆菌开始申请课题。廖万清说:"这可能是个很大的课题,我们正在申请。""路漫漫其修远兮,吾将上下而求索"。

走过近半个世纪的医学道路,面对不胜枚举的奖项和荣誉,廖万清显得谦逊而淡然:"很简单,我是一个中国人,党这样信任我,我只是做了一份我应该做的事;我是祖国培养的,我要把我的一生奉献给祖国的医学事业。"

四、带领团队攀登医学高峰

2009年以后,廖万清致力于把学科建设得更好。当时,他面临的学科建设困境是地方小、资金少，他于是向上海市科委寻求援助。在学校、医院、科委和卫计委的支持下，上海市医学真菌分子生物学重点实验室得以落户长征医院，这里同时还被冠以了多个“title”——上海市医学真菌研究所、第二军医大学皮肤病与真菌病研究所、全军真菌病重点实验室。每一个名称的背后，其实都意味着实验室进一步的发展空间，廖万清称之为：先把架子搭起来，然后才好去充实内容。

实验室的空间扩大了，设备也更新了。廖万清又开始为实验室争取研究课题。他向国家申请了“973 计划”即国家重点基础研究发展计划的项目课题。申请过程中，他遭遇了年龄的门槛。申请“973 计划”对项目首席科学家是有年龄限制的，通常都不会超过 60 岁。而 2012 年廖万清开始着手申请这一项目时，他已经 74 岁了，按照要求，他已经不能担任这一项目的首席科学家了。“不当首席科学家没有关系，重要的是怎么为实验室争取到这个项目课题”，廖万清如是说。于是他开始物色合适的首席科学家候选人。他先是把医院里的合适人选挨个过了一遍，结果他失望地发现，这些人年龄虽然都符合要求，但是大多数都卡在了 SCI 论文上——SCI 论文数不够；有一个人倒是年龄在 60 岁以下、SCI 论文数也够，但他的专业跟皮肤病学或真菌学根本不沾边。廖万清没有放弃，他继续寻找着候选人，本院不行他就将范围扩大到了第二军医大学，乃至外围的复旦大学、中国医科大学，最后他终于在第二军医大学药学院找到了一个合适的人选，此人年龄、SCI 论文都符合要求，专业也与真菌学有关。最终，他们成功申报了“973 计划”《重要侵袭性致病真菌与宿主相互作用的分子与细胞机制研究》，获得了上千万的研究经费，为医学真菌分子生物学重点实验室争取到了第一个研究项目。

在项目开展过程中，廖万清需要联系全国相关领域的专业人士，大大促进了实验室与其他单位的沟通和合作，而且，项目的开展也使廖万清整个的科研团队得到了锻炼和提高，产生了一批极具发展潜力的中青年学术人才和优秀的学科带头人。这正是在廖万清计划中排名靠前的紧急事项，他将培养人才列为头等大事，项目实施对实验室团队的积极影响是他所乐见的。

在他的动员下，实验室的人员都踊跃地去申请课题。截至目前，实验室里几乎每个人都有项目在身。现在，除了"973 计划"外，实验室还成功申请了国家科技重大专项课题《侵袭性真菌感染现代早期诊断技术体系的研究》，并承担着国家自然科学基金、军队课题等一批重要科研项目，累计科研经费高达数千万元。

第二十章

言传身教，一代名师

许多著名的科学家都多少有一种与世隔绝的孤寂感，这是因为他们都埋首于自己的事业中，无暇顾及外面的世界。到了研究生涯末期，会有一些科学家发现自己的事业无人继续，无形中就有了失落和无奈的遗憾。但廖万清没有这种失落和无奈，他的事业有一批又一批的后来者继承。

廖万清自打从医之初，就一直在长征医院这所集医疗、教学、科研于一体的医院工作，“教书育人”的思想也一直牢牢地贯穿于他行医、做学问的过程中。他不仅是胸怀远见卓识、学风严谨的科学工作者，同时又是诲人不倦、平易近人的导师。在50年的执教生涯中，廖万清以渊博的学识和精彩的讲授，引导一代又一代青年学子步入救死扶伤的神圣殿堂，并亲自培养了21名博士研究生，40名硕士研究生。

如今，廖万清的学生已经遍布全国各地，有一些已经成为皮肤病领域的专家和各地皮肤病真菌病学的学科带头人。2008年12月，廖万清被中国人民解放军总后勤部授予“一代名师”的荣誉称号。

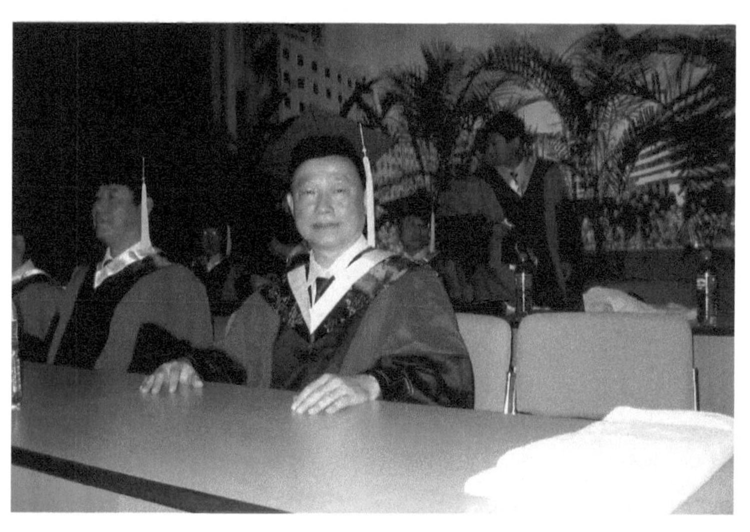

廖万清院士参加2005年度研究生毕业会

师道，点亮长征——2011年教师节联欢会留念
2011年9月9日 上海·长征医院
天道酬勤

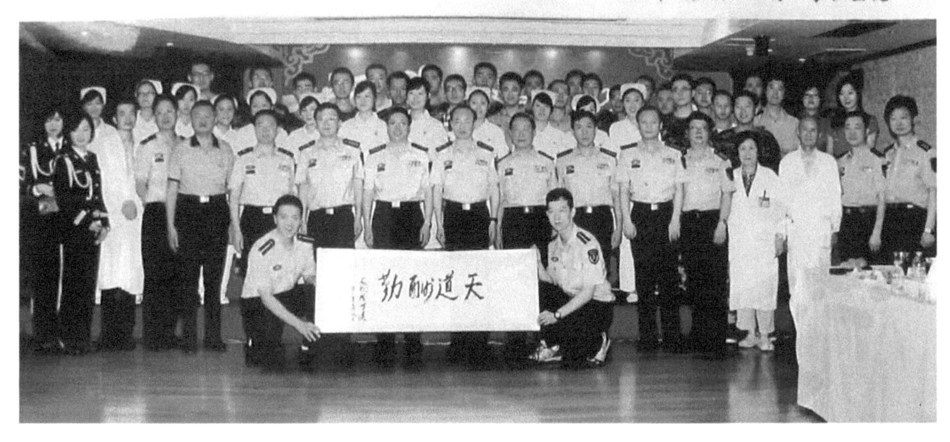

2011年教师节，廖万清院士与院领导及学员代表合影（第二排右十张安祥政委、右九郑兴东院长、右八廖万清院士、右十一赵铮民副院长等）

一、对学生的要求：德才兼备

廖万清是第一次职称解冻后提升副教授的杰出人才，1984年，他正式成为硕士研究生导师。在学生的选择上，廖万清有着自己的标准——德才兼备。

“德”一直是廖万清非常看重的部分。光外文呱呱叫不行，只是课题很尖端也不行，一个人的人品无可挑剔，这才是廖万清评价的重要内容。临床经验不够丰富，这只是个时间问题；德行不好，这是一个思想品质问题，在廖万清看来也是最重要的问题。他一贯认为，一个科研工作者的“德”比“才”更重要。他所强调的“德”，不仅指个人的道德品质，还包含着科研工作者的工作作风——只有做到谦虚谨慎，尊重他人，时刻怀着学习的态度，取人之长补己之短，方能不断提升自我，不断进步。

廖万清强调作风良好的集体协作的重要性，告诫大家，只有在积累雄厚的科技集体中，才能人才辈出，“现代社会是个多学科交叉，分工合作的时代，注重与他人的交流合作，发挥团结协作的精神，互帮互助，才能事半功倍。”当他精心地把一个大课题分解为子课题时，总是反复地说明各个子课题的相互关系，要大家既见树木，又要见森林。

在他眼里，一个优秀的学生必须具备这样的基本道德：

要尊重领导、尊重师长、尊重同事、尊重同学、尊重下属和患者，不要得到什么就自以为了不起，这样很不好；不要弄虚作假，有的人为了某种名或者利去弄虚作假，专搞表面文章，不去钻研，不去扎扎实实地把事情做好，这样也是不好的。所以，作为一个好的学生要品德好，对老师不能过河拆桥，对周围同志都要团结一致，把事业做好，这样才能成功、成才，急功近利、道德缺失的人，到最后，吃亏的还是他们自己。

在“才”方面，敬业、肯钻研是廖万清的首选标准。能够考上第二军医大学附属长征医院的研究生，学习能力基本毋庸置疑。但廖万清却说，尽管有的同学成绩非常好，但对皮肤病或真菌病学却并不“感冒”，对于这部分想去大内科、大外科发展的同学，廖万清并不勉强，不会强迫他们选择自己并不感兴趣的研究方向。他常告诫学生，没有对寂寞的耐受力和充分的心理准备，就不要搞真菌病学研究。一旦选择了这个专业，就要老老实实做，夯实基础。

他也常常对学生说，年轻人应该多学习，学习过程中一定要把本专业的知识学好，因为如果不学习好本专业，科研基础就不牢，今后的工作会变得非常困难；只有把基础打扎实了，才容易在后面的科研中取得成果。

他常常向自己的学生提起学校另一位老师的学生，这位学生毕业 5 年内发表了 40 多篇 SCI 论文。但是起初,这位学生是临床医学的研究生,对研究生期间主攻的方向并不在行,“但不懂没关系,可以学!”

廖万清说,尽管对皮肤病有着浓厚的兴趣,但从事学术研究,归根到底是一项非常艰苦的工作。每次在科研攻关的紧要处,他总是“食不甘味,夜不能寐”。有时晚上很晚才睡下,第二天一大早又起来继续工作,因为“根本睡不着”;去食堂吃饭时,平时喜欢的饭菜吃到嘴里也不知道是什么味道,因为脑子里想的全是当前的难题。这种状态一般会持续到难关被攻克。

“搞科研就像爬山,爬到山顶发现不对可以下来再爬。研究生要多学习、多观察、多实践,认真仔细地去做科研,必定会有收获!”

二、善于收集临床资料的导师

在第二军医大学及其附属的长征医院里,拥有一批医学大家。每年,一批批年轻人来到这里,在优良学术氛围的熏陶下成长,内心的热忱被激发,体悟着怎样成为一位优秀的医生或是出色的科研工作者。每个导师的言传身教真诚而鲜活,让学生感受到一种独一无二的个性力量。在一对一的交流中,学生慢慢地被触动、唤醒、成型,一代一代传承共同珍视的理想。

现任上海交通大学附属新华医院皮肤科主任的姚志荣是 1990 年考入长征医院的。出于对真菌学的好奇,姚志荣选择了真菌病学作为研究方向,廖万清成为了他的研究生导师。

初来乍到,导师的一个习惯让姚志荣印象深刻——及时收集临床资料。只要是自认为有价值的临床病例,导师都会在第一时间及时收集起来,为接下来的科研做铺垫。对于这一点,姚志荣钦佩不已。

以如今的眼光来看,临床医生重视科研是一件平常的事,但在20世纪八九十年代,能做到这一点却并不容易。姚志荣说,20世纪80年代中后期,经历了十年浩劫的教学科研事业才真正走上正轨,“在当时,如果一位临床医生不但具有科研的思维,还能用这种思维去解决临床问题,这是非常超前的。”

姚志荣提到,临床医生工作繁忙,天天都在干活,时刻都在写病历,思考的机会相对较少,“而一旦思考少了,匠气就重了。导师廖万清这种将临床与科研相结合的超前思维,使我们得到了对一个病人进行深入研究的机会。”他说:“在中国有相当多的医生,临床水平也不错,可当一名医生回过头来看自己做了什么,他会觉得,我除了看病,什么也没做,就是因为他们不注意收集资料。但廖教授就不一样,他把临床和科研紧密地结合起来,这从他《真菌病学》那本书上就可以看出来,很多照片都是原创性的。在国内,有的医生可能也很有名,但他的工作可能只对自己有用,或者对周围少数几个学生有用,并不能普及开来。而廖教授在真菌病学方面的贡献是很实在的,是看得见摸得着的,对其他人有借鉴意义。”

但姚志荣也承认,起初他对导师及时收集临床资料这个习惯并不以为然,然而,一次跟着导师查房的经历彻底改变了他的看法。

那天,廖万清在查房时发现了一个腊叶枝孢霉的病人,这是一个非常罕见的病例。在处理完病人之后,廖万清叮嘱学生姚志荣,尽快把这位病人的临床资料都收集好。姚志荣却悠哉悠哉,心想:这个病人反正还得住在这儿,跑不了,快到中午下班时间了,我肚子也饿了,先回去吃个饭,到时再慢慢收集。

谁知,事情并没有按姚志荣想象中的那样发展。病人是从农村来的,家境贫困,无法承受高额的医药费,见短时间治疗后不见效果,两三天过后便拍拍屁股走了。在那个没有手机也没有电话的年代,加之入院时没有登记病人完整的联系方式,姚志荣和病人彻底失去了联系,收集资料的愿望也彻底落空。

事后，廖万清并没有暴跳如雷地批评姚志荣，只是平静地告诉他：“不要以为一切都会按你想象的那样，任何情况都会出现。”错失了一个珍贵的病例，姚志荣追悔莫及，联想到此前导师经常会亲自跑去手术室收集标本，这时的他才真正理解了导师的良苦用心。

如今，姚志荣在皮肤病临床与研究工作方面取得了不俗的成绩，自己也带了一批又一批的硕士研究生和博士研究生，但他始终不忘导师廖万清的教诲，“一定要重视临床研究资料的收集和整理”也成了经常挂在他嘴边的话。在他和科室同事的共同努力下，新华医院皮肤科现在已成为集医疗、教学和科研于一体的上海市重点学科，皮肤方面的少见病、罕见病病例资料收集齐全，不仅对学生有教学上的指导意义，对全国的同行也起到了借鉴作用。

临床到科研、科研到理论紧密结合，把临床中碰到的问题带到实验室中解决，并使之上升为理论，再用理论指导临床，周而复始，循环往复。作为导师，廖万清以自己的言传身教，让学生们获益无穷。

三、高瞻远瞩的老先生

廖万清学识渊博，但却从不会故步自封。在学生们的印象中，导师时刻保持着对新鲜事物的敏感，注意现实问题与学术发展的情况，不断进行知识积累、比较研究、借鉴启发，逐步“发酵”，得到“顿悟”。廖万清不仅倾其所有帮助学生，培养学生们的治学兴趣和创新思维，而且引导学生们瞄准研究前沿、挑战世界难题，以前瞻的理念启迪未来。

在很早的时候，廖万清就意识到，当今的学术交流是世界性的，想要对外交流，就必须学好英语。为了能与国际同行进行交流，廖万清不断地学习英语，同时他还鼓励所有的研究生多用英语交流，并为学生们营造了一个学习英语的良好环境。

对于自己的学生，廖万清有个要求——研究生在读期间必须要发表SCI论文。SCI是国际公认的反映基础学科研究水准的代表性工具。世界上大部分国家和地区的学术界都将被其收录的科技论文数量的多寡，视为一个国家基础科学研究水平及其科学实力的指标之一。在导师廖万清的眼中，用心于SCI论文的写作和发表，一方面能够提高学生的科研水准，另一方面也可以使得科研与国际接轨。

英语写作是发表SCI论文必过的一关，也向来是学生们的心头大患。英语不是我们的母语，而大部分SCI期刊，尤其是影响因子很高的那些期刊基本都是英文的，从编辑到审稿人也都是。因此，要想发表论文并非易事，必须跨越语言的障碍。但廖万清告诉学生要克服畏难情绪，他说，对于专业较强的科研人员来说，SCI论文的内容有时倒不是最大的问题，“其实如果你钻研进去就会发现发表SCI论文并没有想象中的那样困难，但如果不钻研就很难”。他鼓励学生在课余时间多读一些科技论文写作技巧的书，花大力气提高英文写作水平。

如今在美国伊利诺伊大学芝加哥医疗中心工作的苏飞腾是廖万清最早期的研究生之一。1986年大学毕业后，他被免试推荐为廖万清的硕士研究生，进行临床真菌病学的研究，在长征医院良好学习氛围的熏陶下，他的英语水平得到了快速提高。

1989年，长征医院皮肤科收治了一位荷兰籍的病人，苏飞腾和廖万清的另两位研究生李竹青（现任职于美国国立卫生研究院）和温海（现任第二军医大学附属长征医院皮肤科教授）担任了翻译工作。正是由于长期的英语学习，翻译工作顺利完成，对这位外宾疾病的诊断和治疗也非常成功。

现任广东省武警总医院皮肤科主任的杨阳2002年到廖万清身边攻读博士学位。在他的印象中，老师与人为善，对待学生的工作学习

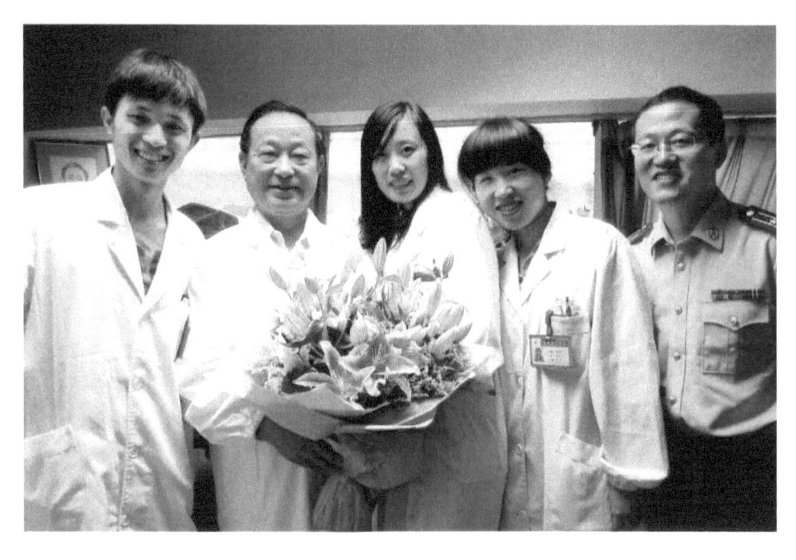

教师节，研究生给廖万清院士献花

从来没有用过刻薄的言语，而学生从他平等如朋友般的交谈中，感受到的是老师治学的严谨和时刻关注国际医学前沿的思维。

一次汇报工作，杨阳提到了“白色念珠菌”，导师廖万清马上打断了他：“不对，现在的国际命名规则已经改为‘白念珠菌’了。”

杨阳心想：一字之差又有多大区别呢？但是不久之后一次不经意的期刊翻阅让他发现，正规的期刊投稿里都已经采用了“白念珠菌”这个命名了。

作为一位医学大家，廖万清意识到了医疗科研工作需要国际化的视野，一个没有忧患意识的医学专家在竞争中注定要失败。因此，他时刻关注医学发展动态，永追医学前沿。同时，他也毫无保留地把自己的学识传授给年轻人，指导学生在自己开辟的道路上“青出于蓝而胜于蓝”。他以诲人不倦、润物细无声式的教育方式，引领着下一代医学大家的诞生。

四、学生们的引路人

导师对于学生发展的影响，不仅是在学术上加以指导，更重要的是在人生观和价值观上影响学生的为人。在学生们前进道路上面临关键抉择的时候，廖万清总是适时地给予指引，给他们提出合适的建议。

在姚志荣看来，一个人的一生要走过很多“十字路口”，一个弯转错了就很难回到过去重新开始，因此道路的选择至关重要。人生中有太多的机遇、变迁，甚至有无限的偶然性，国家的发展、社会经济的变迁，乃至家庭中的细小问题都会引人转向，甚至改变一个人的命运。“导师之所以能被称为导师，关键在于他能够在人生的岔路口给予学生指点和引导”。姚志荣说，回顾自己的经历，有几次重要的“十字路口”，在这些人生的关键时刻，他都幸得导师廖万清的指点迷津。

1993年，姚志荣面临研究生毕业，找工作成为摆在面前的当务之急。1985年城市经济体制改革后，经商、赚钱成为了寻常百姓关注的焦点。商品经济的浪潮也冲击到医院这个救死扶伤的宁静之地。姚志荣也开始变得有些躁动——当时，相比南方的一些率先开放的城市，上海医生的收入相对不高。因此，姚志荣的第一选择并不是留在上海，留在长征医院，他的目标是广州。

得知了学生的想法后，廖万清主动找姚志荣见面谈心，他的一句话让姚志荣直到今天都没有忘记，“要把眼光放长远，不要光看现在”。姚志荣对导师的点拨满怀感激，他说，如果当时离开了上海，离开了长征医院这个学术氛围相当好的医院到南方去了，那后来的发展就没法预测了。

现任南京军区总医院皮肤科主任的桑红读研究生时期的导师就

是廖万清。在研究生的课题选择上,她需要在真菌病学和性病学之间做出抉择。虽然一直都喜欢真菌专业,但是桑红心想:真菌课题越来越深,越来越难,万一搞不好还会导致感染。表达了自己的想法后,廖万清语重心长地从大的医学范畴和真菌研究在各行业的应用前景,阐明真菌研究的重要意义,从研究起点等多方面对学生进行了耐心地引导,指出真正专业研究真菌是不会有危险的,怕的只是不专业。

廖万清告诉桑红:“要真正搞好真菌方面的科学研究,必须具备扎实的微生物和真菌理论基础。”为了让学生们打好基础,他积极协调,亲自给学生们联系到复旦大学作为外校学生旁听,还联系复旦大学微生物系知名教授,请他业余时间亲自“开小灶”,创造尽可能好的学习条件。课程结束后,廖万清要求学生与复旦大学微生物专业学生一起进行专业课程考试。

当年,正是导师的一番点拨让迷茫中的桑红不再彷徨,坚定了她选择真菌方向的信念,自此她就沿着这个研究方向一直朝前走。研究生毕业后,桑红来到了南京军区总医院皮肤科工作,廖老师经常到南京来开会或讲课,百忙之中仍然常会约见桑红,关心她的学习、科研及工作生活情况,让她备受鼓舞。

转眼间将近20年过去了,在导师的关心指导下,桑红参与了导师主持的全军“十二五”重大课题,还获得军区重点课题;获得省部级二等奖两项及三等奖一项,“十一五”期间获得“江苏省医学重点人才”称号,在真菌学专业相关杂志发表SCI论文,并主编真菌学专著一本。

五、不凡医者仁心路

从医几十载,廖万清培养的博士生和硕士生很多已成为我国皮肤科领域的中坚力量。在学生们的心里，导师不仅有着一手回春的医术，更是有着一颗医者仁心。学生们常常听见老师这么说："看病是人文医学，是人与人之间的沟通，一定要关心病人、爱护病人、热情接待病人。病人没有高低贵贱，医生要定好位，对病人要有信心、耐心和爱心"。他在工作中一点点积累起来的对病患的感情，潜移默化地影响着几代学生。

1997 年的一天，河北省无为县的一位普通农民走进了廖万清的诊室。三十多年来，他一直忍受着病痛的折磨，整个右下肢皮肤化脓溃烂，终日散发恶臭，连家人都不愿意与他接近。他几乎倾家荡产跑遍了北京、南京各大医院看病，都没有明显治疗效果。他不甘心自己就这样度过余生，辗转找到了廖万清，抱着最后一丝希望来到了上海。

廖万清为老农做了详细检查，仔细研究了病人的资料，给出了明确诊断——着色真菌病。这是一种由暗色孢科真菌引起的皮肤、皮下组织和内脏的感染，病程长，常常会像这位老农一样，数十年不愈，重则造成残疾甚至危及生命。

当这位老农听说治疗的医药费需要数万元时，刚刚燃起的一丝希望彻底破灭了，他打算放弃治疗。廖万清看在眼里急在心上："不治疗的话，他不仅干不了农活，这一辈子也就废了。医生的天职就是治病救人，我怎么能忍心见死不救？"他默默对自己说，一定要想方设法让病人不仅能看得好病，也要看得起病。

为了这个素昧平生的农民，在治疗的过程中，廖万清一面与药厂联系提供免费药物，一面向医院申请减免老农的部分治疗费用，还号召大家和他一起为这位老农捐款。两个月后，当老农病愈出院时，许多病友们在廖万清的感召下，都自发地为老农捐款、捐物并购买返乡车票，场面感人。

廖万清的学生回忆道，当你看到，老师对病人谈话，总是面带笑容、亲切地握着病人的手，体检时那样手轻，还时时问病人痛不痛、有

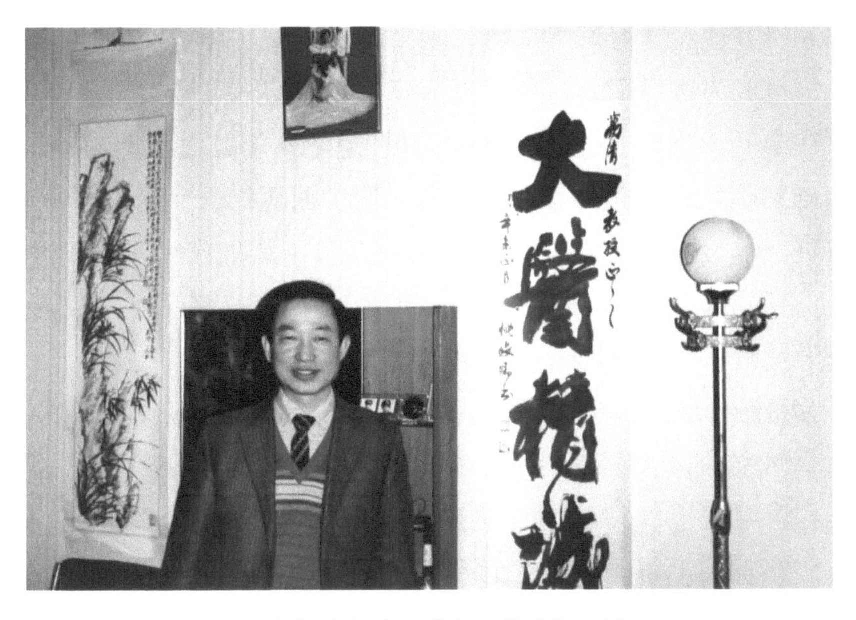

被治愈的患者送“大医精诚”字幅

什么感觉的时候，你也会有样学样；当你看到，为了多看几个病人，早就该下班的老师主动加班，就会发现，“敬业”“奉献”再也不是口号、标语。

六、推广真菌病学继续教育

1989年，廖万清从老主任邵经政手中接过了长征医院皮肤科主任一职。他的目光不再局限于长征医院皮肤科的发展，在全国范围内推广真菌方面诊断治疗的经验成为了他的心愿。在彼时的真菌学领域，癣病是科研的热门方向，而深部真菌和包括曲霉、青霉等在内的霉菌则不被研究者重视，加上这方面的教科书和专著较少，国内在深部真菌和霉菌方面的基础较为薄弱。廖万清早就发现了这个问题，因此在上任之初，他便向全国真菌学专业委员会申请，举办皮肤真菌基础和临床研究进展学习班。

这也成为日后廖万清传播真菌病学知识的第二课堂。

在廖万清担任主任的十年时间里，他总共举办过十期“皮肤真菌病基础和临床研究进展讲习班”和一期中西医结合治疗皮肤病国际学习班。学习班的学员来自全国，既有来自一线的临床医生和检验人员，也有医学院校皮肤真菌学方向的学生。如今，该项目在我国皮肤性病学及医学真菌学同行中已享有盛誉。

紧密结合临床，动态追踪前沿是这个学习班的目标。国内外知名的真菌学家，如吴绍熙教授、徐德强教授等的加盟，为讲习班增添了光彩。在讲习班上，廖万清和其他主讲老师着重普及医学真菌知识，使学员能够直接了解国内外医学真菌的最新进展。课堂采用英文和中文双语教学，在医学真菌的专业名词上与国际保持同步。

讲习班采用课堂教学形式，系统讲授真菌的分类和命名、真菌的鉴定、各种真菌的生物学特征、与临床相关的真菌感染、抗真菌药物研究最新进展等，让学员掌握医学真菌基本理论和知识，为他们在临床工作中实际应用奠定坚实的基础。

为了在有限的时间内完成一定数量的教学内容，讲习班通常采用白天授课（多媒体教学）和夜间实习（直接镜检、培养、镜下形态学观察）相结合的方式，内容充实，时间紧凑。晚上一般是实验室操作时间，在实验室，学员们进行真菌实验室基础、常规操作及常见真菌的镜下观察等实践，对常见真菌的具体形态特征进行镜下观察，对培养基制作、接种和小培养观察等进行实际操作，这加深了他们对医学真菌学的直观认识，使学员能够独立鉴定常见真菌菌种。

徐德强教授曾受廖万清之邀，前往江西龙虎山、河南洛阳等地参与讲习班，为学员们讲授自己熟悉的微生物分类学等方面的知识。他回忆道，学员们的学习热情非常高，好多医生听完课后还来到自己的旅馆、宿舍里交流讨论，提出疑问。

除此之外，廖万清还举办过中西医结合治疗皮肤病的国际学习

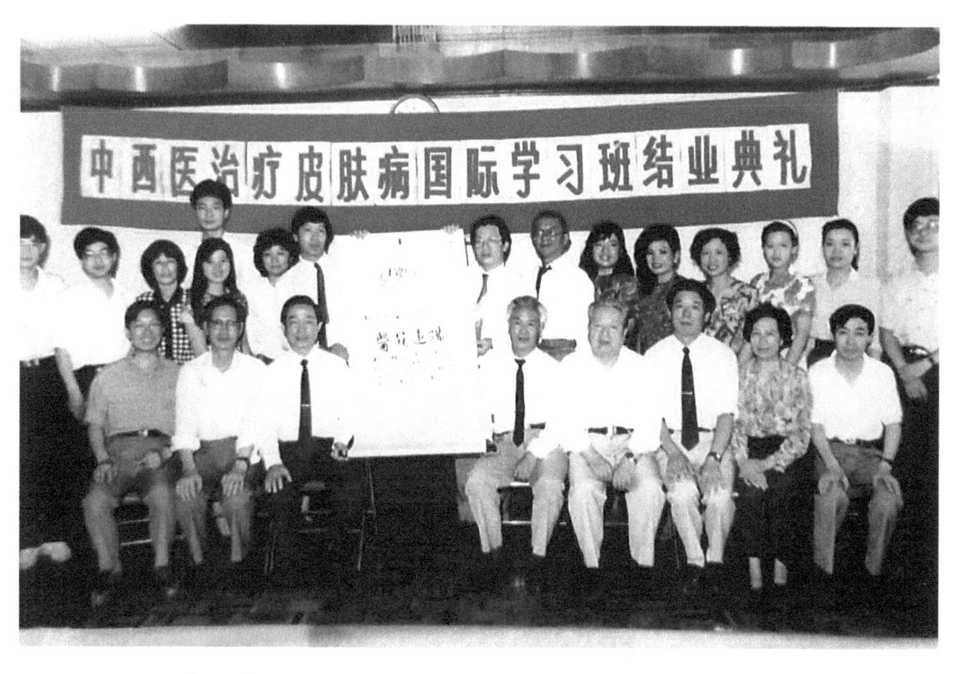

廖万清院士(前排左三)组织中西医结合国际学习班

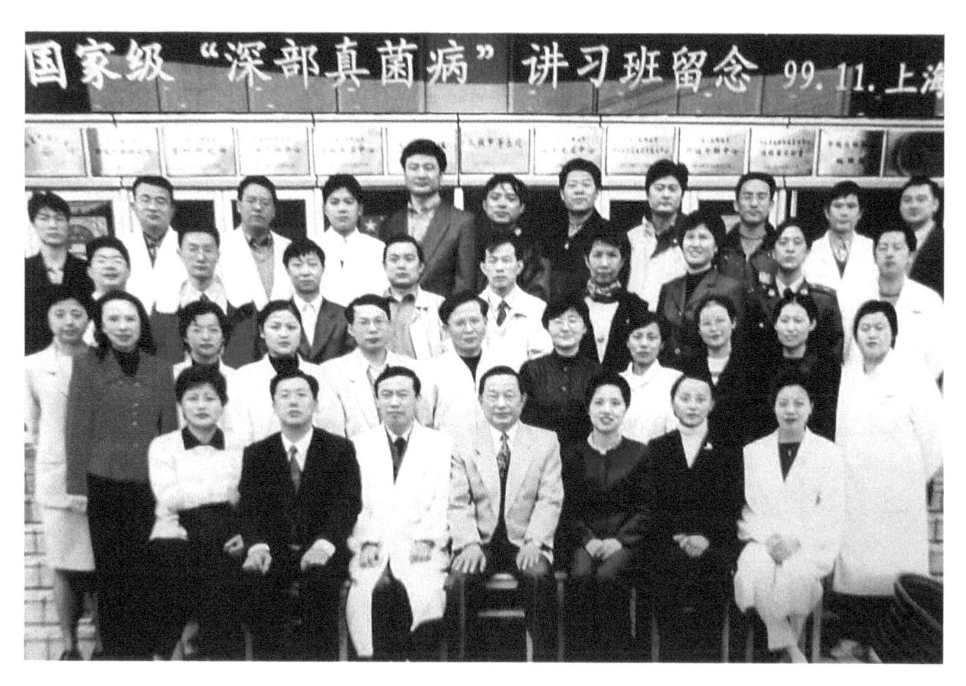

1999年廖万清院士(前排右四)组织举办“深部真菌病”学习班

班。2005年开始,为了适应网络发展和数字化时代医学教育需求的特点,廖万清还开办了“好医生网”的网上医学视频学习讲座,向广大医务工作者提供关于皮肤病和真菌病的教育教学影音服务,讲座视频受到同行的热捧,点击次数达到近4万次。各种形式的讲座和学习班大大促进了真菌病学诊疗新进展在全国的推广。

第二十一章 国际交流的使者

1978年，全国科学大会在北京召开。“科学技术是第一生产力”的论断给了廖万清极大的震撼。他心潮澎湃，备受鼓舞，如同时任中国科学院院长郭沫若的闭幕词一样的感受——“科学的春天”来了。

经过多年的研究和临床实践，中国皮肤真菌病的科研成果何时才能走出国门？

机会终于来了。20世纪80年代中后期，廖万清得以到世界各地参观、访问。从一个国家到另一个国家，从一所医院到一家研究所，看的东西越多，廖万清的心里就越难受：真是不看不知道，一看吓一跳。“走出去看看，我们确实落后了。”这是廖万清出访回来后反反复复说的一句话。

1986年，廖万清到新加坡探亲。站在新加坡的土地上，他被眼前一片繁荣的景象惊呆了。1941年，他从新加坡被父亲送回国内，那时的新加坡还一无所有。此时，廖万清的感受已不仅仅是震惊，更多的则是痛心：我们耽误的时间太久太久了。

正如邓小平同志在全国科学大会开幕式讲话中所指出的那样：“认识落后，才能够去改变落后。学习先进，才有可能赶超先进。”异国的访问和参观，带给廖万清的刺激是强烈的。带着对西方文明深刻的思考，廖万清开始设计他心中的蓝图。

一、参加国际大会的最初经历

1986年11月，廖万清结束在新加坡的探亲，于11月28日路过中国香港，参加了在那里举行的第一届亚洲皮肤科学术会议暨亚洲皮肤科学会成立大会。亚洲皮肤科学会每四年举行一次皮肤科学会大会，这是亚洲地区皮肤科领域最具代表性的学术活动。

初次与亚洲顶尖级的皮肤科专家交流，廖万清心里没底。是啊，紧闭了那么多年的国门，不知世界发展到了什么程度。他有点儿失去自信——这是自己第一次参加国际学术会议，还要在大会上发言。他不放心自己的外语，不放心自己的论文，不放心自己应对提问的能力。他深知：参加大会不是代表个人，而是代表着国家。即便是在新加坡探亲的两个多月，他也坚持改论文、整理材料、听录音、练口语，生怕给中国皮肤科医生抹黑丢脸。

对于这次会议的感受，廖万清更愿意用"震撼"来形容。1986年，中国皮肤病学的发展与亚洲和世界还有很大的差距。

这次会议也让廖万清看到了自身的不足。英语通常都是国际学术会议的官方用语，这次亚洲皮肤科学术会议也不例外。在大会宣读论文环节，每位报告人因为时间非常有限，因此就会用正常语速甚至是偏快的语速进行报告，这让廖万清一时间难以适应。廖万清反思，究其原因还是自己的英语功底打得不牢——以前跟老外交流时，因为不存在时间限制的问题，所以对方通常都会放慢语速。而这次大会上，虽然书面的英文资料都能看懂，但有些报告确实没有听明白，学习效果受到了一定的影响。

会议结束回国后，廖万清没有因所见所闻而沮丧，反而在回国后更加充满干劲，他对中国皮肤病学科发展的前景踌躇满志。

1987年5月24~29日，第17届世界皮肤科大会（17th World Congress of Dermatology）在德国柏林举行，这是国际上规模最大的皮肤科学术会议。这也是廖万清第一次走出亚洲，真正走上了世界皮肤病研究的舞台。与他同行的还有中国医学科学院皮肤病研究所的吴绍熙和国内著名的皮肤性病学家王光超等30人。

在为期五天的会议中，廖万清亲身体验了一番原汁原味的国际学术会议——会议秩序井然，代表发言时，会场鸦雀无声。每一位代表发言完毕，全场都会响起长时间的热烈掌声，掌声中饱含真诚。会议学术气氛浓厚，讨论热烈，每一位想提问的人都是自己离席，在会场中央的一个话筒后面排队，一个一个提问题，非常有序。在会上，各国的专家代表分享了各国的罕见病例，讨论了病理报告及对于不同症状的不同治疗方法。这些病例和治疗方案在国内的教科书上廖万清从来没有见过，专家之间的交流分享让廖万清感觉非常新鲜。

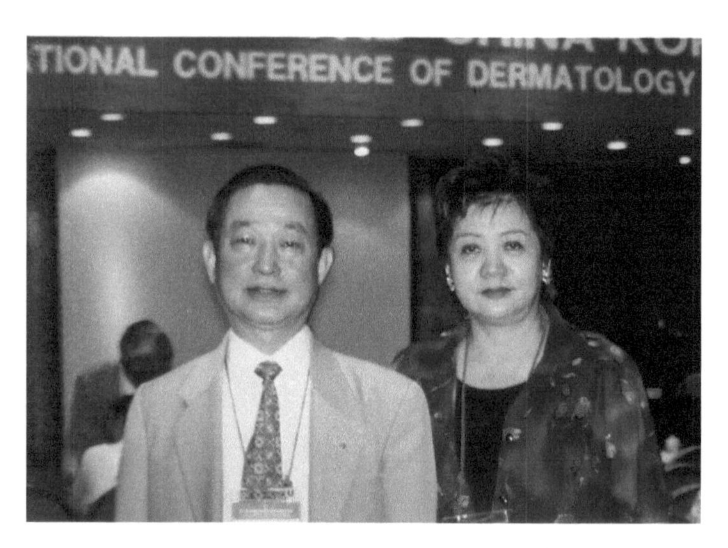

廖万清院士与朱忆敏博士在会议期间合影

从那以后，廖万清几乎每年都会有机会前往美国、英国、澳大利亚、日本、法国、韩国等国家参加皮肤科的学术会议。通过这样的会议，廖万清也结识了一批世界各国的皮肤病专家。“参加国际学术会议打开了我们的视野，让我们看到了国际同行们是如何思考的，国际上皮肤病学科的发展状况。”廖万清认为：“我们后来在皮肤病学研究方面所取得的一些成果正是从这里开始的。”

凭借日臻成熟的科研水平和越来越多菌种的发现，廖万清在全世界皮肤病学界的名气也越来越响，一系列的荣誉和国际任职也纷至沓来：

1996 年 10 月，他作为会议主席出席第二届东南亚 - 西太平洋地区儿童皮肤科大会；

1996 年 11 月，他担任第一届中韩皮肤科真菌病学会议副主席；

1998 年 7 月，他作为主席出席第四届中日国际真菌学会议学术委员会；

1999 年，他作为副主席出席第二届中韩皮肤科真菌病学会议；

2000 年 7 月，他受邀成为第十四届亚澳皮肤科大会国际顾问团和主席团委员兼会议主席；

2001 年 1 月，他担任第二届亚太区医学真菌学及第五届中日国际真菌学会议副主席；

2001 年 7 月，他作为秘书长出席第一届中英皮肤科真菌病学会议；

2004 年，他作为秘书长出席第四届中韩皮肤科真菌病学会议；

2012 年，他领导的上海市医学真菌分子生物学重点实验室还在上海成功举办了“国际医学真菌学高峰论坛”，他本人担任大会主席。

无论是参与还是举办国际会议，都为皮肤病学、医学真菌学的国内外交流做出了贡献。

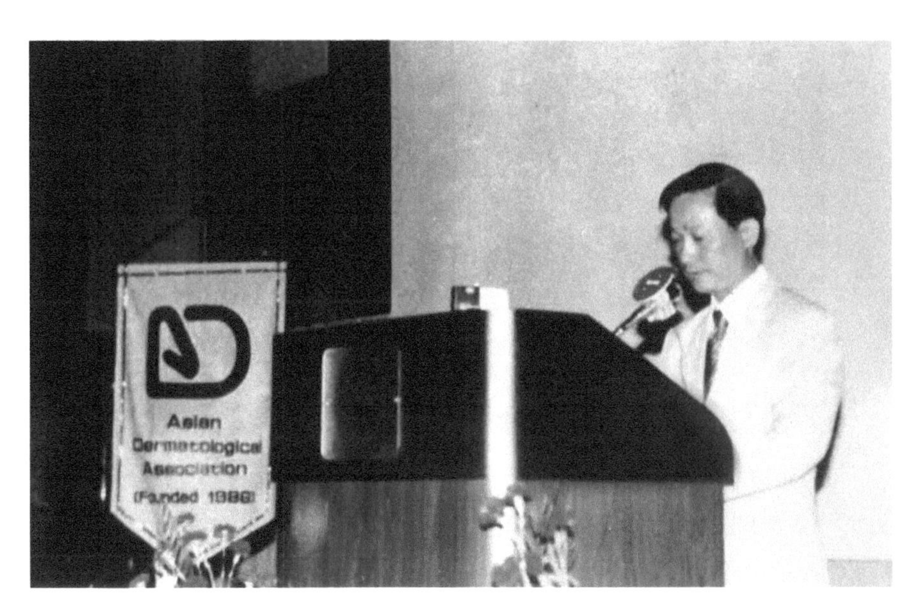

1986 年，廖万清院士在中国香港举办的亚洲皮肤科会议上演讲

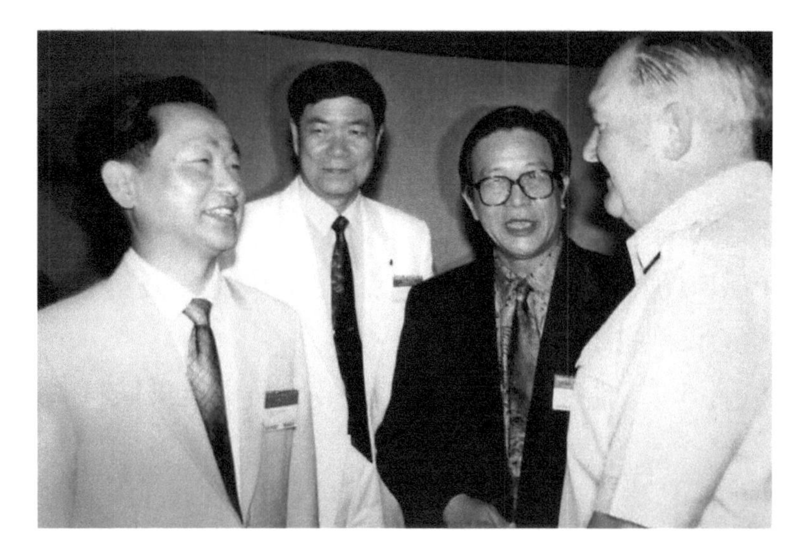

廖万清院士在比利时与杨森保罗博士交流（右起为陈洪铎院士、傅志宜教授、廖万清院士）

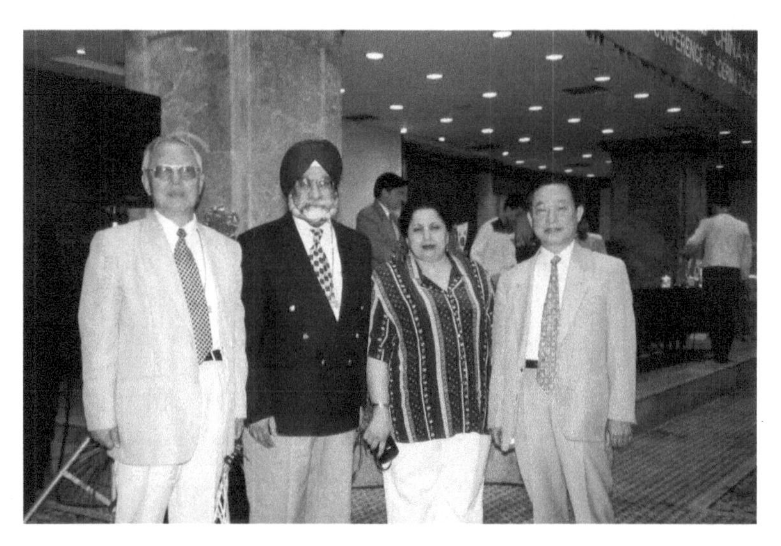

1999 年，廖万清院士参加学术会议（左起为吴绍熙教授、加拿大 A.S.Sekhon 教授夫妇、廖万清院士）

Dermato -Therapeutic Update'93
International Symposium, May 2nd-7th 1993
Nusa Indah Resort &BICC-BALI

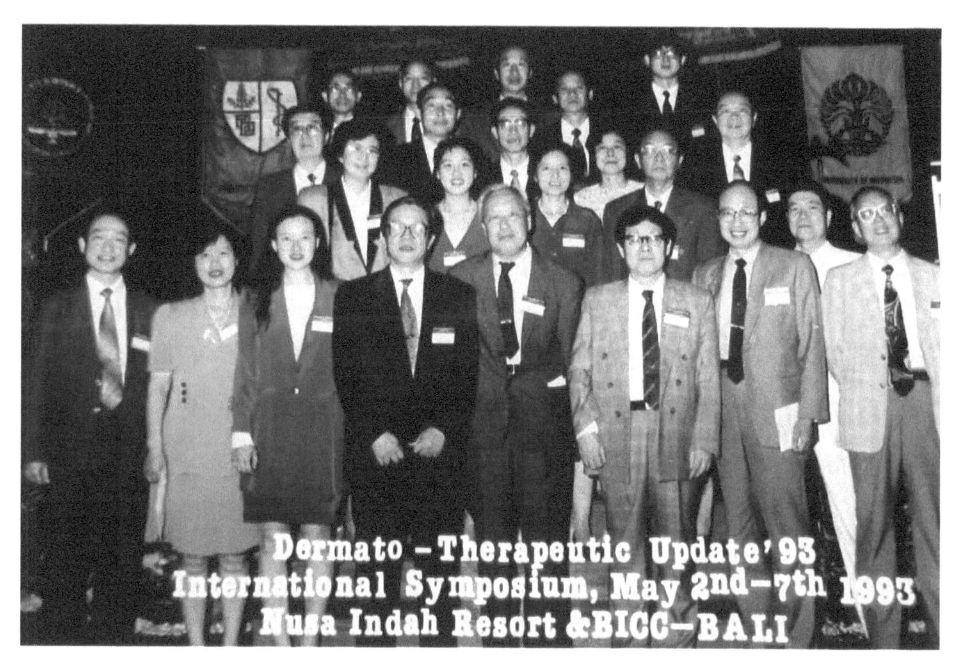

1993年，廖万清院士在印尼巴厘岛参加国际学术会议（前排左四陈洪铎院士、右一吴绍熙教授、左一廖万清院士）

二、带动学生国际交流热情

国际交流的日益频繁使得廖万清能够时常走出国门，接受最前沿科研的浸染。随着科研成果的不断产出，廖万清在国际皮肤科领域也逐渐声名鹊起。

美国、德国、法国、西班牙、捷克、马来西亚、委内瑞拉等国的有关专家相继来函索取资料，他也多次应邀出国参加国际学术会议，并多次担任会议主席、副主席、秘书长。他是“杨森科学研究委员会（中国）”皮肤科分会最年轻的委员，是20世纪90年代初“世界人和动物真菌病学会”里唯一的中国会员，也是中国军队系统里唯一的“亚洲皮肤科学会”会员。1999年9月，他应邀去日本，参加了第四届中日国际微生物学会议，他在会上的论文被推荐给了《国际真菌病理杂志》，获得发表。

为了让研究生们开阔眼界，每次从国际学术会议回来后，廖万清总会做个报告，介绍国外同行的新进展。

让学生们出去看看外面的世界，这也成了廖万清几次出国之后最强烈的想法之一。对于那些有学术培养潜质的学生，廖万清也尽可能地提供机会，鼓励他们参加国内外相关学术会议，走出国门，看看不曾了解的世界，并积极利用自己的学术影响力帮助学生们联系海外高校，千方百计为学生提供一切可能的深造机会，“毕竟出去可以利用国外的资源，做一些比较前沿的课题”。

李竹青是廖万清在1984年接收的第一批研究生之一。看到他的学术素养很高，廖万清主动联系到了比利时的一所重点大学，并为李竹青提供担保。

如今，廖万清所在的皮肤科每年都有博士生或硕士研究生出国学习。美国、比利时、荷兰这些国家的真菌病学研究水平较高，学生们也会在回国后将所学习到的先进技术和知识用于科研和临床工作，为国内的真菌病学发展贡献自己的智慧。

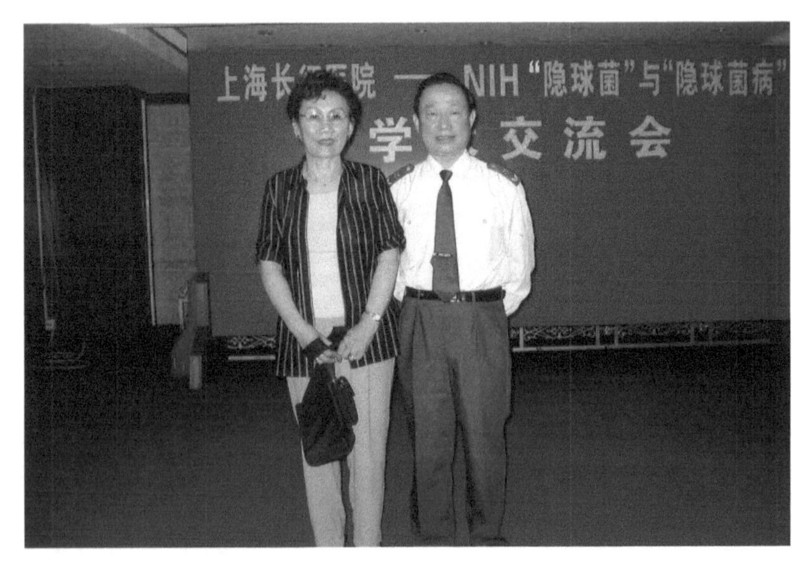

2006年，廖万清院士与美国Kwon-Chung院士进行学术交流

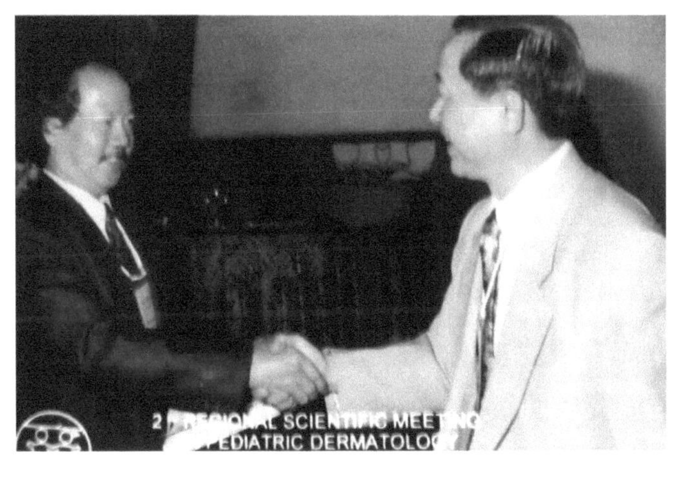

作为会议主席，廖万清院士给马来西亚皮肤科学会主任颁发演讲证书

三、医者无国界

20世纪90年代初，荷兰的一名口腔科医生发现自己的皮肤上长出了很多肿块。在荷兰国内久治不愈的情况下，患者试图通过互联网搜索，寻求国际知名皮肤科医生的帮助，中国皮肤科医生廖万清就这样进入了他的视野。

20世纪90年代初，艾滋病正在世界范围内以极快的速度传播着。听说这位荷兰患者的病老是治不好，廖万清和同事们不禁起了疑心：他会不会是个艾滋病人呢？不过诊断结果打消了廖万清的顾虑——淋巴瘤。他立刻组织其他科室的同事一起对荷兰患者进行了会诊，提出采用中西医结合的方法对患者进行治疗。很快，患者皮肤上的肿块就消失了。

这，只是廖万清救治外籍患者的一个小小案例。

从20世纪80年代开始，随着国家对外开放，各国驻华使者、外资企业、境外企业机构的驻华代表、留学生、中国定居者等长期在华居住的境外人士，以及到我国短期的商务、技术交流、探亲、旅游等境外人士的不断增加，为外宾患者提供良好的医疗服务成为需要。因为业务扎实，常有外籍人士慕名找到廖万清看病，组织上指派的给外宾诊治的"政治任务"也时有发生。

因为事关国际声誉与影响，组织上要求为外宾诊治的每个步骤、每个细节决不能出一点差错。工作压力很大，廖万清负责的每次会诊，都集中各方面专家的意见，大家开诚布公地充分讨论，尽最大的努力采用当时所能提供的最先进的诊治方法，包括使用最合适的药品。他兢兢业业，不负国家嘱托，每次会诊都能圆满完成任务，挽救病人生命的同时也取得了良好的国际影响。

在外宾医疗工作中，首要的问题就是要迫切解决语言沟通交流问题。如果没有听懂外籍患者的主诉，不知道他的症状，必然会影响到患者病史资料的采集、评估，影响对患者的诊断、治疗和护理。

在廖万清看来，接诊外籍患者，医术固然很重要，但是与患者的沟通也很重要，尤其是面对来自不同国家、有着不同文化背景的外籍患者，"如果只有 CT、B 超这些硬件技术，而没有服务，没有关心，没有尊重，医学最核心的价值，即维护生命的尊严就很难体现"。因此，在救治外籍患者的过程中，廖万清总是尽自己最大可能，与患者用英语进行准确而直接的沟通。

廖万清不仅在国内能出色完成救治外籍患者的任务，甚至在国外，他也成了抢手的"香饽饽"。20 世纪 90 年代初，廖万清前往澳大利亚参加学术会议。悉尼某皇家医院听闻廖万清的到来，邀请他参与一个关节病型牛皮癣病例诊治方案的讨论。患者是悉尼当地人，医院使用了当时最先进的环孢素为患者进行治疗，没想到却引起了免疫抑制。

澳大利亚医院的特点是病人少，但病人的资料非常齐全。在查阅了病人的病理报告后，廖万清建议病人服用中药。悉尼有很多华人，唐人街的药店可以买到所需的中药。经过讨论，院方最终采纳了廖万清的意见。

第二十二章

归侨、客家人，多重身份下的廖万清

“举头望明月，低头思故乡”。这是中国人在孩提时就耳熟能详的两句唐诗。

故乡，是一个人的出生之地、无比亲切的地方。无论远去何处的他乡异国，情感的纽带，总系在故乡这片热土上。作为院士的廖万清，同样有着这份浓烈的感情。

如潮水般无法阻挡的城市化进程，席卷了中国大地。和国内其他很多城市一样，在廖万清自幼生活的故乡梅州，高楼和水泥马路，取代了先辈们修筑的土墙和院落，田野和村庄也在慢慢消失。是的，一切都会变，但尽管世间万物风云变化，却总会有一些东西世代相传。

自1956年离开故乡，前往第四军医大学读书后，廖万清一直在异乡耕耘。由于工作繁忙，廖万清平时很少回去，阔别故乡数十载，但他却始终心系家乡。最近几年，他总是尽自己最大的可能，抽出时间，回故乡走走。对他而言，过去，故乡是他曾玩耍嬉戏的地方；如今，故乡已然成为一段回忆、一种精神寄托。

为什么要回到故乡？只有作为故乡的一份子，用族群的脐带汲取养分，才能回望过去的岁月，才能获得沉静的力量，找回初心，迎接更好的未来。

一、身为归侨，献身祖国

儿时，廖万清的父母辗转印度尼西亚、新加坡。跟那些漂泊海外的祖先一样，离家闯南洋的父亲希望在国内把“根”留住。1941年，3岁的廖万清被父母送回了广东梅县，他踏上了从印尼开往中国的轮船。对于出生华侨家庭的廖万清而言，“祖国”二字在他心中有着更为复杂而丰富的含义。

在印尼,廖万清的父亲度过了人生的最后岁月。父亲因病早逝后,廖万清靠着党和人民的关怀,借助人民助学金完成了中学的学业,并以优异的成绩被保送到第四军医大学。廖万清一直对此深深感恩,以至于在很多不同的场合,他都说过这样一句话,“我是戴着红领巾,别着共青团团徽,穿着绿色军装长大的。无论身处何时何地,我总有一个信念,我的一切是党和军队给予的,我要把一切献给党和祖国,祖国是大树,是我的根,是我的母亲,我要为祖国母亲竭诚效力。”这样的情怀使得他面对新加坡亲属和同行们的多次挽留时、面对很多国际机构高薪聘用的诱惑时,都坚定地拒绝了,并且在之后用事实向他们证明:“我的事业在中国”。

现在,身为长征医院皮肤科教授、博士生导师,还有十多项社会兼职的廖万清,虽然工作繁忙,找他看病的人络绎不绝,但他始终对归侨侨眷有份深深的情怀。每周,廖万清有专家门诊、特需门诊各一次,每次半天,一次就要接待三四十人。但不管工作有多忙,侨胞如果在看病上有什么困难,不管什么时间,只要找到他,他都会乐意抽时间为他们治疗皮肤科的疑难杂症。他说:“大家同为侨胞,侨帮侨,为侨服务,义不容辞。”

对祖国的热爱也促使廖万清积极投身科研,由此获得了一项又一项成果。

1989 年,国务院侨务办公室、中华全国归国华侨联合会联合授予廖万清“全国优秀归侨、侨眷知识分子”;1996 年,上海市归国华侨联合会、上海市人民政府侨务办公室联合授予廖万清“上海市侨界十大杰出人物称号”;1998~2003 年,廖万清当选上海市第九届政协委员。

作为归侨,他还鼓励其他侨胞回来建设祖国,他的堂弟廖王汉就是其中之一。

20 世纪 80 年代末,廖万清在事业上已经取得了一些引人注目的成绩,每次去新加坡,都能得到亲戚朋友的赞誉。他没有想到,远在印度尼西亚的叔叔有一次在《人民日报》海外版上看见了关于他的报道，叔叔指着报纸说："这不是我的侄子嘛！"并马上通过在新加坡的亲戚找到了侄子的名片，复印了一张，随后让堂弟与他取得了联系。

堂弟名叫廖王汉，是一位旅居印尼的华侨，18 岁那年从商，走上了艰苦创业的道路，最开始经营椰子食品，进而经营中国台湾、印尼部分水域的渔业生产。20 世纪 80 年代初，廖王汉创建了廖氏集团公司，除了在印尼雅加达经营五大纺织工厂外，又在中国香港等地发展房地产业。

然而，因为国内消息相对闭塞，当时的廖万清并不知道这一切。他并不知道自己的堂弟已经是一个亿万富翁，在印度尼西亚有多项投资。接到堂弟廖王汉打来的电话，廖万清非常惊讶。他们相谈甚欢，"我们一见如故，我们的观念比较一致，他对祖国很拥护，谈起中国的改革开放来口若悬河，比我还充满激情。我建议堂弟多到上海走走，了解祖国的变化。"

1990 年 4 月 18 日，时任国务院总理的李鹏在上海宣布，党中央和国务院同意上海市加快浦东地区开发，在浦东实行经济技术开发区和某些经济特区政策。开发浦东新区的消息一公布，便引起了世界的关注。内资、外资、合资金融机构，纷纷落户浦东。

廖万清及时将国家开发上海浦东新区的消息告诉了堂弟廖王汉，并告诉他，这是一个良好的投资时机。廖王汉为祖国日新月异的变化而激动，决定在上海投资。

20 世纪 90 年代初，廖王汉在上海浦东投资几千万美金，建造了胜康廖氏大厦。这是上海市政建设的重点工程之一，投资款超过 5000 万美元。胜康廖氏大厦雄踞繁华的陆家嘴金融开发区，曾是上海最好的 5A 级写字楼之一。

1997 年胜康廖氏大厦落成后，廖王汉在新加坡的招商广告这样写道：亚洲有一条经济走廊，走廊的终点是上海，上海的新兴地区是浦东，廖氏大厦就在浦东的中心。

不久，廖王汉又在北京投资建造了京文廖氏大厦，坐落于交通十分便利的北京崇文区，启用以来受到北京市政府和使用单位的好评。

在积极投资参加祖国建设的同时，廖王汉也积极支持父母亲回家乡捐资公益事业，修路、筑楼，兴建胜松小学等，爱国爱乡的崇高精神受到家乡政府和人民的称颂。廖王汉在中国的投资不断增加，对祖国的发展也充满信心，这令廖万清感到无比欣慰。

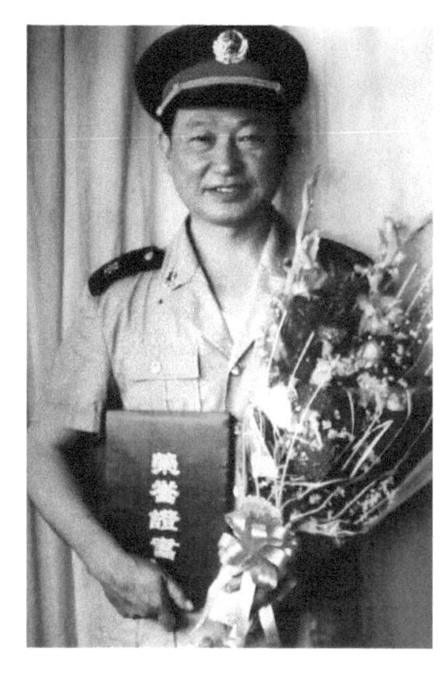

1996 年荣获上海“侨界十杰”称号

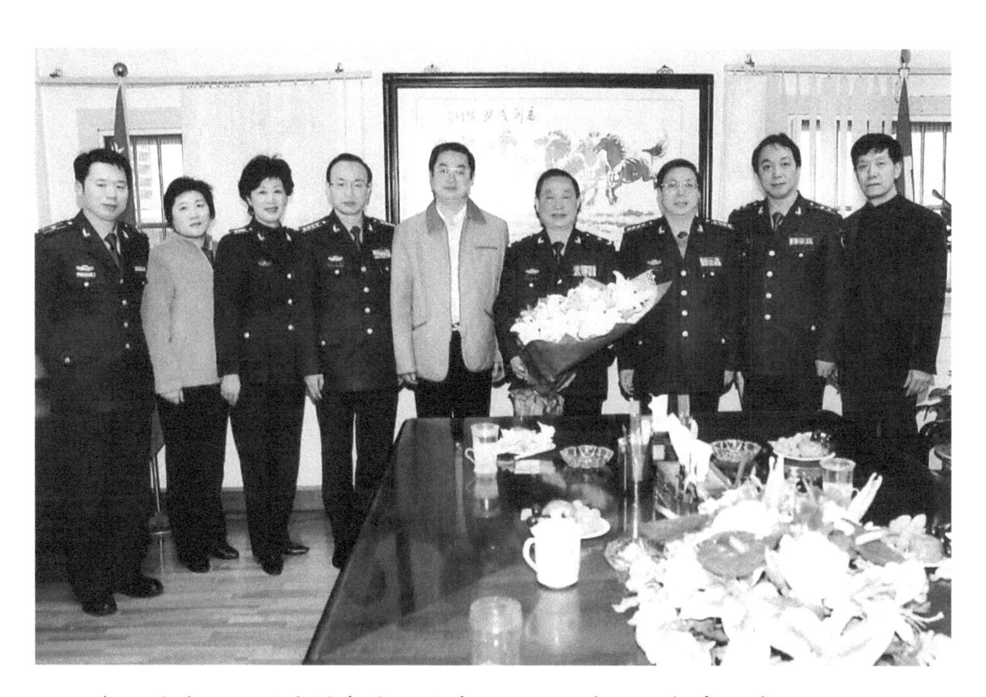

2010 年上海市人民政府侨务办公室崔明华主任来院祝贺廖万清当选院士（左五崔明华主任、右三张安祥政委、左四郑兴东院长、左三于捷主任）

二、胸怀凌云志　不忘故乡情

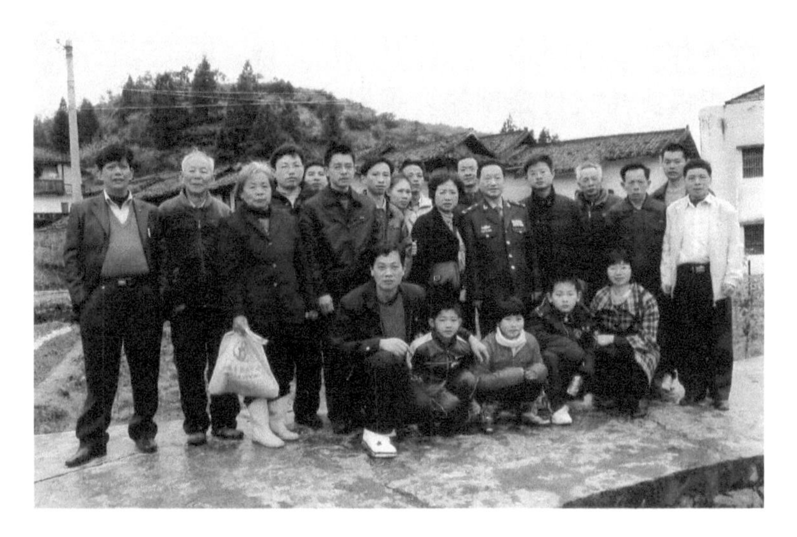

2010年春节期间廖万清院士与乡亲们合影

热烈欢迎中国工程院院士廖万清将军回乡省亲

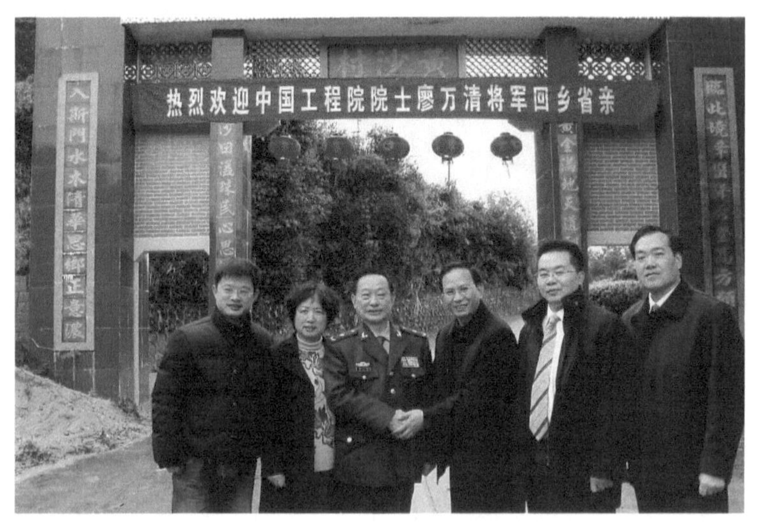

2010年春节廖万清院士回家省亲(右三副县长曾京铭、右二卫生局长曾祥伟、右一镇党委书记梁新强、左二夫人康善珠、左一次子廖锋)

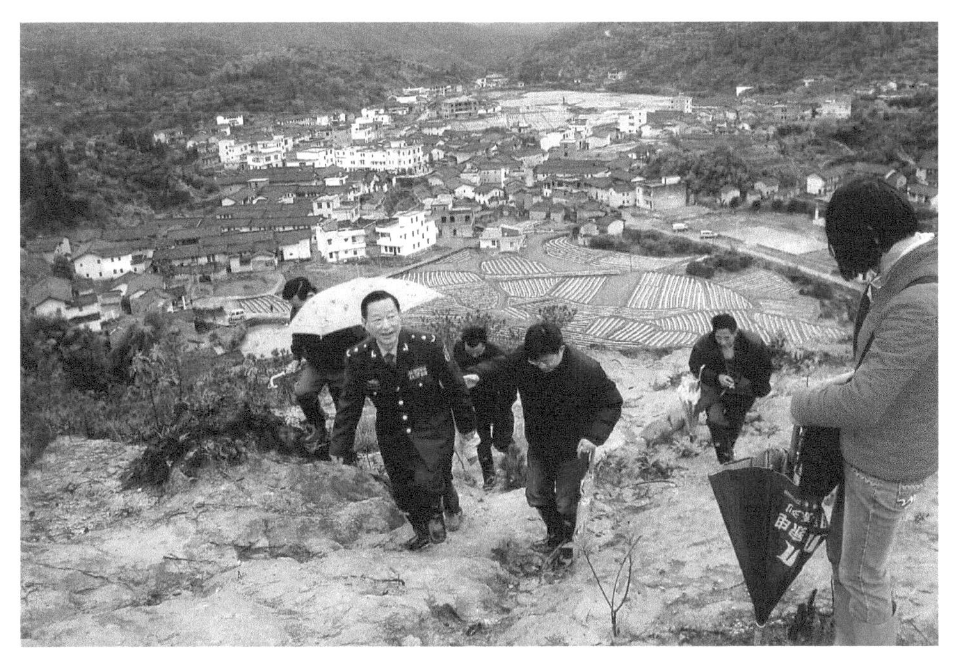

廖万清院士上山祭祖，身后为美丽的家乡

在廖万清的故乡广东梅州，流传着这么一种引以为傲的说法：

有人问："我们梅州最大的特产是什么？"答案既不是金柚，也不是酿豆腐，而是人才。梅州出才子——辛亥革命以来，梅州籍将军达545名，大名鼎鼎的叶剑英元帅、北伐名将张文、解放军中将邓逸凡等是其中的佼佼者；黄遵宪、丘逢甲、林风眠等人文大师也是梅籍客家人。

还有一个数字同样引人注目：新中国成立以来，梅州贡献了22位两院院士，其中包括中国科学院院士13名、中国工程院院士6名、梅州籍国外院士2名。

2009年，廖万清当选为中国工程院院士，成为梅州籍的第23名院士。多年来一直在异乡耕耘的廖万清，并没有疏于对家乡的关注，浓浓的乡情像一根线，始终牵着他的心。他说，自己的最大愿望就是在有生之年，能为家乡做些实实在在的事。怀着对家乡的爱，在繁忙的科研之余，廖万清始终关心、支持和帮助着家乡的经济建设、文教和各项事业的发展。

1970年12月，廖万清所在的梅县黄沙大队兴修水电站。经过七个月的奋战，水电站的基本工程和机械设备等初步宣告完善。1971年7月，黄沙大队终于通上了电，用户照明电灯不下600盏。远在上海工作的廖万清时刻惦念着家乡的建设事业，向黄沙大队汇去了20元，资助水电站的建设。

建祠堂、修公路、编族谱……此后的四十多年里，每当家乡需要的时候，廖万清总会在第一时间伸出援助之手。

2002年春天，梅县天不降雨、土地龟裂、农作物枯萎不堪，农民用电抽水抗旱保苗，但溪坑干涸、日常生活用水日趋严峻。20世纪40年代初发生的旱灾景象又重演了。

家乡旱情严重，在上海工作的廖万清和夫人康善珠闻讯，立即向家乡汇去了3000元，作为修陂蓄水、抗旱防旱、保护农作物的专款。村民深受鼓舞，非常感激。

在廖胜玉、廖万源、廖胜铨、廖胜常、廖胜栋和廖万东等人的主持下，村里重新修建了祖先留下的早在20世纪60年代初崩塌的丝芳际陂潭、早已破落不堪的石螺塘陂潭和五处圳道，以及破烂漏水的上丝芳际陂潭，这为夏天的晚造扦秧灌溉、引水耕作提供了良好的水利条件，三处陂潭可灌溉面积约三十亩耕地，受益农户占全村农户的90%。

为了感谢廖万清夫妇的及时支援，淳朴的村民们将陂潭取名为《清善陂》，并刻了竖陂志。还有村民专门为他写了一首小诗：

家族父老诗赞

——将军爱帮乡

一

将军教授博士导，
科技研究结硕果。
贡献巨大多殊荣，
桃李满园德望高。

二

将军情殷爱家乡，
祖先祠茔修筑帮。
助建文室村门路，
修筑《清善》支农庄。

——胜玉敬

2003年1月18日

2010年春节期间，阔别家乡多年的廖万清终于回到了家乡梅州。

在梅州市、梅县有关负责人的陪同下，廖万清冒着寒风冷雨，先后参观了归读公园、东山教育基地、院士广场、中国客家博物馆、客天下旅游产业园、叶剑英纪念园、雁鸣湖旅游度假村等地，并到家乡桃尧镇黄沙村、母校隆文中学、梅州中学访问。

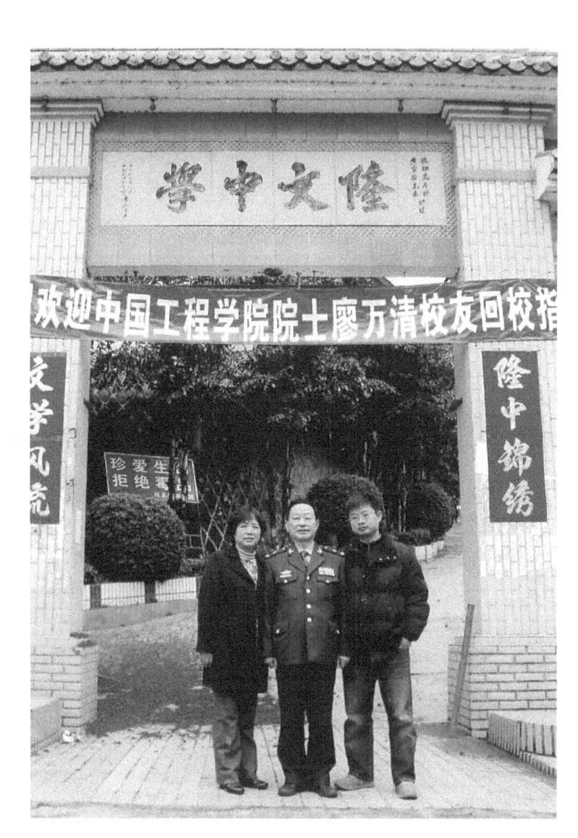

隆文中学
欢迎中国工程学院院士廖万清校友回校指
隆中锦绣
廖万清院士携家人访问母校

“梅州这些年的变化实在是太大了。”廖万清说话的语气中，更多的是自豪。

家乡的医疗卫生事业一直牵动着他的心。他深深懂得，经济和社会事业的发展，现代化的实现，需要有各方面的人才。想要让家乡变得富裕，光靠捐赠是远远不够的，应当变“输血”为“造血”。他的心愿十分朴素，“希望用我的力量，能够把家乡的医疗技术水平提高一个档次。”这次返乡探亲，廖万清欣然答应了嘉应学院医学院的邀请，担任客座教授，希望能为家乡培养医学方面的人才。

嘉应学院医学院的前身，是广东省梅州市卫生学校，这是一所有着60多年办学历史的国家级重点中专学校。在嘉应学院医学院考察时，廖万清说，广东有九千多万人口，生活条件越来越好，很重要的问题就是健康问题，“医生不是多，而是少，要培养优秀的医学人才，在这方面，我可以尽一些力”。廖万清希望能有更多的时间和机会回到家乡讲学，给年轻人讲一些自己的经验和教训，为大家提供参考。“如果需要的话，我还可以把我的研究成果拿回来给大家研究、示范。”

他还说：“梅州人杰地灵，大家努力定能共同托起新的希望。不久的将来，会有第24个、25个院士出现。只要我们努力，继续培养，一定会出现更多为国家、为人民服务的人才。”

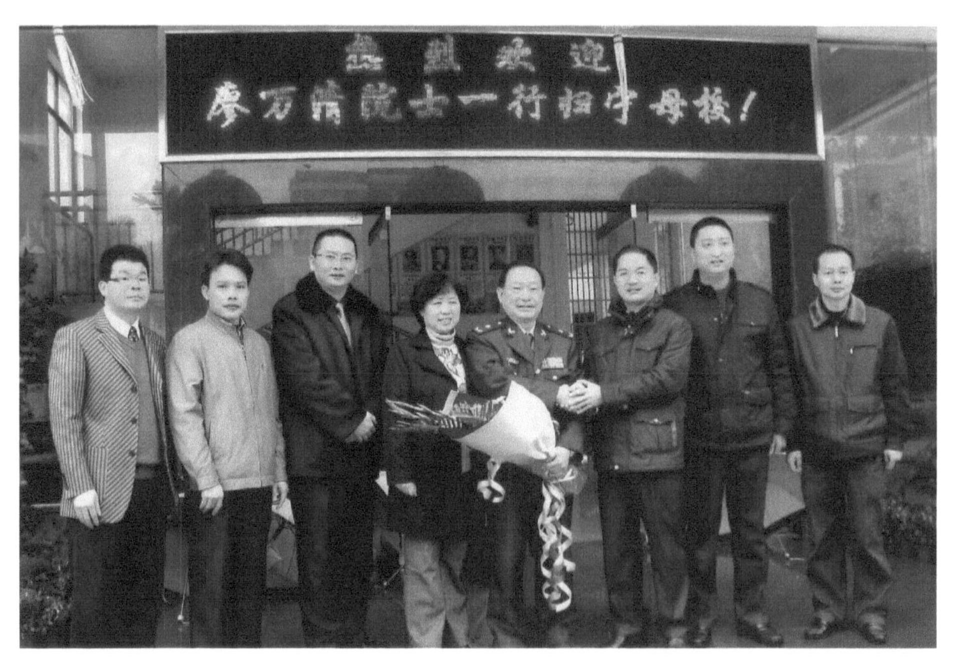

廖万清院士偕夫人访问母校梅州中学

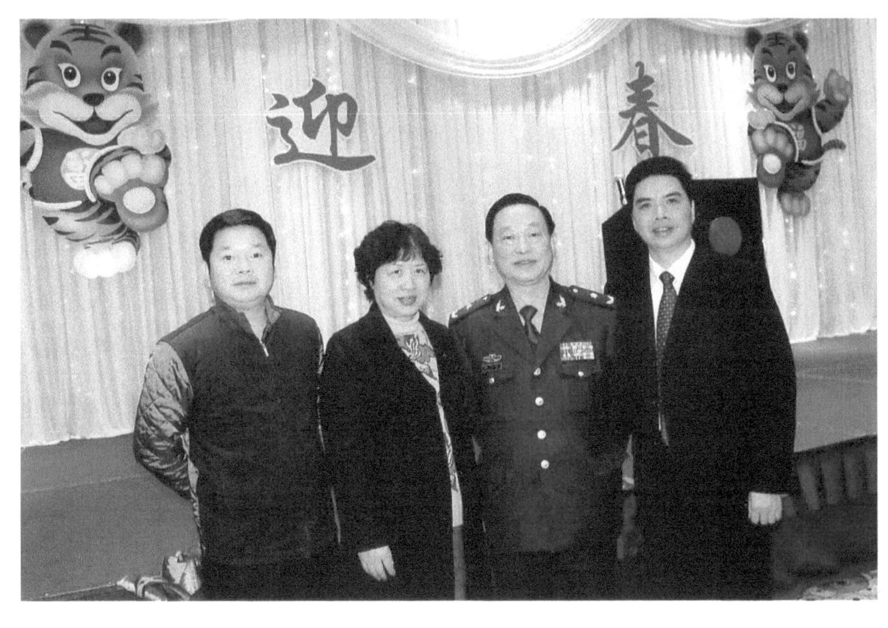

2010 年春节，县委书记李远青（左一）、县长张文广（右一）与廖万清院士夫妇合影

三、醉心科普

科学不是一个被用来欣赏的花瓶，而是需要让更多的公众理解，改变他们的生活，改变他们的未来。科学家是科学知识、科学方法、科学思想和科学精神的发现者、生产者、创建者，也应当是科普工作的“第一发球员”。

廖万清在很早的时候就意识到了科普的重要性，他愿意抽出闲暇时间“做科普”——除了接受《健康报》《家庭医生杂志》《上海大众卫生报》等媒体采访，向大众普及皮肤病和真菌病方面的知识外，他还经常深入上海的街道社区，为社区居民答疑解惑，解决他们实际生活中遇到的皮肤真菌病问题，解除他们的困扰。

对于业外人士来说，“真菌”这个名词是很陌生的，常人只知道患了痛痒难挨的脚气病，是真菌在作祟；过期的面包、雨天没晾干的鞋子、摆在桌上忘了吃的水果，几天后当上面开始出现“白毛”的时候，这就是长真菌。

其实，真菌感染导致的疾病很多。据统计，仅上海地区，每年就大约有 46.6% 的人患有不同程度的皮肤真菌病，如头癣、体癣、足癣、灰指甲等，病情症状各不相同，但多数患者会出现丘疹、水疱、鳞屑甚至糜烂。一些特殊的人群由于各种各样的原因容易引发各种“癣”类疾病，如驾驶员容易患上股癣，肥胖的人容易患上体癣，养宠物容易患上头癣。癣类疾病引起的脱屑、瘙痒、水疱等现象，常常严重地影响人们的工作和生活质量。

虽然皮肤真菌病是一种常见病、多发病，但真正遇到疑似的皮肤症状时，老百姓却不一定能作出正确的判断，不是张冠李戴，就是“对面不相识”——明明是真菌感染，却误认为是其他疾病。不少老百姓认为皮肤发痒、脚脱皮是小事，常自行购买成药涂抹，不想却发生了擦错药致使皮肤真菌病感染更加严重的事。另一种可能是，原本不是真菌感染，却一直使用抗真菌药治疗，不仅浪费金钱，更浪费时间。

作为几乎每天都在与真菌打交道的“内行人”，廖万清对真菌早已熟稔于心。漫长的研究生涯中，他摸索、推敲、钻研，磨砺出了最烂熟的真菌鉴别技术，为无数被死神追逐的患者开启了生命之门。

究竟什么是真菌？在廖万清看来，想要征服皮肤真菌病，首先需要让普通百姓搞明白什么才是真菌。

“真菌是一种有细胞核的微生物，不含叶绿素，可以产生孢子，主要靠寄生或腐生的方式获取营养，”每次向公众介绍真菌时，他总会告诉大家：真菌无处不在，从海洋到天空，从地球两极到热带丛林，都能见到真菌的活动。他说，根据现有的资料记载，世界上有真菌 160 万种以上，而我国约有 4 万多种。

他也总不忘提醒大家人类与真菌亦敌亦友的关系——大部分真菌对人类直接或间接有益，诸如虫草、灵芝、茯苓等名贵中药材都属真菌，但也有部分真菌通过感染农作物和人类，危害人类正常的生产和生活，如稻梨孢浸染水稻导致的稻瘟疫，可以使水稻减产 40% 以上。"目前已知能引起人类疾病的真菌大约有 400 多种，这些真菌包括红色毛癣菌、絮状表皮癣菌、狗小孢子菌、须癣毛癣菌等。"

有好几次去街道讲座，廖万清都碰到居民问："什么是癣？"他说，"癣"的病原菌实际上是一类真菌，它们生长于温暖潮湿的地方。足癣、手癣、头癣、股癣、体癣、花斑癣，虽然感染部位不同，但它们都是由浅部真菌感染引起的。

癣病虽小，但症状却比较复杂。由于发病的部位不同，症状也不同。比如甲癣，可以分为甲下型和浅表型白色甲癣等 5 种类型。患上甲癣，指甲或趾甲常会浑浊、增厚、变形，表面凹凸不平甚至脱落，严重影响爱美人士的手足美观。头癣可分为黄癣、白癣、黑癣和脓癣，其中黄癣俗称"瘌痢头"，是头癣中最严重的一种，可以造成永久性脱发。

在很多讲座中，廖万清都提到，发痒、流黄水、红肿，其实都是炎症反应的表现。真菌感染后，菌体会释放蛋白分解酶等毒性产物，从而引起程度不同的炎症反应，多表现为患病部位发红发痒。当痒感加剧时，人们又常常会搔抓不已，这虽缓解了痒感，却可能会因抓伤皮肤而加重感染。

每次说到浅部真菌，廖万清总是不可避免地会谈到深部真菌的问题，这也是他常年的研究方向。"深部致病真菌引起的就不是癣了，它可以侵犯脑、肝、肺等器官"，廖万清说。他以隐球菌为例，它广泛分布于自然界中，可以通过吸入空气中的隐球菌孢子经肺感染而至全身，也可因外伤感染。新生隐球菌主要侵犯中枢神经系统，约占隐球菌感染的 80%。正常人暴露在隐球菌的环境中却极少发病，主要是因为健康人群对该菌有足够的防御能力，但在临床上的一些重病患者，如器官移植患者、白血病患者、烧伤患者、需要化疗的癌症患者、艾滋病患者，这些患者机体防御机制因疾病而受到破坏，对真菌的抵抗力明显下降，极易引起念珠菌、隐球菌、曲霉菌等深部真菌的感染。这类患者的深部真菌感染病死率高达30%~80%。

这些年，通过在不同场合的反复宣讲，廖万清使得原本鲜为人知的真菌所致疾病为普通大众所了解。在他看来，把原本专业性很强的医学知识深入浅出地呈现在百姓面前，不仅能够帮助大家理解健康知识，更重要的是，能弘扬科学精神，帮助公众形成科学思辨的思维习惯，从而做出自己的独立思考，而不是人云亦云。

四、年逾古稀　保健有方

廖万清已经80岁高龄了。在本该颐养天年的年岁，他却依然还在真菌病这条研究道路上忙碌奔波着。

对于病人，他是一名主任医师；对于学生，他是教授、博士生导师。在军医、院士、导师的多重角色转换中，廖万清看上去处理得游刃有余。他并不清闲，常年在全国各地跑，把大部分时间都献给了工作。每周至少工作六天，每天工作八小时以上。他说，自己每天思考最多的还是工作。“还是这个？”笔者问。“对啊。”他说：“我最爱的事情就是工作学习，当我在工作中有点突破时，那种喜悦是难以形容的；当我治愈病人、学习新知时，都会感到很开心。”

已过古稀之年，长期处于如此高强度的工作下，廖万清却总是精神矍铄、面色红润，他的肤色、气色，尽显皮肤科大家的“专业水准”。人家常问他有什么保养秘诀，他却总说，其实这并不像大家想的那么玄。

摆正心态，这就是廖万清积极工作和愉快生活的最大秘诀。他说，现代人的生活节奏大多快而紧张，尤其是在上海这样的大都市，每天要面对大量的工作甚至是加班，这时，良好的心态就十分重要。

“俗话说，人比人气死人，不要一味地往上比，要跟自己比，心态好可以影响整个神经调节系统。”他说，在科研这条道路上，失败是很正常的，失败了没有关系。搞科研不能只走一条路，要寻求并尝试不同的道路，不能一辈子总是跟着别人走，要找到自己擅长的那条路，“在科研的道路上想通了、成长了，你就不会孤独”。

拿得起放得下，这种乐观豁达的心态始终助力着廖万清，帮助他精力充沛地去应对工作中的问题和挑战。你经常能看到他乐呵呵地朝你笑，完全没有长辈的威严和读书人的清高自持，一副惟愿所有人依天性，自然而成的通达。

廖万清的这种境界，是在多次“上高山、看大海”后“修炼”而成的。在繁忙的工作之余，他最喜欢的就是旅游。他喜欢登高望远，登山之巅峰望层峦叠翠的青山；临缥缈广博的大海眺望碧蓝无际的海洋，水天相接，观海天一线。他说：“见到大海，看到高山，极目远眺，总会让我心情舒畅。这时，什么烦恼都随风飘走了。多看看自然界的浩瀚广阔，人的心胸也自然开阔了起来。”

在九寨沟黄龙的时候，因为海拔高缺氧，他的嘴唇都发紫了，但还是坚持爬到了山顶。他说，那种“会当凌绝顶，一览众山小”的感觉让他难忘。在黄山，挺拔的迎客松让他觉得美不胜收；在沈阳“九一八”事变纪念馆，史料文物和图片实物让他感慨良多；在三亚和南海舰队的战士们聊天，看到祖国的大好河山，“心情豁然开朗，吃得下睡得香，工作起来也精力充沛”。

如今，廖万清几乎已经走遍了中国，他的足迹还延伸到了除非洲、南极洲以外的五大洲。每次去国外参加会议，如果时间允许，他总会自己出去走走，看看外面的世界。

“形劳而不倦，神劳而不疲，饮食有节，起居有常”。几十年来，廖万清始终保持着军人的规律生活，他生活简单，戒烟戒酒，吃得也清淡简朴,保持了广东人什么都吃的传统。只有到了冬天,他才会适当进补,喝一点党参、黄芪、枸杞炖的鸽子汤,有时加一点虫草,有健脾补气的功效。每逢过年过节,亲朋聚会,喝酒总是避免不了的,但他只是小酌怡情,适可而止。

虽然平日工作时常连轴转、满世界跑,但他从不轻易打破每天的起居规律,总是按照工作的轻重缓急合理安排时间,制订工作计划,做到运筹帷幄,成竹在胸。当然,在紧张的工作之余,廖万清也会适当放松,午饭后他会小憩半小时到一个小时左右,这有助于从上午紧张工作的疲劳状态中快速恢复,提高下午的工作效率和质量;下班后回到家,他会练练自己编的广播操、慢跑。

当然,就笔者看来,他还有另一重秘诀:生活得有目标。这不是妄自揣度,而是有科学证据支持。现代研究显示,如果一个人感到生活中有目标,就会更健康、活得更长久。这个结果是对6000人进行了长达14年的随访后得出的。这一点无论对年轻人、中年人还是老年人都适用。如果从这项研究结果来看,廖院士有希望健康地活到人类寿命的极限,因为他始终对自己的事业抱有无与伦比的热忱和追求。衷心愿这位令人敬佩的医生、这位一生执著进取的科学家健康、长寿!

附录一：他人眼中的廖万清

中西贯通　德行天下
——我们所知的廖万清院士

中国医学科学院、北京协和医学院皮肤病研究所　吴绍熙　郭宁如

有幸与廖万清院士相识、相知、合作、切磋近40年，深为廖万清院士的道德文章所折服，简述如下：

一、学术成就精，学术思想新

医学真菌学是研究病原真菌的致病机制及诊治的一门重要学科，且由于肿瘤、HIV感染、大手术、广泛应用抗生素及免疫抑制药等各种因素导致的深部真菌病预后效果不佳、病死率高，已成为国际研究的热点。廖万清院士从医执教50年，始终在一线从事临床与基础及军事医学的研究，发现9种新的致病真菌和新的疾病类型，深入研究了真菌病发病机制，提出了诊疗与防治措施，从而降低了真菌感染的发病率和病死率。在部队战、创伤真菌病的防治研究中，对战备任务的完成及未来战争的卫勤保障作出重要贡献。

他创建了我国第一个隐球菌专业实验室，发现我国隐球菌以A型为主，其致病作用与抗吞噬及清除抗微生物氧化酶有关，为我国隐球菌病研究作出了重要贡献。

1985年经国家卫生部批准创建了我国第一个隐球菌专业实验室。重点对危害严重的隐球菌病进行深入研究,带领课题组对致病隐球菌的病原学、流行病学、致病机制、诊治措施等进行系列研究。率先在我国测定了隐球菌不同变种的DNA G+Cmol%含量,并进行分型;构建了新型隐球菌毒性因子——荚膜基因(CAP60)和产黑素基因(CNLAC1)缺陷株转化系统,证实其致病作用与抗吞噬及清除吞噬细胞内产生的抗微生物氧化酶有关;对来自欧、美、非等世界各国的隐球菌和我国分离的临床株的28SrDNA用变性梯度电泳序列分析(DGGE)和真菌核糖体基因内转录间隔区序列分析,发现我国非艾滋病患者感染的新型隐球菌以A型为主(占87.63%);建立了穿梭质粒构建的野生株标准文库,筛选到了特异性探针,为隐球菌病的正确诊断提供了科学依据。

经过20多年的研究和努力,确立了以病情凶险的隐球菌性脑膜炎为主的诊断和治疗新方法。提出了非艾滋病隐球菌性脑膜炎早期诊断和分期综合疗法,使隐球菌性脑膜炎的治愈率由62.5%提高到97.5%;提出肺隐球菌病临床和影像学特征以及诊断标准;提出中枢神经系统外隐球菌病在局部治疗或外科手术的同时,必须进行足够疗程的系统抗真菌治疗的新原则,解决了临床治疗的重要实际问题。其发现的少根根霉引起坏疽性脓皮病,治愈了病人,避免了致残,意义深远,此菌经国际动物真菌病学会前秘书长Ch.De Vroey教授、著名真菌学专家M.A.A.Schipper等鉴定确认;在我国报道了格特隐球菌ITSC型(S_{8012})引起脑膜炎并成功救治,菌株被美国(ATCC 56992)、比利时(BCCM IHEM4164)及荷兰(CBS 7229)的菌种保藏中心永久保藏收录,并向全世界供应,国际人和动物真菌病学会前副主席Unarndar Budimulja教授对该发现给予了高度评价,肯定其对促进医学真菌学的发展具有重要的科学意义;在我国首次发现和报道"具多育现象米曲霉(As-pergillus oryzae with proliferating heads)引起肺曲霉球""聚多曲雾(Aspergillus sydowi)引起阻塞性支气管曲霉病""涎沫念珠菌(Candida zeylanoides)引起股癣型念珠菌病”“顶孢头孢霉(Cephalosporium acremonium)引起白毛结节病”等罕见疾病,并成功治愈。

1982 年起廖院士对我国 3 大重要致病深部真菌(隐球菌、白念珠菌和曲霉)感染进行了深入研究:发现白念珠菌存在严重的耐药和交叉耐药现象,白念珠菌耐药与 CDR1 基因高表达有关,隐球菌的耐药与形成生物膜有关;发现伊曲康唑与两性霉素 B、伊曲康唑与氟胞嘧啶联用 85% 以上有相加或协同作用,为临床治疗和新药研究提供了科学依据;明确我国肾移植、烧伤、放射伤等高危人群真菌带菌谱主要有 11 属 28 种,其中又以念珠菌和曲霉为主,分别占 25.50% 和 20.31%,并证实其与感染的相关性,采用针对性防治措施后使肾移植病人真菌感染率由 27.80% 下降至 11.11%,该方法已广泛应用于临床。相关论文发表于 *Mycoses*、*Mycopathologia*、*International Journal of Infectious Disease* 等,被 *New England Journal of Medicine* 等著名刊物引用,以第一完成人获国家科技进步三等奖、军队及上海市科技进步二等奖等各类成果奖 6 项。

廖院士长期致力于军队真菌病的防治,发现真菌病是导致东南沿海三军非战斗减员的重要因素,提出防治措施,显著降低了患病率,对战备任务的完成及未来战争的卫勤保障作出了重要贡献。

他主持完成了军队重点课题“东南沿海部队高发皮肤病的防治研究”,通过对东海和南海舰艇部队、陆军野战部队、空军部队、特种兵部队、海军陆战队、驻岛部队共 18477 人的皮肤病流行病学调查,提示各军兵种各类浅部真菌病的患病率为 29.5%~60.3%,占非战斗减员的 52.9%,明确了各种浅部真菌病的高发和非战斗减员因素、主要致病菌种;根据部队特点,提出了有效的防治措施,联合研制的复方酮康唑霜、复方奈替芬霜、防癣裤、AB 抗菌布等已在军内推广应用,显著降低了部队浅部真菌病的患病率,预防股癣与足癣的有效率分别为 93.98% 和 80.91%,有效保障了战斗力。

廖院士负责执行了“七五”“八五”“九五”“十五”“十一五”等

军队重点及指令性课题的研究，完成“战（创、烧）伤系统性真菌感染的早期诊断研究”“烧伤创面真菌感染的防治”“急性放射病真菌感染的防治”“极重度骨髓型放射病真菌感染的快速诊断”“战伤常见系统真菌感染的早期诊断研究”“舰艇海岛部队粮食霉变及致病的防治”6 项重要军事医学课题。研制的战备所需的食品防霉保鲜剂获国家专利。上述成果对有效保障部队作战训练任务的完成及对未来战争的卫勤保障均具有重要的军事意义。

相关研究获国家发明专利一项、以第一完成人获军队科技进步二等奖等各类成果奖 6 项，并荣获解放军四总部授予的“中国人民解放军专业技术重大贡献奖”。相关论文发表于国际医学真菌学刊物 *Medical Mycology*、*Microbiology* 和 *Current Opinion in Pulmonary Medicine* 等，以第一完成人获国家科技进步二等奖及军队医疗成果一等奖等各类成果奖 5 项。

他发现 9 种新的致病真菌和新的疾病类型，其中格特隐球菌 S_{8012} 被美国、比利时及荷兰保藏收录，并向全球供应，促进了医学真菌学的发展。

二、德技双馨，源于好人品

廖院士自称：“我生在海外，长在祖国，是戴着红领巾，别着共青团团徽，穿着绿色军装，在国旗、党旗、军旗下成长起来的。在学习和工作中，我时刻都铭记着祖国的培养与党的恩情，我的一切是党给的，我要把一切献给党，献给军队，献给祖国人民。我从医执教已经半个多世纪，这本文集，就作为我向党、向祖国人民的阶段性汇报。作为一名医生，其神圣职责就是救死扶伤，治病救人。皮肤是人体最大的器官，有保护五脏六腑和整个机体安全的防御功能，它和整个自然环境以及各种微生物接触最广，因而引起的疾病也多达 2000 余种。在这些病种中，根据我参加的上海市 11 万人的调查研究，浅部真菌患病率为 47.6%，危害很广泛；而深部真菌感染发病率虽然较低，但危害却很严重，死亡率可高达20%~90%。这是我和我的团队选择以真菌为主攻方向的主要原因。作为一名军人，主要责任是保家卫国，作为一名军医，就必须为国防卫生事业服务，为广大官兵服务。从“七五”到“十二五”期间，我曾参加军队医疗卫生工作需要的重点和指令性课题研究。从集团军练兵场到东海、南海舰队海防第一线，从海拔2777.5米的航空兵雷达站到老山边防前哨排，我都曾亲临进行调研和送医送药。从中我也深深体会：世上什么东西最珍贵？战友情和相互理解最珍贵！作为一名院士，要更加谦虚、谨慎，严于律己，宽以待人，努力做好各项工作，为国分忧，为民解难。他于2009年当选中国工程院院士，这是党、国家、军队培养的结果，是各级领导和同志们支持和帮助的结果。今后一定要做好两项工作：一是带领团队，群策群力，以老战士的身份与团队同志们一起做好本职工作；二是做好传帮带，支持帮助年轻的战友们迅速成长，使他们青出于蓝而胜于蓝。”

从以上短短的自白可见其谦虚、谨慎，严于律己，宽从待人，且抱负不凡。我们有幸与廖院士相识、合作近40年，不论是“农村头癣防治”“舰艇癣病防治研究”乃至很多科研教学项目和中国医学真菌中心等合作中，首先是他的爱国心、赤子情深深感动了我们，他是新加坡归侨，但一直为国效劳，即使是“文革”后家人劝他回新加坡发展，他仍不改初衷，坚持报效祖国，坚守皮肤、真菌病学事业，刻苦钻研、不断创新，先后发现九种致病真菌 Cryptococcu gatti ITS C 型（S_{8012}）、聚多曲霉引起的阻塞性支气管曲霉病以及涎沫念珠菌引起股癣型念珠菌病的研究等大量开创性工作，曾先后获得国家科技进步二等奖，部队医疗成果一等奖共24项。更可贵的是这些奖项对作为已是第二军医大学技术一级教授更兼中国医学科学院皮肤病研究所江苏省皮肤病性病分子生物学重点实验室学术委员会主任委员等重要职务的高级专家的他，都谦称是领导和同志们支持和帮助的结果，非常平易近人、谦虚谨慎，不居功、不骄傲，始终如一，这与当前价值多元化、学术急躁，急功近利，数典忘祖等见利忘义的浮夸风大相径庭。真是：“院士多雄风，德艺皆双馨，爱国又爱民，专业不放松；严谨更创新，成果不居功，地势坤君子，厚德是廖公。”

一代宗师　大医风范

中国人民解放军总医院第一附属医院皮肤科主任　邹先彪

初闻廖万清院士的大名是在我初入皮肤科专业一年后，科主任将廖万清教授主编的《真菌病学》专著送给我。看到这部铜版纸印制的精美著作，我如获至宝，在那个年代，铜版纸印刷的书籍并不多，这本书内容丰富，图片精美，是一部图文并茂的精品，也因此获得 1990 年度国家图书奖二等奖。我将此当做真菌病学学习的圣经，时常品读浏览，汲取其丰富的内涵。感觉真菌病研究大有作为，跟着廖万清教授进行科学研究也成了我专业上的追求。

后来我为此去了一趟上海，见到廖万清教授。他，虽已是大家，却也十分平易近人、温文尔雅。廖教授十分支持我报考他的博士研究生，对我在真菌病学的学习上做了提纲挈领地指导。我如愿地考上了廖教授的博士生后，他经常给予我学习上的指导、科研上的点拨、生活上的关心。他详细地听取我的开题报告、实验进展，谆谆教导我在科学的道路上一定要扎扎实实地亲历亲为、辛勤耕耘，来不得半点虚假，要经得起时间考验，并以亲身经历告诉我们，在当年研究隐球菌上海变种时，他经常一个人骑自行车从南京路上的长征医院到郊外的复旦大学微生物所去做实验。我仿佛看到了导师当年废寝忘食、辛勤劳作、默默耕耘的身影，是那么的专注，那么的敬业！

导师将长征医院皮肤科从一个只有一两间房的小科室带到了享誉全国的舞台上并一展风采，成立了医学真菌研究所，拿到了无数的课题和奖项，让诸多同侪仰视叹服。这种无形的力量一直在激励着我、鼓舞着我前行，从导师身上我看到了他的成功源于他的勤奋敬业、专注深究和坚韧不拔。他在为人处世上的豁达开朗、乐于助人的风范也同样深深地感染了我，给我以楷模和榜样的力量，促使我能较好地领导自己的团队不断前行与探索。

见于微，识于卓
——廖万清院士教我“辨草识宝”

上海长海医院皮肤科主任　吴建华

自从 1991 年考取长征医院皮肤科硕士研究生，师从廖万清教授，包括研究生毕业留科工作，我有幸一直在廖院士身边学习和工作，至今已 23 年有余。“受益匪浅”是通俗的说法，这个成语并不能完全表达我从恩师身上学到的一切。这里不妨引用我在博士毕业论文“致谢”中的一句话：“廖万清教授精益求精的科学精神和锐意进取的敬业思想堪称楷模，让我受益终身。”

1991 年我入学时，廖院士当时是科主任，依照中国人的习惯，我们都称他“廖主任”。此后，尽管廖主任的头衔发生了诸多变化，如“中国有突出贡献的中青年专家”“总后一代名师”等，直到“中国工程院院士”这一中国目前最高的学术荣誉，但我一直习惯称呼“廖主任”。正如廖院士在送我的《廖万清院士集》扉页上所亲笔书写的那样，我认为这一称呼体现了我与恩师之间的“师生情怀”。这一称呼也体现了我发自内心的尊重。为了提携后辈，十多年前廖院士就从科主任的位置上退下来了。虽然不在主任岗位，他仍然时刻关心科室的发展，尽一切可能，利用自己的学识、人格魅力和学术影响力，为科室的发展出谋划策、争取机会。在廖主任的争取下，科室先后建成了“上海市医学真菌研究所”“上海市医学真菌分子生物学重点实验室”“中国人民解放军真菌病重点实验室”“第二军医大学皮肤病与真菌病研究所”“中国医学真菌保藏管理中心—隐球菌专业实验室”“第二军医大学长征医院—药学院医学真菌转化中心”等。

研究生刚入学时,我对科研工作无所适从。阅读文献,看到别人发表的论文,研究内容既有广度又有深度,论文形式也是图文并茂,自叹可望而不可即。如果以本科室的条件为基础进行选题,又觉得层次太低,难登大雅之堂。针对我这种“高不成低不就”或是“眼高手低”的状态,廖主任及时给予指导,结合他个人的学术成长经历,给我讲述了“草”与“宝”的辩证关系,“路边一棵草,你若识它,它就是宝”“偶然当中存在着必然,偶然的发现依赖于平时仔细的工作。没有功底、没有知识基础,即便看到宝也不会认识”。话虽然说得直白易懂,但富有哲理,值得玩味深思。多年来,我一直时常提醒自己,现在也时常教育我自己的学生,那就是“在工作中要时刻保持善于发现的思维,不要错过任何有价值的苗头”。

廖主任自己就是“辨草识宝”及变“草”为“宝”的典范。当 1980 年 12 月那例隐球菌性脑膜炎患者的脑脊液中分离出奇形的菌种,有权威人士曾认为可能是“污染菌”时,廖主任并不认为这是“一根草”而随意丢弃,而是继续深入研究下去,不断结出累累硕果。30 年后,这株菌被鉴定为格特隐球菌 ITS C 型,先后被美国 ATCC、比利时 BCCM 和荷兰 CBS 这三大国际真菌保藏中心收藏。试想,当初如果视其为“草”,如何成就今日之“宝”? 正是坚守这种“变草为宝”的理念,廖主任先后发现了 9 种新的致病真菌和新的疾病类型,包括引起坏疽性脓皮病的少根根霉、引起阻塞性支气管曲霉病的聚多曲霉、引起股癣型念珠菌病的涎沫念珠菌和引起白毛结节病的顶孢头孢霉等罕见真菌及其所致疾病并成功治愈。

廖主任不但在临床工作中能够“慧眼识珠”,在基础科研工作中也一样“独具慧眼”。如今国家自然科学基金的申请如火如荼,但是“国家自然科学基金委员会”刚成立之时,并没有多少人重视。廖主任以他科学家独有的战略眼光,发现基金申请必将成为热门,所以"自然科学基金委"成立之初,廖主任就积极组织科室人员认真申请。虽然1991年科室中标的第一个面上项目只有3万元,但从此开创了我科申请国家自然科学基金的先河,此后几乎每年都有项目中标,最多时一年中标4项。我也是在完成科室第一项国家自然科学基金项目过程中,逐步进入科研轨道。硕士毕业前后共完成科研论文6篇,发表于*Mycoses*、《中华医学杂志》《中华皮肤科杂志》等专业杂志上,并且先后获得第三届中日国际真菌学会议青年优秀论文奖、上海市科协第七届青年优秀科技论文二等奖和第四届中美上海施贵宝医学发展基金优秀论文一等奖。研究成果也成为军队科技进步二等奖和国家科技进步二等奖的重要组成部分。有了前期研究基础,我本人也在1997年申请中标了一项国家自然科学基金面上课题,从此以后,我申请中标了大大小小的各类基金共12项,总经费共计300余万元。

1991年我考研究生时,对研究方向没有特别概念,因此报名时就填写了心内科,是在复试录取时廖主任把我调剂到皮肤科的。所以,我能够成为廖主任的学生既是荣幸也是缘分,20多年来一直是廖主任引领我在皮肤科及医学真菌领域摸爬滚打,这种"师生情怀"是血浓于水的关系,必将延续终身。

导师身边二三事

上海交通大学医学院附属新华医院皮肤科主任　姚志荣

我从读硕士到博士,都是师从廖万清教授。1993年硕士毕业后留在廖教授身边工作,直到2003年,正好十年,有幸近距离感受廖教授的言传身教。此后到新华医院工作,一晃又是十年,虽然不能在老师身边工作,但更感受到老师严肃的工作作风、宽厚待人的品格都在时时影响着我。

记得刚读研究生不久，跟廖教授一起看门诊，接诊一例很少见的腊叶枝孢霉感染的病人，老师嘱咐我收集该病人的详细临床资料，因为临近下班，我想病人反正已经在做真菌培养检查了，一定会来复诊的，到时再慢慢收集，因此简单记下病人的联系方式，就让病人走了。没想到病人从此一去不复返，再也联系不上，丢失了第一手的珍贵临床资料，我自己因此懊恼不已。廖教授没有过多的责怪，他拿出他主编的《真菌病学》，随手翻开，几乎每页都配有一幅幅精美难得的图片资料，他告诉我，这很多是外科手术取下来的珍贵标本，因为外科医生当时对真菌感染还不太了解，有时标本按常规随手放在福尔马林溶液里固定了，因此无法进行病原微生物的培养，也就无法鉴定确切的病原微生物。有时为了取到第一手标本，他亲自在手术室一等就是好几个小时。我听了这些，更加汗颜不已。从此，我对临床资料的收集，再也不敢有一丝懈怠。如今，我的学生如果犯了类似的错误，我总是以这个例子教育他们。

老师对工作总是那么严肃，要求一丝不苟，对待病人却是平易近人，耐心热情。记得我当住院医生时，一个河北的农民，着色真菌病累及整个双下肢，十分严重，在全国各地断续治疗10余年没有好转。当时氟康唑刚进入中国市场，文献报告该药对着色真菌病有效。廖教授利用自己的影响为该病人从某公司申请到免费用药。这病人经过两个多月住院治疗明显好转，最后连食宿费都付不起，廖教授又向医院申请减免病人的住院费。可笑的是，病人竟然怀疑我们是否拿他做试验，否则不会待他这么好，我们医生私底下颇有微词，但廖教授总是坦然应对。病人好转出院了，治疗效果相当满意，没有宣传，没有报道，仿佛一切都很平常。

老师对我们学生，不仅是学业上导师，也是我们人生的引导者。我1993年硕士毕业，是我人生选择的一个重要关口，当时正值南方改革热潮，高收入对我充满了诱惑。廖教授劝我放眼长远，并让我直接留校工作，没费一丝周折，回想起来，十分庆幸老师当时的劝阻。2003

年在我人生又一次面临选择的时候，我找老师倾心长谈，他毅然支持我的选择，尽管他事后多次表示，从他个人的角度来说，最好我别离开。这就是我的老师。

时间真如白驹过隙。从我成为廖教授的学生，一晃 20 余年，廖教授已经成为工程院院士。他对当时我国还普遍陌生的真菌领域，孜孜以求，不断探索，成为该领域重要的开拓者。曾经学生的我，也带了多年的学生，今年正巧有幸入选“上海市领军人才”，回想过去，师恩难忘，事事情情，历历在目。

矢志不渝，坚韧不拔，为军队科技事业努力拼搏
——记我的恩师　廖万清院士

南京军区南京总医院皮肤科主任　桑红

廖老师有着多重身份——将军、院士、华侨，可他说自己归根结底是名医生；工作中，他不为权威所束缚，最终发现了新菌种；成名后，他说院士就是战士，继续着他的“战斗”。 我是廖万清老师第一届硕士研究生，一晃 10 多年过去了，三年前廖老师当选为中国工程院院士，我由衷地为老师感到高兴，也为我们致力于致病真菌临床和基础研究的这个团队而自豪。作为学生，在跟他学习、工作和科研的日子里，亲身感受到廖院士的风采、他的与众不同。他在工作中总是洋溢的热情，四射的活力，以及面对挫折永不气馁奋发向前的劲头，时时刻刻感染并鼓舞着我们。

开拓医学真菌学新领域

在皮肤科的工作过程中，廖老师发现真菌病人很多。真菌不仅侵犯皮肤，还可以侵犯皮下组织、黏膜、胃肠、心肝脾肺肾、脑等深部组

织，引起严重疾病，甚至引起死亡。“拿隐球菌脑膜炎来讲，如果不及时治疗，86% 在 1 年内死亡，92% 在 2 年内死亡。”

正是与隐球菌脑膜炎的正面遭遇，才使得廖万清老师真正走进了真菌世界。廖老师凭着临床经验和科研积累，果断确诊该患者为隐球菌性脑膜炎、隐球菌性败血症，并打破常规，用最新的综合治疗方法——鞘内注射及联合抗真菌药治疗、降颅压及纠正电解质紊乱等实施救治，最终患者被成功抢救了回来。

此后，廖院士还陆续发现多种新菌种。“偶然当中存在着必然性，偶然的出现依赖于平时仔细的工作。没有功底、没有知识基础，即便看到宝也不会认识”，廖院士如是说。由于科研成果突出，1985 年经原卫生部批准，廖万清院士在长征医院皮肤科成立了国内第一个、也是唯一的“隐球菌专业实验室”，为医学真菌学的发展和专业人才的培养起到了重要的推动作用。

心系病患，医者仁心

在临床工作中，廖老师不仅是以他精湛的医术在为病人解决病痛，更是处处为病人着想，心系病患，以高超的医道展现大医者的仁心。对于病人的赞扬和感激，廖老师说：“这对我来说是莫大的鼓励，它时刻让我感觉到肩上的责任，督促我更加努力地工作，为更多的病人减轻痛苦，为祖国和人民尽好一份力。”其伟大的人格、高尚的医德就像明灯永远照耀着我们前行。

谈到廖万清院士荣获的无数锦旗和奖项，他说：“包括真菌研究在内，中国在很多领域仍落后于国际先进水平。一个正直的、有责任心的学者，只会抱怨时间不够，哪会有心思考虑浮名？我要继续坚持为理想，追求不断，矢志不渝；为事业，百折不挠，坚忍不拔。”

“为部队做真菌病防治工作是我的责任”

作为一名军人兼医生，廖万清院士十分重视军队真菌病的防治。

"十五"期间他拿了全军课题，为部队的常见真菌致病问题做深入研究，亲自带着科研团队上岛礁。他专门制定了针对军队真菌病的防治措施，并研制了防癣鞋垫、防癣袜、防癣裤等抗菌装备及复方酮康唑霜、复方奈替芬霜等药物，显著降低了部队浅部真菌病的患病率，有效保障了战斗力。此外，针对粮食霉变引起战士的外源性变态反应性肺泡炎，廖万清及其团队还发明了专利——食品防霉保鲜剂，防止粮食霉变。廖老师常说："作为一名军人，用我的研究成果为部队解决实际问题是我的责任。"其相关研究获国家发明专利一项、以第一完成人获军队科学技术进步二等奖等各类成果奖 17 项，并荣获解放军总部授予的"中国人民解放军专业技术重大贡献奖"。

诲人不倦，关爱后辈，严格要求，桃李满天下

在我心目中，廖老师无论培养学生还是医治患者都怀有高度的责任心，处处身体力行。在研究生的课题选择时，廖老师让我在真菌和性病之间作选择，虽然一直都喜欢真菌专业，但是我想真菌课题研究越来越深，越来越难，而且我担心真菌万一搞不好会导致感染。表达了我的想法后，廖老师语重心长地从大的医学范畴和真菌研究在各行业的应用前景等多方面阐明真菌研究的重要意义、研究起点，并对我耐心地引导，指出真正专业研究真菌是不会有危险的，怕的只是不专业，坚定了我选择真菌方向的信念。自此我沿着这个研究方向一直朝前走，转眼已经十五年了，我取得了一些成绩，并在廖老师的关心指导下完成并在研国家自然基金面上项目各一项，参与了廖老师主持的全军"十二五"重大课题，还获得军区重点课题等；以第一完成人获得省部级二等奖两项及三等奖一项，并参与获得省部级二等奖一项，"十一五"期间获得"江苏省医学重点人才""军区 122 人才"，在真菌学专业相关杂志发表 SCI 论文等，并主编真菌学专著一本。

廖老师说："要真正搞好真菌方面的科学研究，必须具备扎实的微生物和真菌理论基础。"为了让我们打好基础，他积极协调，亲自给我

们联系复旦大学作为外校学生旁听，还联系复旦大学微生物系知名教授在业余时间亲自给我们上小灶，给我们创造尽可能好的学习条件。同时也对我们严格要求，课程结束后要求我们与复旦大学微生物专业学生一起进行专业课程考试。研究生毕业后，我来到了南京军区南京总医院皮肤科工作，廖老师经常到南京来开会或讲课，百忙之中，他常会约见我，关心我的学习科研及工作生活情况，让我备受鼓舞。

廖老师经常说："我那些离开上海的学生，我经常记挂他们，从感情上讲我都看做自己的儿女。"每年的全国全军等学术会议，他都会抽出时间与我们这些到外地工作的学生见面谈心。我们在工作科研上遇到困难也都愿意向廖老师请教。迄今为止，廖老师在各地工作的学生已有 8 名担任了皮肤科的行政主任，可谓教书育人、桃李满天下。

廖万清院士的座右铭是："为理想，追求不断，矢志不渝；为事业，百折不挠，坚韧不拔。"廖院士还说："院士就是战士，我还要继续向前辈、向同行学习，继续拼搏、继续战斗，为祖国、为军队做应有的贡献。"

这样的精神和情怀值得我们永远学习。我现在虽然不在恩师身边工作，但廖老师的教诲不敢忘怀，自勉要学习和发扬他的高尚医德和高超的医术，以及爱国、爱党、爱民情怀。作为他的弟子，更加努力地工作，争取更多成绩，就是对廖老师最好的回报。

天道酬勤
——感谢恩师廖万清的教诲

武警广东省总队医院皮肤科主任　杨阳

我 2002 年到廖教授身边攻读博士学位，那时廖教授在学界已是非常有名的大教授了，记得第一天进他办公室的时候，我还是很紧张，比较拘谨，想着他一定很严肃。后来想想还是我想多了，那天他非常和蔼可亲地伸出手来和我有力地握手,脸上带着和蔼的微笑,问了我一些家常,让我紧张的心情得以释放。后来接触久了,发现廖院士待人一直很温和,我从来没有见过他发火的样子,或者骂人,这就是大教授的涵养吧,倒是他的客家普通话有时让我一时难以适应,不过,他看我迟疑的时候,总是会降低语速,把话慢慢重新说一遍,让我可以听懂。

虽然廖院士在生活中非常平易近人,但是对工作的态度确实一直一丝不苟,记得有一次汇报工作,说白色念珠菌,他马上纠正道:"不对,现在的国际命名规则已经改了,不能再叫白色念珠菌了,而应该叫白念珠菌。"当时我觉得一字之差也没有区别,但是后来发现在正规的文章投稿中,都已经开始用"白念珠菌"的这个命名来投稿了,这其实是廖院士在工作中追求高标准、严要求的一个侧面。

其实让我体会最深的还是廖院士对事业孜孜不倦的追求和不断超越,当时廖院士在隐球菌方面的研究已经是非常深入了,科室已经是国家卫生部隐球菌专业实验室,申报的课题多以国家自然基金为主,当科室的实验室不能提供需要实验能力时,廖院士总是帮忙去联系外院协作完成课题。他经常给我们师兄师弟们鼓励,要相信自己,别人可以做到的,我们也可以做到。有时汇报课题取得成果时,他会很高兴地说好;遇到困难时,他也很耐心地和我们商讨对策。可能就是这种精神,支撑我们克服一个个困难,顺利完成学业,也学到了做人的道理。

后来,我被分到武警广东省总队医院工作,当时医院皮肤科比较弱,还是和内科是在一起,需要竞聘一个负责人把皮肤科独立出来。我想竞聘负责人,又有些犹豫,毕竟刚工作不久,人生地不熟的。于是我去咨询廖院士,廖院士用有力的客家话"不要怕,要努力去争取……"鼓励了我。结果,凭着这股劲,我上台竞聘,获得成功。开科的时候,廖院士送来一幅题字"天道酬勤"。科室一步一个脚印发展到今天,每当我凝视那幅题字,我仿佛总能感到廖老的声音在我耳旁回响，感到温暖的力量。这种宝贵的精神力量会支撑我一直走下去，正所谓“天行健，君子以自强不息”。

廖万清院士：科学的巨人，平凡的风采

美国伊利诺伊大学芝加哥医疗中心心理科主任　苏飞腾

2011 年 9 月的某一天，我和太太起了个大早，驱车一百多英里赶往芝加哥，去探望我研究生时的导师廖万清院士。由于多年未见，一路上我都在想着廖院士的容貌会不会发生很大的变化？他会不会还像以前那样精神抖擞？我会不会认不出他了？可是当我见到他的一刹那，我一眼就认出了他。因为岁月的痕迹并没有给他带来丝毫的变化，他还是那样神采奕奕、充满活力。我当时脱口而出的第一句话是：“您怎么一点都没变，还是那么年轻呀？”他笑着回答：“乐观，从不言败。”听到廖院士这熟悉的话语，我仿佛又回到了研究生的年代。

记得初次见到廖万清院士是在 1984 年，他当时正在给第二军医大学海医系 81 级的学生讲授皮肤性病学。每次上课他总是将头发梳理的整整齐齐，精神焕发地给我们讲课。他讲课非常生动、娓娓动听，给我留下的深刻印象，尤其是他带有广东口音的普通话常常让人不禁莞尔，给我们枯燥的学习生活带了很多乐趣。

1984 年暑假，我有幸到长征医院皮肤科见习一个月，我与廖院士有了更多近距离接触的机会。在工作中他严谨认真、注重科研和教学、追赶先进、提携后进，在困难面前从不轻言放弃，对病人尤其和蔼可亲，他的这些优秀品质都让我在以后的学习生活和工作中受益匪浅。

廖院士是第一批职称解冻后提升副教授的杰出人才，而我是廖院士最早期的研究生之一。1986 年我大学毕业后被免试推荐为廖院士的硕士研究生，进行临床真菌病学的研究。我当时的课题是“新型隐

球菌脑膜炎的快速诊断”，虽然我对他的科研课题有浓厚的兴趣，但是对于刚迈出校门学生来说，科研工作对我来说既陌生又具有挑战性。在科研工作中，我经常感到困惑、无助和力不从心，是廖院士不厌其烦地鼓励我、耐心地指导我，为我排忧解困，使我逐渐掌握了科学的思维方法，并具备了解决科研难题的能力，使我的课题研究得以顺利地完成。他对我犹如严师慈父，在科研工作上严格要求，在生活上悉心照料。他的言传身教对我以后的人生旅程产生了巨大的影响。我经常激励自己要以廖院士为人生的楷模和目标，努力地将自己打造成为廖院士希冀的对社会有用的人才。

廖院士是中国真菌病学界泰斗，他学识渊博但却从不会停滞不前，他总是用学习的态度和探索的目光观察周围的一切。为了与国际同行进行交流，他不断学习英语，同时他还鼓励所有的研究生多用英语交流，为我们营造了一个学习英语的良好环境。正是在这种学习的氛围下，我的英语水平得到了快速的提高。1989 年，长征医院皮肤科收治了一位荷兰籍的病人，我和他的另外两位研究生李竹青博士（目前在美国国立卫生研究院工作）和温海教授有幸担任了翻译工作，正是由于长期的英语学习使我们顺利完成了翻译工作，对这位外宾疾病的诊断和治疗也非常成功。我至今不能忘记，廖院士在审查我们撰写的病情报告时的情形，他一丝不苟的工作作风和严谨的工作态度时刻鞭策着我，使我不断努力完善自己的工作。他教导我们，没有最好，只有更好。

1993 年 12 月，我远渡重洋来到美国底特律攻读神经生物学博士学位。在一个举目无亲的陌生国度，一个与中国截然不同的科研学习环境中，我的困惑和无助可想而知。但是有了廖院士的言传身教和研究生时打下的坚实基础，我很快地适应了这个全新的环境。我不但以优秀的成绩获得了博士学位，同时考取了美国医师执照考试（United States Medical Licensing Exam，USMLE），并顺利地进入美国伊利诺伊大学芝加哥医疗中心开始临床工作。经过近二十年的努力，目前我在美国伊利诺伊州的一所天主教医院担任精神心理科主任，同时是伊利诺伊大学医学院的临床助理教授。无论我的生活和地位如何改变，我所取得的这一切成就都与廖院士的谆谆教诲息息相关。无论我遇到什么样的困难，我都用廖院士持之以恒和坚忍不拔的态度来鼓励着我自己，才能取得今天的成功。

我虽然身在海外却一直和廖院士保持着联系，并且一直得到他的鼓励和帮助。当廖院士被评为中国工程院院士后，他在第一时间把这个特大喜讯告诉了我。我为廖院士骄傲，他对中国临床真菌病的诊断、治疗和科研做出了巨大的贡献，他的成就得到了科学界的认可，这是众望所归。

老骥伏枥，锲而不舍，这是廖院士人生的写照。他一直敢于追求、勇于挑战、决不在困难面前轻言放弃。他平易近人、和蔼可亲，为中国皮肤真菌病领域培养了大量的人才。他是科学的巨人，又具有平凡的风采，我为有这样一位恩师而庆幸，为中国有这样一位执着的科学家而喝彩。我衷心希望廖院士的科学精神和治学态度得以发扬光大，惠泽国人。

师恩难忘
——记在廖万清老师身边的日子

王志东博士

2014年初夏的一个早上，我和几个朋友游览中国台湾台北“故宫博物院”，正在欣赏的时候，电话响了，快步走到走廊去接听。朋友随口问，谁大周末的这么早就来电话？我说，是导师，廖院士。朋友却一下子惊讶起来，博士毕业多少年了？还和导师有联系啊？朋友的话，不由地使我陷入了沉思，是啊，毕业多少年了，我们一直和导师保持着联系，不应该吗？导师就是师父，一半是父亲，保持联系不很正常吗?

在回来的飞机上,在各种思绪中,想起了廖主任,我学术上的导师,人生的导师,精神上的父亲,想起了过去日子中的几个小片段。

“投师皆投于高门之下”

2001年夏天拿到了博士录取通知书。返家报喜,欣喜之余,我告诉老父亲,现在报考的导师,是著名教授,听说要求严格,如果课题论文高度不够,很难毕业,我有点担心。父亲脱口而出,自古“投师皆投于高门之下”,岂有担心自己老师名气太大的道理?你就好好学习,努力跟上吧。

开学了,要去正式拜访老师了。先提前约好了时间,提早了几分钟到了他的办公室门口,整理下军装,叩叩门。门被打开,廖主任还在打电话,他挥挥手示意我在近门处沙发坐下,先等等他。第一次进了主任办公室,在忐忑不安中,环视了一下,感受就是“坐拥书城”,书架上、桌子上,沙发边上,都放满了书、学术杂志、资料。过了一会,主任放下电话,转过身,握握我的手,又示意我坐下,笑眯眯地对我说,“你来了,很好”,“把你的情况介绍一下”。主任很耐心地听我介绍完自然情况,又问了问家庭、父母的情况。在我带来的博士生选课材料上勾画出指定要我参加的课程,并很认真地告诉我,要集中精力学好基础课,学好英语;课题的思考,先看看微生物真菌方面的一些书,先把基础打扎实;之后,他拿出准备好的书《真菌病学》,告诉我,回去读读。“不懂之处,可以来问。”

多年以后,回想起来这一段见面的情况,不由得心生感慨,当时懵然不知其中滋味,现在看来这里面贯穿着主任对于人才培养的思考、思路,强烈的学术策略、学术管理意识。

“聪明学习,学习聪明”

2002年夏天,廖教授通知我去一趟他的办公室。那时候结束了在大学校园上的基础课，在病房开始工作，和廖主任还不是很熟悉。我进门之后，还是略显拘谨，躬身等待主任的指示。主任很热情，指着斜对着他办公桌的沙发，让我坐下。落座后，他问了问我近期工作上的情况，勉励我好好工作，首先是做好一个为患者服务的皮肤科医生。之后沉吟了一下说："为了打好学业的基础，考虑了一下，你们几个学生去复旦大学去学学微生物的基础知识，我已经联系好了，你们就去吧。这里有几本新出版的微生物学，拿去读读。我这里有个笔记本，在扉页上给你写了几个字，拿去做个纪念。"我打开了笔记本，扉页上写着"聪明学习，学习聪明"。

当时，几个学生对这个学习的安排理解程度不够，一下子工作、生活规律打破了，每天还要从长征医院到复旦大学奔波，每天回到宿舍里，很疲劳，大家开玩笑说笑起来，还觉得每天做无用功，我们是要做皮肤科医生，每天学这些基础知识有啥用呢？随着岁月的流逝，慢慢开始理解了导师当初的安排，这是真正是对我们学生发展有利的安排，打好了基础，再盖大楼。对于微生物世界有了全局观，对于微生物的发展史有了理解，对于科学思维的建立和发展裨益颇多。

随着工作的进展，越发感觉自己受困于英语水平的低下。有一天，我对廖主任说，想彻底提高一下英语水平，尤其是专业的英语水平，主任有什么指示？廖主任说："过去苏飞腾他们读研究生的时候努力学习英语，我很支持，今天你提出来要努力学习英语，我还是很支持。一、你利用业余时间自己去学习；二呢，你可以到我的办公室，一个月给你10分钟或半小时，你给我说说英语，朗读文献也可以，既提高英语，又提高专业，我相信，你到我办公室说30分钟，你在宿舍里面要准备好多次。"

2004年的一天，主任通知我去他办公室，很认真地对我说："被誉为'医学奥运'的世界皮肤科大会即将在北京举行，你和杨阳一起随我去北京参会，见见世面，世界皮肤科大会开到了家门口，机会难得。"

这次会议，给我们留下了最深刻的印象，通过这个世界级的平台，我们知道了外面的世界，也进一步明确了自己的差距，明确了以后的学习方向。如今多年以后回想，每年在中国举办的会议不少，主任也未曾多推荐我们去参加这些会议。但是，世界皮肤科大会的召开，他带着我们去参会，打开了我们的视野，对于我们以后的发展起到了一个很好的作用。

现在我的工作每天都离不开专业知识和英语。这里永远要感谢廖主任当初的支持和指点，在我最渴望学习的时候给以支持，不仅仅是精神上的鼓励，还有具体方法上的指导。现在我理解了为什么主任给我的题字是"聪明学习，学习聪明"。

"常怀感恩之心"

2004 年博士毕业了，上海的夏天，骄阳似火，我和几位同学还没及时离校。在科里遇到了廖主任，主任说，这么热的天，还没走啊？我顿了顿，说，没钱了，等着家里寄钱来，再走。主任也没多说什么，就忙着处理病人去了。到了中午，接到主任电话，让我去一趟他的办公室，一进门，主任还是笑眯眯地指着沙发，让我坐下，说："一起吃个中午饭吧，请你吃顿教授餐。"随后给我 2000 元钱，"拿着去买车票，先去报到，早点办好了手续，回来还要抓紧时间继续学习"。

拿着主任给的钱，买了车票，发了行李。待我安排好事情，秋天重返上海，去还钱，主任手一挥，说，算了，你好好学习就行了。一晃多少年过去了，主任叮嘱我早去早回那情景似乎就在昨日。

有一天，主任带着我们几个学生在整理资料，撰写材料。医药公司的几位经理未曾提前预约，就来拜访主任，打断了我们的工作，主任引领着他们去了其他的房间去交流。良久，回来以后我们继续工作。我记得当时有人说，主任你对他们药厂太客气，也没预约，随便说几句，打发走得了。主任闻听此言，很认真地说："这么说，是不对的。多少年前，那时候无药厂支持学术发展，我们出去开会都是找院长批费用，出门坐火车。现在有了国际大公司进到中国，支持学术发展，我们才能有这些会议的顺利举办,还可以资助一些医生来参会。我们共同的敌人是疾病。我们要对医药公司,也怀感激之心。”

在台北“故宫博物院”,见到了一幅于右任书写的对联“高怀见物理,和气得天真”。导游说,大意是,具有宽大的胸襟,才可见世间万物的真理;心平气和,方能见到天地的。这特指做人的极高的境界。这时候我猛然顿悟,廖院士就是这样的人。

附录二：孩子们眼中的父亲

我们的父亲

廖锋　廖晖

在大家眼中，廖万清院士是一位艰苦奋斗、永不言败的将军；也是一位孜孜不倦、乐于奉献的学者；更是一位诲人不倦、桃李满天下的良师。不过在我们眼中，他更是一位和蔼可亲、对我们关怀备至的父亲。

父亲是客家人，祖籍在广东梅县。1938年，出生在新加坡。1941年，战火烧到东南亚，为了把自己的"根"留在祖国，饱受战乱之苦的爷爷奶奶把父亲送回国内，交给叔叔抚养。同年，爷爷去世，3岁丧父的父亲从此跟着叔叔一起生活。

叔叔不负重托，客家人又有"崇文重教"的传统，到了父亲上学年龄时，生活清贫的叔叔把他送进了小学。父亲学习非常刻苦，成绩好，初中和高中的学费都是依靠"人民助学金"完成的。那时，他心里有个梦想：长大后像家族里的叔公一样，当一名救死扶伤的医生，为病人解除痛苦。高中毕业时，由于成绩名列前茅，父亲被保送进了中国人民解放军第四军医大学。

来到第四军医大学的第一年，瘦弱的父亲的体重才39公斤，但他以强烈的报国之心和顽强的意志，克服了大西北的恶劣气候，胜任了超体能的军事训练。1961年7月，父亲以优异的成绩毕业，1个月后来到繁华的大都市上海，成为第二军医大学附属长征医院皮肤科的一名军医。

父亲是忙碌的，在我们记忆里，从幼儿园、小学、初中到高中，父亲几乎没参加过我们兄弟俩的“家长会”，那时的父亲既要救死扶伤经常加班，也要挤出任何一点空余时间进行研究学习。那时家里的条件很差，父亲连专门的写字台也没有，只能将床作为“办公桌”，每天研究到很晚，就这样父亲发现了 9 种新的病原真菌及其引起的疾病类型，解决了医学真菌的疑难杂症的诊治问题，荣获国家科技进步二、三等奖。例如，1980 年 12 月，父亲首次发现格特隐球菌(S_{8012})引起的脑膜炎；2004 年，父亲发现聚多曲霉引起的肺部感染，并成功治愈。忙里偷闲的时候，父亲最喜欢旅游，特别喜欢爬山，越高的山越喜欢爬，所谓“无限风光在险峰”就是他爬山时最喜欢激励我们的话。

父亲是严谨认真的，无论什么事，很少开玩笑，最讲究大丈夫“一言既出，驷马难追”！这种性格也深深地影响到我们身上。记得那是 1994 年，那时的我刚刚大学毕业，年轻气盛，也喜欢吹嘘，在一次晚饭上我说：“爸爸，现在搞软件开发肯定大有前途！我要开软件公司！”本来也就是随便说说，父亲却当真了，找朋友托关系给我找软件工程师，弄得我骑虎难下，只能硬着头皮，一路摸爬滚打，开始了自己的艰苦创业生涯。父亲又是诙谐幽默的，虽然我们很少听父亲讲课，但据内部消息(母亲、父亲的学生们)，父亲演讲起来那真是妙语如珠、借古喻今，笑声、热烈的掌声会一直持续到结束，让人久久不愿离去。

父亲对我们的爱是无私的，记得那是 1988 年，哥哥要去澳洲留学，大家都知道那时国内的经济条件都很差，家里哪有什么积蓄来支撑昂贵的学费，唯一的办法是借。记得那时的父亲几乎借遍了所有的亲戚朋友，尝遍了人情冷暖。直到现在父亲还经常会提起那段风风雨雨的日子，提起那些穷却倾囊相助的朋友们，提起那些相对富有却一毛不拔的人们。“滴水之恩，当涌泉相报！”这句话往往是父亲回忆的结束语。父亲是这样说的，也是这样做的。只要那些朋友有困难，父亲都挺身而出，无私地帮助他们，一直到现在。

这就是我们的父亲，既严谨又诙谐，既平凡又伟大！我们爱您！

附录三：离休干部心中的廖万清

梅州市老年书画家协会

廖教授暨夫人姜琳同志：

你们好，此次我俩有机会参加客属第廿八届恳亲大会，还见了你们一贵人，深感万分荣幸。可以说，广东上海远隔千里，过去素不相识，借机聚在一起结成亲密友谊，真是不易啊！这可也是一生中的缘份，是天公作美也！这次能够经几天相处接触，处处得到你俩的相爱关照，内心十分感激。相处中给我们留下深刻的美好印象。正象我老伴所讲的：廖教授真是我们客家人，特别代表我们梅州客家人的典范，他那种客家风味特浓，有忠厚、纯朴、勤劳、善良的高尚品德，甚至连长的身材长相都集中体现出来，真可说古有轩辕帝今有廖万清，十分受人尊敬与爱戴。虽不在一起工作，可坐在车上

1

梅州市老年书画家协会

随时听到手机铃声不断，念念不忘家里工作，心系看病人之苦而不安；他们俩处世待人宽宽有礼，十分和蔼可亲，真是身穿闪闪将军服，干着默默平凡伟大之事，连坐车都还谦让，真使人敬佩。当看到你俩寸步不离，处处手挽着手相随，恩恩爱爱，真使人羡慕之极，也是我们学习的榜样。我们这次有缘结识你们，也是终生难忘。上面是我第一个感受。

第二是这次大会，我觉得开得十分圆满成功，这次大会与会人员之多，结构复杂，规模之大，范围之广是空前的，是一次团结胜利的大会。我还是老印象开的隆重、热烈、亲切、难忘。大会总结团结了客家历史文明，弘扬了客家文化，进一步发扬了客家五千年的崇高精神。我过去对华夏文明轩辕黄帝、根在何处了解甚少，这次身临

2

梅州市老年书画家协会

其境，情系中原。我们找到了根，也在厅中我们共同见相的那棵大树根，是多么形象啊！它像一把大篷盘，四面交错，盘根错节，把客家人团结组成一起，像征中原儿女十分大胸怀和热情，象征着炎黄子孙振兴中华的豪迈的气概……。这次还参观了洛阳、开封历代名都许多胜景楼阁，尽收眼底，大饱了眼福。特别係那段"赴京考试"中举二名的传趣（以见传为证）也是终生难忘的。到此参加这次会议，真可说是物质、精神（相传）大丰收。

文面通顺，啰啰嗦嗦说到此，不对的地方请多批评见谅。

现将相片寄去，见的不好，待后另冲再寄。祝全家幸福，心想事成，步步高升。

敬礼！

曾思中 英

2003.10.2

3

广东梅州市原公安局副局长、民政局局长曾思中老师在2003年共赴郑州参加十八届世界客属恳亲大会，相处数日，有感抒怀。书信写于耄耋之年。

附录四：廖万清院士论文目录

1. Liao WQ, Shao JZ, Wu SX, et al. Cryptococcus neoformans var S_{8012} causing meningitis. Chin Med J (Engl), 1983, 96(4): 287-290.

2. Liao WQ, Shao JZ, Li SQ, et al. Collectotrichum dematium causing keratitis. Chin Med J (Engl), 1983, 96(5): 391-394.

3. Liao WQ, Shao JZ. A strain of multiform Cryptococcus neoformans. Chin Med J (Engl), 1986, 99(10): 787-790.

4. Liao Wan Qing. Antimycotologic Action of sodium Prithone and its Treapeatic Effect in Dermatology cases, Proceeding of Absirst Aisa Dermatologic Congress, Hongkong, 1986, 11, 993.

5. Liao Wan Qing. Mycostatic Aetivily of oxiconagate and its Treapeatic Effect in 271 cases of Tinea Cruris. Proceeding of the first China-Japan International Congress of Mycology, Xian, 1987, 7.

6. Liao WQ, Shao JZ, Li SQ, et al. Mycological identification of pulmonary aspergilloma caused by Aspergillus oryzae with proliferating heads. Chin Med J (Engl), 1988, 101(8): 601-604.

7. Cohen R Z, Seeman M V, Gotowiec A, et al. Earlier puberty as a predictor of later onset of schizophrenia in women. The American Journal of Psychiatry, 1999, 156: 1059-1064. 2001, 32(1): 51-53.

8. Liao Wan Qing. Itraconazole in treating Dermatology cases in China. Proceeding of The 2 nd Aisa Dermatological Congress, Singapore, 1989.

9. Liao WQ, Xue YS, Chen PM, et al. Cepholosporium acremonium. A new strain of fungus causing white piedra. Chin Med J (Engl), 1991, 104 (5): 425-427.

10. Liao WQ, Zang YL, Shao JZ. Sporotrichosis presenting as pyoderma gangrenosum. Mycopathologia, 1991, 116 (3): 165-168.

11. Liao WQ, Zhao ZQ, Zhao H. Research on rapid identification of auto-microbiology system for pathogenic yeast. Chin Med J (Engl), 1992, 105 (4): 319-321.

12. Liao WQ, Li ZG, Guo M, et al. Candida zeylanoides causing candidiasis as tinea cruris. Chin Med J (Engl), 1993, 106 (7): 542-545.

13. Liao WQ, Yao ZR, Li ZQ, et al. Pyoderma gangraenosum caused by Rhizopus arrhizus. Mycoses, 1995, 38 (1-2): 75-77.

14. Liao WQ. Clinical study of Cyclosporin A for Psoriasis in China. Annals Journal of Dermatology. 1995, 7 (4): 313-317.

15. Liao WQ. Itraconazole in Treating dermatomycoses in China. Proceeding of the second Asia Dermatology Congress, Singapore, 1998.

16. Liao WQ, Yao ZR, Li ZG, et al. Pyoderma gangraenosum-like fungal disease caused by Fusarium solani. Journal of Medical Colleges of PLA, 1998, 12 (1): 29-31.

17. Liao WQ. Treatment of pulmonary invasive aspergillosis with liposome amphotericin B. Chinese-Journal-Dermatology, 1999, 32 (S): 9.

18. Liao WQ. Antifungal therapy of deep infection in China. Chinese-Journal-Dermatology, 1999, 32 (S): 8

19. Liao WQ, Wen H, Chen YC, et al. The first case of obstructing bronchial aspergillosis caused by Aspergilllus sydowi. Internatioal Journal of Infectious Diseases, 2004, 8 (2): 132-133.

20. Liao WQ, Yao ZR, Wen H, et al. The first report of treatment of liver abscess due to Candida albicans with intra-abscess and intravenous

administration of liposomal amphotericin B(Amphotec). Journal of Medical Colleges of Pla,2005,20(3):191-192.

21. Liao WQ,Xiu LL. Pathogenesis of Main Pathogeny of Deep Mycosis. Journal of US-China Medical Science,2005,2(6):38-43.

22. Liao WQ,Yao ZR,Xiu LL. Combined Therapy of Triazoles Anifungal Drug and Terbinafine in Pulmonary Cryptococcosis. Journal of US-China Medical Science,2006,3(2):1-4.

23. Shao JZ,Liao WQ,Li SQ,et al. Mycologic identification of Emericella nidulans and Aspergillus flavus causing pulmonary infection. Chin Med J(Engl),1983,96(4):306-308.

24. Shi W,Liao WQ,Mei X,et al. Necrolytic Migratory Erythema Associated With Glucagonoma Syndrome. J Clin Oncol,2010;28(20):329-31.

25. Liu ZD,Hou TS,Liao WQ,et al. OSTEOMYELITIS OF SACRAL SPINE CAUSED BY ASPERGILLUS VERSICOLOR WITH NEUROLOGIC DEFICITS. Chinese Medical Journal,1995,108(6):472-475.

26. J Wu,H Wen,Liao WQ. Small-dose itraconazole pulse therapy in the treatment of onychomycosis. Mycoses,1998,40(9-10):397-400.

27. J Wu,Liao WQ,J Chai. Isolation of specific DNA probes for detection of Cryptococcus neoformans. Mycoses,1998,40(9-10):385-389.

28. Yao ZR,Liao WQ,Li ZG,et al. Cutaneous fungal infection caused by Fusarium solani. Chinese Medical Journal,1998,111(11):1054-1056.

29. Wei H,WU JH,Liao WQ. Identification of clinical and environmental isolates of Cryptococcus neoformans by AP-PCR fingerprinting. Chinese Medical Journal,1998,111(4):329-329.

30. Y. Zhirong,L. Wan Qin,P. weihua. Case reports. Invasive pulmonary Aspergilosis in non-neutropenie patients treated with liposomal Amphotericin B. Mycoses,1999,42:679-682.

31. Wu SS, liao WQ, Guo NR, et al. A dynamic Epidemiological study of pathogenic fungi in in China. Chin Med Sci J, 1999, 14(2): 129.

32. L. Wan Qin. Study of pathogenic fungi in China: a dynamic survey. Chinese-Journal-Dermatology, 1999, 32(S): 6.

33. L. Wan Qin. Treatment of pulmonary invasive aspergillosis with liposome amphotericin B. Chinese-Journal-Dermatology, 1999, 32(S): 9.

34. Hong W, Chen ML, Kong XT, et al. Effect of integrin on procollagen synthesis by fibroblasts from scleroderma. Chin Med J (Engl). 1999, 112(11): 1024-1027.

35. J Chen, W Liao, H Wen, J Wu, Z Yao. A comparison among four regimens of itraconazole treatment in onychomycosis. Mycoses, 1999, 42(1-2): 93-96.

36. Yao ZR, Liao WQ, Wen H. Antifungal therapy for treatment of cryptococcal meningitis. Chin Med J (Engl), 2000, 113(2): 82-84.

37. Hong W, Liao W, Gu J. Case report. Granuloma caused by Cryptococcus neoformans. Mycoses, 2000, 43(2): 71-74.

38. Wu SS, liao WQ, Guo NR. Epidemiological study of pathogenic fungi in China: 1986-1996. Chin Med J (Engl), 2001, 14(3): 294-296.

39. Pan WH, Liao WQ, Huo KK. Construction of Cryptococcus neoformans cap 70 Transformation System. Zhonghua Yi Xue Za Zhi, 2001, 81(81): 748-751.

40. Chen SX, Yao ZR, Wen H, et al. Study on growth cycle and ultrastructure of calmodulin fixed-point yeast mutant. Journal of Medical Colleges of PLA, 2002, 17(2): 85-87.

41. Yao Z, Liao W, Chen R. Management of crypotococcosis in non-HIV-related patients. Medical Mycology, 2005, 43(3): 245-251.

42. Yao ZR, Liao WQ. Fungal respiratory disease. Current Opinion In Pulmonary Medicine. 2006, 12(3): 222-227.

43. Zhao ZQ, Liao WQ. GC% of DNA of Pathogenic Cryptococcus and Varieties. Journal of US-China Medical Science, 2006, 3: 23-25.

44. Wang AX, Zhang YY, He LX, et al. Clinical study on the efficacy and safety of intravenous itraconazole infusion for the treatment of invasive fungal infection in China. Japanese Journal of Infectious Diseases, 2007, 59 (6): 370-376.

45. Varma A, Wu SX, Guo NR, et al. Identification of a novel gene, URE2, that functionally complements a urease-negative clinical strain of Cryptococcus neoformans. Microbiology, 2006, 152 (12): 3723-3731.

46. Liu XH, Liao WQ. Isolation and Purification of Adhesin of Candida Albicans and Its Effect on Adherence to Host Cells. Chinese Journal of Dermatology, 2006, 6: 11-14.

47. Pan B, Chen M, Pan W, Liao W. Histoplasmosis: a new endemic fungal infection in China? Review and analysis of cases. Mycoses, 2013, 56 (3): 212 - 221.

48. Zhang H, Liao WQ, Chao W, et al. Risk factors for sebaceous gland diseases and their relationship to gastrointestinal dysfunction in Han adolescents. Journal of Dermatology, 2008, 35 (9): 555-561.

49. Xie SQ, Liao WQ, Yao ZR, et al. Related gene expressions in anti-keratinocyte aging induced by Ganoderma lucidum polysaccharides. Journal of Medical Colleges of PLA, 2008, 23: 167-175.

50. Shi, WM, Wu ZW, Mei XY, et al. The effect of DNMTs and MBPs on hypomethylation in systemic lupus erythematosus. Journal of Dermatological Science. 2009, 53 (3): 236-238.

51. Shi WM, Liao Wq, Wu ZW, et al. Recurrent cutaneous malignant fibrous histiocytoma. Eur J Dermatol, 2009, 19 (2): 187-188.

52. Feng XB, Yao ZR, Ren DM, et al. Genotype and mating type analysis of Cryptococcus neoformans and Cryptococcus gattii isolates from

China that mainly originated from non-HIV-infected patients. Fems Yeast Research,2008,8(6):930 - 938.

53. Feng XB,Yao ZR,Liao WQ. Simultaneous identification of molecular and mating types within the Cryptococcus species complex by PCR-RFLP analysis. Journal of Medical Microbiology,2008,57(Pt 12): 1481-1490.

54. Shi WM,Liao WQ,Wu ZW,et al. Recurrent cutaneous malignant fibrous histiocytoma. Eur J Dermatol,2009,19(2):187-188.

55. Wang Y,Jia XM,Jia JH,et al. Ascorbic acid decreases the antifungal effect of fluconazole in the treatment of candidiasis. Clin Exp Pharmacol Physiol,2009, 36(36):40-46.

56. Yang Y,Lin M,Huang SJ,et al. A rare presentation of pemphigus vulgaris as multiple pustules. Indian J Dermatol,2010,55(3):293-295.

57. Chen XF,Lin WD,Lu SL,et al. Mechanistic study of endogenous skin lesions in diabetic rats. Exp Dermatol,2010,19(12):1088-1095.

58. Wu SX,Guo NR,Li XF,et al. Human pathogenic fungi in China--emerging trends from ongoing national survey for 1986,1996,and 2006. Mycopathologia,2011,171(6):387-393.

59. Chen M,Liao WQ. Taxonomic analysis of cryptococcus species complex strain S_{8012} revealed Cryptococcus gattii with high heterogeneity on the genetics. Chin Med J(Engl),2011,124(13):2051-2056.

60. Li AS,Pan WH,Wu SX,et al. Ecological surveys of the Cryptococcus species complex in China. Chinese Medical Journal,2012, 125(3):511-516.

61. Pan WH,Liao WQ,Ferry Hagen,et al. Meningitis caused by Filobasidium uniguttulatum:case report and overview of the literature. Mycoses,2012,55(2):105-109.

62. Xu XG,Pan WH,Bi XL,et al. Comparison of clinical features in

patients with persistent and nonpersistent cryptococcal meningitis: twelve years of clinical experience in four centers in China. CNS Neurosci Ther, 2013, 19(8): 625-631.

63. Chen M, Houbraken J, Pan W, et al. Pulmonary fungus ball caused by Penicillium capsulatum in a patient with type 2 diabetes: a case report. BMC Infect Dis, 2013, 13(1): 1-5.

64. Deng S, de Hoog GS, Badali H, et al. In Vitro Antifungal Susceptibility of Cladophialophora carrionii, Agent of Human Chromoblastomycosis. Antimicrob Agents Chemother, 2013, 57(4): 1974-1977.

65. Zhou J, Chen M, Chen H, et al. Rhodotorula minuta as onychomycosis agent in a Chinese patient: first report and literature review. Mycoses, 2013, 57(3): 191-195.

66. Meng Y, Pan W, Liao W. Oral immunotherapy for egg allergy in children: letter to the editor. N Engl J Med 2012; 367(15): 1471-1472.

67. Fang W, Price MS, Toffaletti DL, et al. Pleiotropic effects of deubiquitinating enzyme Ubp5 on growth and pathogenesis of Cryptococcus neoformans. PLoS One, 2012, 7(6): 3989-3993.

68. Cheng R, Li M, Zhang H, et al. Common FLG Mutation K4671X Not Associated with Atopic Dermatitis in Han Chinese in a Family Association Study. PLoS One, 2012, 7(11): e49158.

69. 廖万清. 结节坏死性皮炎, 中华皮肤科杂志, 1965, 11(2): 193.

70. 廖万清. 条口透承山治疗肩关节周围炎. 陕西新医药杂志, 1972, (5): 42.

71. 廖万清, 邵经政. 漆性皮炎调查报告. 人民军医杂志, 1975, (Z1): 87-89.

72. 廖万清. 大疱性表皮松解型药物性皮炎(附 11 例报告). 中华医学杂志, 1975, 5: 362.

73. 廖万清 . 天疱疮和大疱性类天疱疮共存 . 国际皮肤性病学杂志, 1976，(4).

74. 廖万清 . 注射硅治疗鸡眼 . 国际皮肤性病学杂志, 1977(1): 39.

75. 廖万清 . 色素性基底细胞癌表现表浅扩展性恶性黑素瘤的假象 . 国际皮肤性病学杂志, 1979(1): 51-52.

76. 廖万清 . 胎内单纯疱疹感染 . 国际皮肤性病学杂志, 1979,(1): 41.

77. 廖万清 . 扁平疣消退时的恢复过程 . 国际皮肤性病学杂志, 1979，(2): 99-100.

78. 廖万清 . 对职业有危害的深部真菌病 . 国际皮肤性病学杂志, 1979，(4): 213-215.

79. 廖万清 . 腹型荨麻疹 . 皮防通讯, 1979, 8(4): 218.

80. 廖万清 . 掌跖脓疱病可由念珠菌抗原诱发 . 国际皮肤性病学杂志, 1980, 6(2): 125.

81. 廖万清 . 隐球菌性脑膜炎 2 例报告 . 解放军医学杂志, 1980, (5): 319-323.

82. 廖万清 . 隐球菌性脑膜炎的诊断研究 . 全军皮肤科会议, 1980, 3: 6.

83. 廖万清 . 雷公藤在系统性红斑狼疮治疗中作用观察 . 皮肤病防治研究通讯, 1980, 8(3): 14-16.

84. 廖万清, 邵经政 . 隐球菌性脑膜炎: 附 2 例报告 . 中华皮肤科杂志, 1980, 13(1): 48-50.

85. 廖万清 . 我国健康人群真菌带菌调查研究, 第二军医大学学报, 1981，(2): 116-118.

86. 廖万清, 邵经政, 李淑琴, 等 .300 例正常人真菌带菌调查报告 . 第二军医大学学报, 1981，(2): 116-118.

87. 廖万清 .300 名成人鼻烟分泌物及粪便真菌带菌调查报告 . 临

床皮肤科杂志，1981，8(3)：146-148.

88. 廖万清，邵经政，谈善庆．克霉唑与大蒜素联合治疗肺隐球菌病报告．中华皮肤科杂志，1981，14(4)：228-229.

89. 廖万清．防霉菌(足癣)胶鞋垫预防足癣效果的研究报告．临床皮肤科杂志，1982，11(1)：14-15.

90. 廖万清，邵经政，朱诚，等．脑部曲菌肉芽肿一例报告．上海医学，1982，(4)：241-242.

91. 廖万清，邵经政，李淑琴，等．报告1例我国首见新型隐球菌变种 S_{8012} 引起脑膜炎．中华皮肤科杂志，1982，15(3)：184-187.

92. 廖万清，邵经政，贺宗理，等．肾移植病人真菌感染的监护．中华器官移植杂志 .1982，03(3)：131-133.

93. 廖万清，邵经政，李淑琴，等．引起膀胱炎的光滑球拟酵母 S_{8056} 的鉴定．微生物学通报，1983，10(2)：69-71.

94. 廖万清，邵经政，李淑琴，等．我国首见新型隐球菌上海变种(S_{8012})的初步研究．微生物学通报，1983，10(3)：116-117.

95. 廖万清．霉康唑治愈一例原发性皮肤隐球菌病，国际皮肤性病学杂志，1983，(1)：57-58.

96. 廖万清，邵经政，李淑琴．真菌败血症：附12例报告．临床皮肤科杂志，1984，(3)：209.

97. 廖万清，邵经政，李淑琴，等．构巢裸壳孢菌与黄曲霉引起肺部感染的真菌学鉴定．中华皮肤科杂志，1985，18(1)：32-34.

98. 廖万清，李淑琴，冯雪梅，等．吡硫霉净抑菌作用及治疗皮肤癣菌病疗效观察．中华皮肤科杂志，1985，18(2)：91-92.

99. 廖万清，邵经政，李淑琴．国产酮康唑治疗真菌病的疗效观察．解放军医学杂志，1985，(3)：213-214.

100. 廖万清．束状刺盘孢引起的角膜炎．中华皮肤科杂志，1985，18(2)：101-103.

101. 廖万清，邵经政，李志刚．东海舰队某部浅部真菌病调查报

告 . 人民军医,1987,11:15-16.

102. 廖万清 . 多育曲霉引起角膜炎 . 中华眼科杂志,1987, (2): 122-123.

103. 廖万清,邵经政,李淑琴,等 . 具多育现象的米曲霉引起肺曲霉球的真菌学鉴定 . 中华皮肤科杂志,1987,20(2):65-67.

104. 廖万清,邵经政,李志刚 . 五种抗真菌药物治疗足癣比较观察 . 实用医学杂志,1988, (4):21.

105. 廖万清,邵经政,李淑琴 . 尖端单孢霉引起肺部感染的真菌学鉴定 . 第二军医大学学报,1989,10(2):184-185.

106. 廖万清,伊康唑治疗皮肤癣菌病疗效观察,临床皮肤科杂志,1989;(5):243-245.

107. 廖万清,李志刚,李大宁,等 . 双盲法观察阿司咪唑对慢性荨麻疹的疗效 . 中华皮肤科杂志,1990,23(2):120-121.

108. 廖万清,张玉麟,邵经政 . 坏疽性脓皮病性孢子丝菌病 . 临床皮肤科杂志,1991,20(1):33-34.

109. 廖万清,赵志强,苏飞腾,等 . 烧伤创面真菌菌谱及其带菌 . 临床皮肤科杂志,1991, (6):290-292.

110. 廖万清,薛友声,陈培明,等 . 顶孢头孢霉引起白毛结节病的研究 . 中国皮肤性病学杂志,1991,5(4):195-197.

111. 廖万清,李志刚,洪微 . 环孢菌素 A 治疗银屑病的临床研究 . 临床皮肤科杂志,1992, (2):77-80.

112. 廖万清 . 酮康唑治疗真菌病的疗效评价,第二军医大学学报,1993(3):288-290.

113. 廖万清,李志刚,郭鸣,等 . 涎沫念珠菌引起股癣型念珠菌病的研究,中华皮肤科杂志,1992,25(5):291-293.

114. 廖万清,赵志强,赵虎 . AMS 快速鉴定病原酵母的研究,中国皮肤性病学杂志,1992, (3):139-140.

115. 廖万清,王友达 . 静脉滴注无环鸟苷治疗带状疱疹 . 临床皮

肤科杂志 .1993，(2)：81-82.

116. 廖万清，秦启贤 . 伊曲康唑随机双盲法治疗体，股癣，临床皮肤科杂志，1993，(A60)：24-25.

117. 廖万清，王友达 . 氟康唑治疗系统性真菌病疗效评价 . 中国皮肤性病学杂志，1994，(2)：90-91.

118. 廖万清 . 急性放射伤病人真菌感染的监护，上海 "6.25" ^{60}CO 源辐射事故病人诊断与救治文集，北京科学技术出版社，1994，3：375-377.

119. 廖万清，任世泽，周廷森 . 国产氟康唑注射剂治疗系统性真菌病 20 例疗效观察 . 药学情报通讯，1994，12(2)：101-102.

120. 廖万清，王友达 . 氟康唑治疗系统性真菌病疗效评价 . 中国皮肤性病学杂志，1994，8(2)：90-91.

121. 廖万清，杨济秋，等 . 烧伤创面抗真菌外用药—S_{1123}，岭南皮肤性病科杂志，1995，(4)：4-7.

122. 廖万清，姚志荣，温海 . 采乐洗剂治疗 20 例脂溢性皮炎及皮脂溢出症疗效评价 . 岭南皮肤性病科杂志，1995，(4)：19.

123. 廖万清，李志刚 . 茄病镰刀菌引起坏疽性脓皮病 . 中华皮肤科杂志，1995，28(6)：370-371.

124. 廖万清 . 现代分子生物学技术在医学真菌学的研究展望 . 中华皮肤科，1996，29(5)：305-308.

125. 廖万清，顾菊林，温海，等 . 伊曲康唑间歇冲击疗法治疗甲真菌病，临床皮肤科杂志 . 1998，(3)：188-189。

126. 廖万清，姚志荣，温海 . 隐球菌性脑膜炎的治疗研究 . 中华皮肤科杂志 .1996，(5)：324-326.

127. 廖万清，李志刚，潘炜华，等 . 霉变大米导致外源性变态反应性肺泡炎——海军某部暴发病例及对策 . 吉林农业大学学报，1998，(s1)：236-236.

128. 廖万清，李志刚，潘炜华，等 . 东海舰队某部高发皮肤病调查防治研究．吉林农业大学学报，1998，(s1)：237-237.

129. 廖万清，姚志荣，温海．上海女性皮肤冬夏季比较．中国皮肤性病学杂志 1998，(5)：275-276.

130. 廖万清．抗洪救灾中应注意防治癣病．上海医药，1998，(9)：41.

131. 廖万清．抗真菌感染治疗新进展——第二十届国际化学治疗会议抗真菌感染治疗进展．中华皮肤科杂志，1998，31(5)：306-307.

132. 廖万清，陈江汉，温海，等．氟康唑治疗甲真菌病 53 例．中国新药志，1998，7(4)：300-302.

133. 廖万清．真菌感染研究的最新进展——第四届国际侵袭性真菌趋势研讨会概要．中国皮肤性病学杂志，1998，31(4)：245-247.

134. 杨虎天，胡远峰，郑秀春，等．系统性红斑狼疮 242 例分析．上海医学，1980，(8)：59-60.

135. 韩志明，廖万清．眼睑孢子丝菌病 1 例报告．中华眼科杂志，1981，(6)：372-373.

136. 邵经政，廖万清，李志刚，等．防癣裤预防股癣效果观察．中华皮肤科杂志，1987，20(6)：335.

137. 廖万清，李志刚．甲真菌病的病理学诊断及其意义．中国皮肤性病学杂志，1999，32(5)：304-305.

138. 廖万清，李志刚，潘炜华，等．南海某舰艇部队高发皮肤病调查与防治．解放军预防医学杂志，1999，17(1)：30-33.

139. 廖万清，李志刚，温海，等．复方萘替芬喷雾剂及冷霜的研制与应用．第二军医大学学报，1999，20(3)：187-188.

140. 廖万清，姚志荣．二性霉素 B 脂质体治疗侵袭性肺曲霉病二例．中华医学杂志 2000，80(12)：896-65.

141. 廖万清．21 世纪真菌病学研究展望．上海医学，2000，23(3)：132-134.

142. 廖万清．隐球菌性脑膜炎诊治的研究现状．第二军医大学学报,2001,22(11):1003-1004.

143. 廖万清 . 深部真菌感染治疗进展 . 中国麻风皮肤病杂志,2003,19(6):597-600.

144. 廖万清,贺志彬 . 抗真菌药物治疗进展 . 世界临床药物,2003,24(8):458-461.

145. 廖万清,姚志荣,温海,等 . 两性霉素 B 脂质体腔内注射治疗念珠菌性肝脓肿 . 临床皮肤科杂志,2003,32(11):678-679.

146. 廖万清,温海,陈裕充,等 . 首例报告聚多曲霉引起的阻塞性支气管曲霉病 . 中国皮肤性病学杂志,2003,17(2):93-94.

147. 廖万清 . 原发性皮肤隐球菌病 . 临床皮肤科杂志,2004,33(4):259-260.

148. 廖万清 . 深部真菌感染主要病原菌的致病机理研究进展 . 全国深部真菌感染学术会议论文集,2005,43-44.

149. 廖万清,姚志荣,李秀丽,等 . 伊曲康唑、氟康唑与特比萘芬联合治疗肺隐球菌病 1 例,临床皮肤科杂志,2005,34(12):847-848.

150. 廖万清,顾菊林 . 医学真菌学研究的现状与展望 . 国际皮肤性病杂志,2006,32(2):65-66.

151. 廖万清,顾菊林 . 真菌耐药的现状与对策 . 药学服务与研究,2006,6(3):161-164.

152. 廖万清,顾菊林 . 深部真菌感染治疗的现状与对策 . 中国感染与化疗杂志,2007,7(2):101-103.

153. 廖万清,顾菊林 . 病原真菌生物学研究展望 . 实用皮肤病学杂志,2009,2(1):2-3.

154. 廖万清 . 怎样学好医学真菌学 . 皮肤性病诊疗学杂志,2010,17(1):3-4.

155. 廖万清 . 侵袭性真菌感染的实验室诊断 . 检验医学,2010,25(7):503-506.

156. 廖万清,陈敏 . 侵袭性真菌病的诊断:现状与展望 . 菌物学报,2011,30(1):5-11.

157. 廖万清,顾菊林.医学真菌学研究进展.自然杂志,2011,33(1):1-5,18,

158. 廖万清,王爱平,徐晓光.皮肤念珠菌病诊治.中国感染与化疗杂志,2011,11(2):124-127.

159. 廖万清,朱宇.皮肤瘙痒的研究进展及治疗现状.解放军医学杂志,2011,36(6):555-557.

160. 邵经政,廖万清,李志刚,等.肟康唑抑菌实验及治疗 271 例股癣.中华皮肤科杂志,1987,20(6):335.

161. 李竹青,邵经政,廖万清.中国致病性新型隐球菌血清型的研究.中国医学检验杂志,1987,10(1):350-351.

162. 苏飞腾,邵经政,廖万清,等.ABC-ELISA 法诊断隐球菌脑膜炎.中华皮肤科杂志,1990,23(5):311-313.

163. 李竹青,邵经政,廖万清,等.应用双夹心 ELISA 法诊断隐球菌性脑膜炎.中华皮肤科杂志,1991,24(1):24-25.

164. 温海,邵经政,廖万清,等.免疫放射测定法诊断新型隐球菌性脑膜炎.中华皮肤科杂志,1991,24(5):291-293.

165. 赵志强,廖万清.致病隐球菌 DNA 中鸟嘌呤加胞嘧啶摩尔百分比含量的研究.中华皮肤科杂志,1991,24(5):323-324.

166. 吴建华,廖万清,柴建华.快速提取新型隐球菌 DNA 的新方法.中华皮肤科杂志,1994,27(1):39-40.

167. 徐红,廖万清,方建亚.羊毛状小孢子菌引起发内菌丝一例.中华皮肤科杂志,1994,27(3):181.

168. 温海,廖万清,方建亚,等.斯皮仁诺(伊曲康唑)短程疗法治疗体股癣和花斑癣.中华皮肤科杂志,1994,27(3):196-197.

169. 陈江汉,廖万清,徐红,等.12 株新生隐球菌对氟康唑的体外每天性试验.临床皮肤科杂志,1994,23(4):181-182.

170. 吴绍熙,廖万清,虞瑞尧,等,霉克霜治疗浅部真菌病.中华皮肤科杂志,1994,27(6):394-395.

171. 姚志荣,廖万清.ABC-ELISA 检测血清曲霉多糖抗原.中华皮肤科杂志,1994,27(4):224-226.

172. 吴建华,廖万清,李守峰.霉克(霜剂)治疗皮肤真菌病疗效观察.临床皮肤科杂志 1995,24(4):241.

173. 徐红,廖万清,赵建业,等.乳胶凝集法检测脑脊液中新生隐球菌抗原.中华皮肤科杂志,1995,29(6):408-409.

174. 吴建华,廖万清,柴建华.A 型新生隐球菌质粒克隆库的构建及其特征分析.中华皮肤科杂志,1995,29(6):388-389.

175. 吴建华,廖万清,柴建华,等.从新生隐球菌 DNA 文库中筛选特异性探针.中华皮肤科杂志,1996,29(5):313-315.

176. 姚志荣.廖万清.隐球菌性脑膜炎的治疗研究.中华皮肤科杂志,1996,(5):324-326.

177. 叶雯,毛玲娥,廖万清.系统性少孢根霉病一例.中华皮肤科杂志,1996,29(5):378.

178. 顾菊林,廖万清,柴建华.聚合酶链反应快速诊断隐球菌性脑膜炎.中华皮肤科杂志,1996,29(5):319-321.

179. 吴建华,黄平,廖万清.特比萘芬霜治疗皮肤浅部真菌病近期疗效观察.中华皮肤科杂志,1996,29(6):470-470.

180. 吴建华,廖万清,柴建华.新生隐球菌特异性探针的筛选.中华医学杂志,1996,76(7):534-537.

181. 徐红,廖万清,李志刚.指甲病理切片在甲真菌病诊断中的应用.细胞与分子免疫学杂志,1997,(s1):41-42.

182. 吴建华,廖万清.伊曲康唑治疗浅部真菌病临床疗效观察.临床皮肤科杂志,1997,12(2):108-109.

183. 王爱平,李若瑜,王端礼,等.特比萘芬片剂治疗浅部真菌病随机双盲对照多中心临床试验,中国临床药理学杂志,1997,(2):71-77.

184. 徐红,刘卫兵,廖万清,等. 衣原体快速免疫法检测淋病患者中泌尿生殖道沙眼衣原体的研究. 中国皮肤性病学杂志,1997,(2):96.

185. 姚志荣,廖万清,温海. 伊曲康唑治疗深部真菌感染的临床观察. 第二军医大学学报,1997,18(3):297-298.

186. 刘晓红,廖万清,胡惠民,等. 白念珠菌与黏膜上皮细胞粘附的研究. 岭南皮肤性病科杂志,1997,(4):9-10.

187. 姚志荣,廖万清,温海,等. 重度隐球菌性脑膜炎抢救成功一例. 中华皮肤科杂志,1997,30(5):348.

188. 温海,廖万清,吴建华,等. 一步法提取隐球菌 DNA. 中华皮肤科杂志 1997,30(5):343-344.

189. 温海,廖万清,吴建华,等. 新生隐球菌血清型与艾滋病的关系. 中华皮肤科杂志,1997,30(5):327-328.

190. 陈江汉,廖万清. 伊曲康唑治疗甲真菌病的方法比较. 中华皮肤科杂志,1997,30(5):357-358.

191. 温海,廖万清. 几株新生隐球菌聚合酶链反应指纹分型的观察. 中华医学杂志,1997,77(10):782-783.

192. 顾菊林,廖万清,柴建华,等. 聚合酶链反应检测病原真菌及新生隐球菌的实验研究. 中华传染病杂志,1998,16(2):88-90.

193. 姚志荣,廖万清,温海,等. 隐球菌性脑膜炎治疗方法的比较. 第二军医大学学报,1998,19(6):575-576.

194. 潘炜华,廖万清,李志刚. 淋球菌快速定量药敏测试法的建立. 第二军医大学学报,1998,19(4):387-388.

195. 洪微,廖万清,孔宪涛,等. 整合素表达对硬皮病成纤维细胞合成原胶原的影响. 中华皮肤科杂志,1998,31(4):227-229.

196. 陈江汉,廖万清,温海,等. 快速分离新生隐球菌 RNA. 第二军医大学学报,1998,19(4):375-376.

197. 张启亮,廖万清. 手部葡萄状菌病 1 例. 临床皮肤科杂志,

1998，(4):265-266.

198. 王爱平，朱学骏，李若瑜，等 .1% 盐酸特比萘芬软膏治疗浅部真菌病 2216 例 . 中华皮肤科杂志，1998，31(4):266-267.

199. 温海，廖万清，姚志荣，等 . 新生隐球菌随机扩增 DNA 指纹分型研究 . 中华皮肤科杂志，1998，31(5):295.

200. 顾菊林，廖万清，柴建华，等 . 新生隐球菌的 PCR 指纹分析 . 中华皮肤科杂志，1998，31(5):313.

201. 刘静霞，李志刚，廖万清，等 . 肺癌合并曲霉感染二例 . 中华皮肤科杂志，1998，31(5):327.

202. 刘晓红，廖万清，胡惠民，等 . 白念珠菌粘附素的分离纯化及其在介导与宿主细胞粘附中的作用 . 中华皮肤科杂志，1998，31(5):285.

203. 陈江汉，廖万清，温海，等 . 三种方法分离新生隐球菌 RNA 及其评价 . 中华皮肤科杂志，1998，31(5):311.

204. 吴绍熙，王端礼，廖万清，等 . 氟康唑注射液治疗 91 例真菌病 . 中华皮肤科杂志，1994，27(6):370-371.

205. 潘炜华，廖万清，李志刚 . 利血平异搏定在淋球菌多重耐药性中的逆转作用 . 中国皮肤性病学杂志，1998，(6):337-338.

206. 李志刚，廖万清，温海，等 . 高颅压下鞘内注射两性霉素 B 治疗隐球菌性脑膜炎 . 第二军医大学学报，1998，19(6):579-580.

207. 潘炜华，廖万清，姚志荣，等 . 两性霉素 B 脂质体治疗隐球菌性脑膜炎疗效观察 . 第二军医大学学报，1998，19(6):577-578.

208. 吴绍熙，廖万清 . 中国致病真菌 10 年动态流行病学研究，临床皮肤科杂志，1999，(1):294-296。

209. 潘炜华，廖万清 . 淋球菌染色体 mtrR 基因突变对淋球菌多重耐药性的影响 . 中华皮肤科杂志，1999，32(3):152.

210. 刘晓刚，陈江汉，廖万清，等 . 国产萘替芬液治疗皮肤真菌病疗效观察 . 第二军医大学学报，1999，20(6):403.

211. 洪微,廖万清,顾菊林 . 新生隐球菌引起脑肉芽肿一例 . 中华皮肤科杂志,1998,31(5):326.

212. 洪微,廖万清 . 成纤维细胞与纤连蛋白粘附及其诱导的酪氨酸磷酸化蛋白在硬皮原胶原基因表达中的作用 . 中华皮肤科杂志, 1999(4):243-245.

213. 顾菊林,廖万清,柴建华,等 . 某些真菌的限制性片段长度多态性分析 . 中华皮肤科杂志, 1999, 32(5):342-343.

214. 顾菊林,廖万清 .1% 益康唑和 0.1% 曲安奈德霜治疗皮肤真菌病的疗效观察 . 中华皮肤科杂志,1999,32(4):284.

215. 刘晓红,廖万清 . 纤维粘连蛋白在介导白念球菌与宿主细胞粘附中的作用 . 临床皮肤科杂志,1999, (6):335-336.

216. 李志刚,廖万清,徐红,等 . 兰美抒治疗甲真菌病的甲病理病原研究 . 临床皮肤科杂志,1999, (2):119-121.

217. 洪微,廖万清 . 原位杂交方法研究整合素 α5, β1 在硬皮的表达 . 中华皮肤科杂志,1999, (1):46.

218. 潘炜华,廖万清,李志刚,等 . 维拉帕米、利舍平在淋球菌多重耐药性中的逆转作用 . 第二军医大学学报,1999, (2):87-89.

219. 刘晓红,廖万清,胡惠民,等 . 白念珠菌与宿主细胞粘附机制的探讨 . 中国皮肤性病学杂志,1999, (2):83-84.

220. 陈江汉,温海,顾菊林,等 . 皮肤奴卡菌病二例报告 . 第二军医大学学报,1999,20(6):385.

221. 朱红梅,廖万清,戴建新,等 . 红色毛癣菌和须癣毛癣菌的 PCR 指纹分析 . 中华皮肤科杂志,2000,33(5):349.

222. 邹先彪,廖万清 . 因特网与医学信息资源的利用 . 医师进修杂志,2000,23(1):59-60.

223. 邹先彪,廖万清 . 皮肤科医师如何利用 Inter 网 . 临床皮肤科杂志,2000,29(3):189-190.

224. 姚志荣,廖万清 . 侵袭性曲霉病的实验与临床研究 . 中国皮肤性病学杂志,2000,14(2):128-130.

225. 姚志荣,贺志彬,刘晓刚,等.肺部隐球菌病合并隐球菌性脑膜炎2例.中国中西医结合皮肤性病学术会议论文汇编.2001,126.

226. 林厚文,廖万清,郭澄,等.乐肤口服液制备及临床应用,时珍国医国药,2001,12(3):221.

227. 温海,陈江汉,吴建华,等.对新生隐球菌的基因分型研究(英文),第二军医大学学报,2001,11.

228. 邹先彪,廖万清,温海,等.新生隐球菌原生质体形成条件的研究.第二军医大学学报,2001,22(11):1018-1020.

229. 桑红,周文泉,高建平,等.阴茎皮肤深部真菌感染2例报道.中华男科学,2001,7(4):260-261.

230. 刘卫兵,廖万清,岳喜昂,等.两性霉素B脂质体治疗19例深部真菌病.中华皮肤科杂志,2001,34(5):394.

231. 姚志荣,贺志彬,刘晓刚,等.肺部隐球菌病合并隐球菌性脑膜炎二例.中华皮肤科杂志,2001,34(5):395-396.

232. 陈孙孝,廖万清,温海,等.银屑病患者淋巴细胞对角朊细胞增殖的促进作用.2001年中国中西医结合皮肤性病学术会议论文汇编.2001:70.

233. 郭宁如,彭海燕,吴绍熙,等.伊曲康唑治疗花斑癣多中心开放试验.中华皮肤科杂志,2001,34(5):388.

234. 桑红,廖万清,温海,等.产黑素培养基在新生隐球菌病诊断和预后评估中的临床意义.医学研究生学报,2001,14(4):283-284,288.

235. 潘炜华,廖万清,霍克克.新型隐球酵母cap 70荚膜缺陷株转化系统的建立.中华医学杂志,2001,81(12):748-751.

236. 阵孙孝,廖万清,温海,等.钙调蛋白基因缺陷TRP1酿酒酵母菌株的构建和鉴定.中华微生物学和免疫学杂志,2001,21(6):680-682.

237. 桑红，廖万清，陈江汉，等．新生隐球菌白化突变分子机制的初步研究．医学研究生学报，2001，14(2)：103-105.

238. 桑红，廖万清，陈江汉，等．新生隐球菌白化株酚氧化酶结构基因的突变研究．中华皮肤科杂志，2001，34(5)：333-335.

239. 吴绍熙，郭宁如，廖万清，等．中国少见真菌病．中国中西医结合皮肤性病学术会议论文汇编．2001，9.

240. 吴建华，吕挺，朱明学，等．不同药物对猪皮肤芥子气损伤创面愈合的影响．海军医学杂志，2001(3)：193-196.

241. 邹先彪，廖万清，温海，等．因特网上的皮肤性病学资源．医学信息，2001，14(9)：593-594.

242. 陈孙孝，廖万清，温海，等．白念珠菌钙调蛋白研究进展．临床皮肤科杂志，2001，30(3)：205-207.

243. 涂可正，曹煜，温海，等．申克孢子丝菌的随机扩增 DNA 指纹分型．贵阳医学院学报，2001，26(3)：192-195.

244. 桑红，廖万清．新生儿隐球菌白化突变化分子机制的初步研究．医学研究生学报，2001，(2)：103-105.

245. 朱红梅，廖万清，温海，等．口服氟康唑胶囊治疗真菌病 147 例的疗效分析．第二军医大学学报，2002，23(7)：740，748.

246. 朱红梅，廖万清，温海．口服氟康唑胶囊治疗真菌病的疗效分析．2002 中国中西医结合皮肤性病学术会议论文汇编．2002，319.

247. 顾菊林，廖万清，温海，等．流式细胞术用于新生隐球菌的快速药敏试验．第二军医大学学报，2002，23(11)：1268-1269.

248. 潘炜华，廖万清，顾菊林，等．新生隐球菌高效转化方法的研究．第二军医大学学报，2002，23(11)：1218-1220.

249. 吴菊芳，张婴元，汪复，等．注射用两性霉素 B 胆固醇酰硫酸钠治疗 30 例深部真菌感染．中国抗感染化疗杂志，2002，2(1)：20-23.

250. 刘卫兵，温海，岳喜昂，等．氟康唑对新生隐球菌酚氧化酶活性的影响．第二军医大学学报，2002，23(8)：925-926.

251. 徐红，廖万清，温海，等．两性霉素B和两性霉素B脂质体体外抗真菌的实验研究．第二军医大学学报，2002，23(1)：31，37.

252. 温海，朱红梅，陈裕充，等.1975-2000年间上海地区病原真菌的动态变化研究——45303份临床标本的真菌学分析.2002中国中西医结合皮肤性病学术会议论文汇编.2002：483.

253. 陈孙孝，温海，邓安梅，等．银屑病患者淋巴细胞及细胞因子在发病机制中的作用．中国免疫学杂志，2002，18(3)：207-209.

254. 傅雯雯，方丽，毛维翰，等．喷昔洛韦乳膏治疗颜面单纯疱疹的随机、双盲、多中心研究．中华皮肤科杂志，2002，35(2)：167.

255. 陈孙孝，廖万清，温海，等．银屑病患者淋巴细胞对角质形成细胞增殖的促进作用．中华皮肤科杂志，2002，35(2)：150.

256. 潘炜华，廖万清，顾菊林，等．新生隐球菌荚膜基因CAP60与荧光蛋白融合表达系统的构建．中华微生物学和免疫学杂志，2002，22(3)：238.

257. 顾菊林，温海，廖万清．皮炎平软膏治疗湿疹皮炎类皮肤病疗效观察．首届全国中西医结合变态反应学术会议论文汇编.2002，61.

258. 潘炜华，温海，廖万清．地洛他定与氯雷他定治疗慢性荨麻疹的疗效及安全性比较．首届全国中西医结合变态反应学术会议论文汇编.2002：65。

259. 陈江汉，温海，顾菊林，等．奴卡菌脑膜脑炎一例报告．第二军医大学学报，2002，23(4)：419.

260. 温海，朱红梅，陈裕充，等.1975-2000年间上海地区病原真菌的动态变化研究．中华皮肤科杂志，2002，35(5)：400.

261. 朱红梅，温海，廖万清，等．红色毛癣菌菌株的PCR鉴定．中华医学杂志(英文版)，2002，115(8)：1218-1220.

262. 邹先彪，廖万清，温海，等．一种快速提取新生隐球菌基因组

DNA 的方法 . 临床皮肤科杂志,2002,31(4):233-234.

263. 温海,廖万清 . 真菌病的研究展望 . 中华皮肤科杂志,2002,35(5):334-336.

264. 顾菊林,廖万清,温海,等 . 鞘内注射两性霉素 B 引起化学性脑膜炎一例报告 . 第二军医大学学报,2002,23(11):1220-1220.

265. 吴建华,温海,廖万清 . 某部官兵应用达克宁霜及散剂防治足癣的临床研究 .2003 中国中西医结合皮肤性病学术会议论文汇编 .2003,251.

266. 吴建华,廖万清,温海,等 . 易启康治疗体、股癣多中心临床研究 .2003 中国中西医结合皮肤性病学术会议论文汇编 .2003,339.

267. 顾菊林,廖万清,温海 . 盐酸特比萘芬喷雾剂治疗浅部真菌病临床观察 .2003 中国中西医结合皮肤性病学术会议论文汇编,2003,419.

268. 郭秀军,廖万清,任大明,等 . 新生隐球菌整合型质粒 pTUG418 的构建 .2003 中国中西医结合皮肤性病学术会议论文汇编 .2003,55-58.

269. 顾菊林,徐红,温海,等 . 慢性荨麻疹患者血清特异性 IgE 的检测 . 临床皮肤科杂志,2003,32(1):22.

270. 陈宏,温海,徐红,等 . 伊曲康唑和特比萘芬体外联合药敏试验分析 . 中国皮肤性病学杂志 .2003,17(2):99-100.

271. 郭秀军,廖万清,任大明,等 . 氟康唑与 5- 氟胞嘧啶体外联合抗新生隐球菌临床分离株的实验研究 . 中国中西医结合皮肤性病学杂志,2003,2(2):91-93.

272. 刘卫兵,温海,岳喜昂,等 . 两性霉素 B 合并氟康唑对体外培养新生隐球菌酚氧化酶的影响 . 中国临床药学杂志,2003,12(2):79-81.

273. 竺璐,洪微,温海,等 . 伴有隆突性皮肤纤维肉瘤的副肿瘤性天疱疮 1 例报告 . 中国麻风皮肤病杂志,2003,19(2):101-103.

274. 郭秀军,廖万清,吕世超. 沙眼衣原体感染的快速诊断方法研究进展. 中国中西医结合皮肤性病学杂志,2003,2(3):198-200.

275. 郭秀军,廖万清. 新生隐球菌的荚膜多糖合成研究进展. 国外医学(微生物学分册),2003,26(3):27-28.

276. 李勇,廖万清. 布替萘芬及其临床应用. 临床皮肤科杂志,2003,32(4):239-240.

277. 黄欣,温海,陈江汉,等. 热灭活隐球菌对小鼠隐球菌脑炎的作用及其机制. 第二军医大学学报,2003,24(4):406-408.

278. 陈宏,温海,徐红,等. 两性霉素 B 和 5- 氟胞嘧啶的体外联合药敏试验. 第二军医大学学报,2003,24(4):453-454.

279. 潘炜华,廖万清,顾菊林,等. 新生隐球菌荚膜基因 CAP60 对菌体荚膜形成的影响. 第二军医大学学报,2002,23(12):1339-1341.

280. 顾菊林,温海,廖万清,等. 儿童隐球菌性脑膜炎(附 8 例报告). 第二军医大学学报,2002,23(12):1344.

281. 黄欣,温海,姚志荣,等. 热灭活的隐球菌对小鼠隐球菌脑炎的影响及对 IL-1β、IFN-γ、TNF-α 表达的研究 .2003 中国中西医结合皮肤性病学术会议论文汇编 .2003,175.

282. 曹瑞华,温海,徐红,等. 新生隐球菌胞外磷脂酶抑制剂的体外研究 .2003 中国中西医结合皮肤性病学术会议论文汇编 .2003,174.

283. 潘炜华,廖万清,温海,等. 雅漾舒护活泉水对过敏性皮肤病治疗作用的初步观察. 中国美容医学,2004,13(1):34-35.

284. 潘炜华,廖万清,温海,等. 利用微卫星标记研究新生隐球菌分子流行病学,中国真菌学杂志,2011,06(5):281-284.

285. 周南,黄晨,潘炜华,等. 舍曲林抗新生隐球菌的体外及动物实验研究,中国真菌学杂志,2011,06(5):267-270.

286. 周洁,廖万清. 真菌生物膜形成及应对策略,世界临床药物,2011,32(7):420-424.

287. 周南,廖勇,黄晨,等. 银杏叶提取物抑制 HaCaT 细胞氧化应激损伤作用的研究．世界临床药物,2011,32(11):663-666.

288. 郭秀军,廖万清．新生隐球菌的致病机制和宿主的防御反应研究进展．医学综述,2003,9(6):346-348.

289. 曹瑞华,温海,洪微,等．四环素对新生隐球菌毒力的影响．中国麻风皮肤病杂志,2003,19(6):538-540.

290. 曹瑞华,温海,徐红,等．四环素对新生隐球菌胞外磷脂酶作用的研究．临床皮肤科杂志,2003,32(7):379-381.

291. 黄欣,温海,姚志荣,等．颅内接种热灭活隐球菌对小鼠隐球菌脑膜脑炎作用的研究．中华皮肤科杂志,2003,36(8):457-460.

292. 刘卫兵,温海,岳喜昂,等．两性霉素 B 对新生隐球菌酚氧化酶活性的影响．中华皮肤科杂志,2003,36(8):468.

293. 徐红,温海,顾菊林,等．慢性荨麻疹患者血清特异性 IgE 的检测．中国皮肤性病学杂志,2003,32(1):22.

294. 曹瑞华,尹嘉,温海,等．磷脂酶对新生隐球菌毒力的影响,2003,36(8):454-456.

295. 郭秀军,廖万清,任大明,等．伊曲康唑与氟胞嘧啶体外联合抗新生隐球菌临床分离株的实验研究．临床皮肤科杂志,2003,32(8):444-446.

296. 贺志彬,徐红,廖万清,等．肾移植术后患者白念珠菌分离株的唑类药物敏感性观测．上海医学,2003,26(8):587-589.

297. 洪微,温海,陈滨,等．隐球菌脑膜炎脑脊液真菌学指标的比较研究．中华皮肤科杂志,2003,36(8):467.

298. 吴建华,廖万清,温海,等．咪康唑霜及其散剂防治足癣疗效观察,2003,46(9):509-511.

299. 潘炜华,廖万清．新生隐球菌性脑膜炎合并 HIV 阳性 1 例．临床皮肤科杂志,2003,32(10):607-607.

300. 冉玉平,熊琳,罗琼,等．表现为皮肤溃疡和骨髓炎的播散性隐球菌病一例研究．中华皮肤科杂志,2002,35(2):124-127.

301. 贺志彬,廖万清.白念珠菌氟康唑耐药的分子生物学进展.中华临床医药杂志:北京.2003(19):34-39.

302. 吴建华,廖万清,温海,等.国产伊曲康唑治疗体股癣多中心临床研究.中华皮肤科杂志,2003,36(4):227.

303. 罗庆录,吴绍熙,王爱平,等.复方联苯苄唑液治疗浅部真菌病双盲对照研究.中华皮肤科杂志,2003,36(8):433-435.

304. 郭秀军,廖万清,任大明,等.伊曲康唑与两性霉素B抗新生隐球菌临床分离株的实验研究.中华皮肤科杂志,2003,36(12):711-713.

305. 郭秀军,廖万清,兰和魁,等.几种快速提取新生隐球菌DNA的方法.中国皮肤性病学杂志,2003,17(6):410-411.

306. 吴建华,廖万清,温海,等.咪康唑霜及咪康唑散治疗足癣的多中心临床观察.临床皮肤科杂志,2003,32(6):361-362.

307. 陈裕充,廖万清,潘炜华,等.新型隐球菌野生株和荚膜缺陷株抗吞噬细胞吞噬作用的比较.中华微生物学和免疫学杂志,2004,24(3):218-221.

308. 陈宏,温海,徐红,等.28株酵母菌的体外联合药敏试验分析,2004,37(3):162-164.

309. 贺志彬.廖万清.熊爱君,等.白念珠菌CDR1基因表达与氟康唑耐药的关系.上海医学,2004,27(2):126-128.

310. 郭秀军,廖万清,任大明,等.CAP64荚膜相关基因在新生隐球菌分型中的意义.中华皮肤科杂志,2004,37(8):487-488.

311. 姚志荣,廖万清,任大明,等.新生隐球菌AD血清型是新生变种?中华皮肤科杂志,2004,37(12):731-732.

312. 郭秀军,廖万清,任大明,等.新生隐球菌Cap59缺陷株ura5突变株的筛选方法.微生物学通报,2004,31(2):105-107.

313. 陈裕充,廖万清.新生隐球菌与巨噬细胞相互作用的研究.中华临床医药杂志:北京,2004(2):18-23.

314. 陈宏，温海，徐红，等．氟康唑和特比萘芬对新生隐球菌及念珠菌体外联合药敏试验分析，中国麻风皮肤病杂志，2004，20(1)：17-19.

315. 姚志荣，陈仁贵，廖万清，等．新生隐球菌 28S rDNA 的基因型特征与序列分析．中华皮肤科杂志，2004，37(8)：466-468.

316. 郭秀军，廖万清，任大明，等．新生隐球菌 CAP64 荚膜缺陷株 ura5 突变株的筛选和鉴定．第二军医大学学报，2004，25(4)：418-421.

317. 陈丽娜，陈永年，肖红燕，等．甲真菌病 316 例观察报道，2004，20(6)：584.

318. 郭秀军，李斌，廖万清，等．孕妇沙眼衣原体感染的快速诊断方法研究进展．国外医学(妇幼保健分册)，2004，15(3)：157-158.

319. 陈丽娜，温海，廖万清，等．临床疑诊甲真菌病 1036 例流行病学研究．第二军医大学学报，2004，25(10)：1154-1155.

320. 郭秀军，廖万清，任大明．CAP59 荚膜相关基因最大外显子序列用于新生隐球菌分型的探讨．中华微生物学和免疫学杂志，2004，24(10)：812-815.

321. 贺志彬，廖万清，徐红，等．微量稀释法检测氟康唑和伊曲康唑对白念珠菌的敏感性．中国中西医结合皮肤性病学杂志，2005，4(2)：71-73.

322. 陈丽娜，陈江汉，徐红，等．临床分离皮肤癣菌 289 株体外药敏试验分析．第二军医大学学报，2005，26(3)：337-339.

323. 潘炜华，廖万清，温海，等．雅漾舒护活泉水对 1 050 例敏感性皮肤和炎症性皮肤病辅助治疗作用的初步观察．临床皮肤科杂志，2005，34(7)：473-474.

324. 谢韶琼，廖万清．中枢神经系统放线菌病研究现状．中国实用医学研究杂志，2005，2.

325. 陈裕充，廖万清，梁晓博．新生隐球菌在巨噬细胞内寄生机

制的研究 . 中国药物与临床,2005,5(6):409-411.

326. 杨阳,廖万清,徐红,等 . 无荚膜隐球菌 CAP64 对小胶质细胞凋亡的影响 . 解放军医学杂志,2005,30(6):486-487.

327. 贺志彬,廖万清,姚志荣,等 . 白念珠菌 CDR1 基因上游调控序列与氟康唑耐药的关系初探 . 上海医学,2005,28(8):691-693.

328. 廖万清,姚志荣,李秀丽 . 伊曲康唑、氟康唑与特比萘芬联合治疗肺隐球菌病 1 例 . 临床皮肤科杂志,2005,34(12):847-848.

329. 吴绍熙,刘维达,郭宁如,等 .2002-2003 年中国部分地区甲真菌病致病菌流行病学调查报告 . 临床皮肤科杂志,2005,34(9):632-633.

330. 陈裕充,潘炜华,温海,等 . 采用基因芯片测定巨噬细胞吞噬前后新生隐球菌 mRNA 表达差异 .2006 中国中西医结合皮肤性病学术会议论文汇编,2006,305-306.

331. 贺志彬,王志东,廖万清,等 . 新生隐球菌系统感染裸小鼠模型的建立 . 第三届中南地区皮肤性病学术会议论文集 .2006:53-58.

332. 王志东,廖万清,徐红,等 . 白念珠菌和新生隐球菌系统感染裸小鼠模型的建立 . 上海医学,2006,29(1):36-39.

333. 朱红梅,温海,廖万清,等 . 红色毛癣菌对抗真菌药物的敏感性与种株特异性的关系 . 第二军医大学学报,2006,27(2):136-139.

334. 谢韶琼,廖万清 . 灵芝多糖对角质形成细胞氧化应激性损伤的保护作用 . 中国皮肤性病学杂志,2006,20(2):77-79 .

335. 谢韶琼,廖万清 . 养血活血汤治疗多发性斑秃疗效观察 . 中国皮肤性病学杂志,2006,20(2):106-107.

336. 贺志彬,廖万清,温海,等 . 皮损内注射聚肌胞治疗扁平疣的疗效观察 . 中国中西医结合皮肤性病学杂志,2005,4(1):40.

337. 徐红,廖万清,温海,等 . 聚多曲霉菌致阻塞性支气管曲霉病一例 . 中华检验医学杂志,2005,28(2):218.

338. 陈裕充,温海,潘炜华,等 . 巨噬细胞对新生隐球菌 B3501 标准株的吞噬作用．中国真菌学杂志，2006，1(3)：149-151，133.

339. 廖万清编著．医学真菌学研究进展(中国科学技术前沿 中国工程院出版)，高等教育出版社，2006，9：427-452.

340. 谢韶琼，廖万清．中枢神经系统奴卡菌病研究现状，2006，39(3)：212-214.

341. 李秀丽，廖万清．真菌生物膜研究进展．中国真菌学杂志，2006，1(5)：318-320.

342. 陈江汉，温海，汪晓军，等．白念珠菌菌相转换基因 HYR1 上游 N- 乙酰葡萄糖胺激活序列的初步定位．第二军医大学学报，2006，27(7)：794-796.

343. 潘炜华，廖万清，刘晓刚，等．绿色荧光蛋白 GFP 基因与新生隐球菌荚膜基因的融合表达系统．中国真菌学杂志，2006，1(4)：193-196.

344. 李秀丽，廖万清，仲学龙，等．亚急性皮肤型红斑狼疮误诊为冻疮 1 例．中国麻风皮肤病杂志，2006，22(12)：1022-1023.

345. 陈裕充，廖万清，温海，等．巨噬细胞对新生隐球菌白化株的吞噬作用．微生物与感染，2006，1(3)：132-133，139.

346. 陈敏，廖万清．中国新生隐球菌临床株变种的研究．中华医学会第二次医学真菌学术会议论文集，2007：100-110.

347. 谢韶琼，廖万清．灵芝多糖抗角质形成细胞衰老相关基因的表达．第二届全国深部真菌感染学术会议论文集，2007，197.

348. 徐红，温海，廖万清，中药治疗复发性外阴阴道念珠菌病的临床疗效观察．第二届全国深部真菌感染学术会议论文集，2007，241-243.

349. 李秀丽，仲学龙，廖万清，等．隐球菌生物膜的构建、结构及影响因素的研究．中国麻风皮肤病杂志，2007，23(2)：122-125

350. 李秀丽，廖万清，仲学龙，等．测定新生隐球菌活力的新方法．中华皮肤科杂志，2007，40(3)：182-183.

351. 杨阳，廖万清，郭秀军，等．新生隐球菌对鼠小胶质细胞细胞骨架蛋白质组的影响．临床皮肤科杂志，2007，36(4)：208-211.

352. 谢韶琼，廖万清．足癣——型不同 药不同．大众医学，2007(5)：74-75.

353. 曹瑞华，温海，徐红，等．脱氧胆酸钠体外对新生隐球菌胞外磷脂酶的作用．中国真菌学杂志，2007，2(5)：264-266.

354. 卫凤莲，廖万清．黑踵病1例．临床皮肤科杂志，2007，36(6)：394.

355. 赵卓，廖万清．新生隐球菌多糖荚膜的动态学研究进展．第二军医大学学报，2007，28(7)：726-728.

356. 李秀丽，李凌，廖万清．新生隐球菌生物膜体外抗真菌药物敏感性研究．中国皮肤性病学杂志，2007，21(8)：452-454.

357. 王志东，廖万清，徐红，等．伊曲康唑和 γ-干扰素对裸小鼠、昆明种小鼠外周血 IFN-γ、IL-10 的影响，医学研究杂志，2007，36(9)：46-49.

358. 吴绍熙，郭宁如，廖万清，等．中国的致病真菌——30 年动态研究．中华医学会第 14 次全国皮肤性病学术年会论文汇编，2008，42.

359. 李秀丽，李祥翠，廖万清．放线菌病的研究进展，中国真菌学杂志，2008，3(3)：189-192.

360. 徐瑞宏，廖万清．常见致病真菌生物膜研究进展．中国皮肤性病学杂志，2008，22(10)：622-625.

361. 李秀丽，高飞，戴玲源．等．阴虱眉毛寄生1例，临床皮肤科杂志，2008，37(11)：744.

362. 李秀丽，辛德梅，顾小萍，等．我国首见白地霉引起阴道炎2例及实验研究，现代妇产科进展，2008，17(4)：300-301.

363. 李秀丽，廖万清，史玉玲，等．汗管角化症样扁平苔藓1例，中国皮肤性病学杂志，2008，22(4)：210.

364. 李秀丽.卫威.林华,等.色素性扁平苔藓误诊为黄褐斑1例.中国皮肤性病学杂志,2008,24(5):316.

365. 李秀丽,廖万清,卢忠.上海地区100例正常人紫外线最小红斑值测定.中国麻风皮肤病杂志,2008, 24(5):356-357.

366. 李秀丽,廖万清,李小建.皮肌炎患者T淋巴细胞穿孔素mRNA及其蛋白的表达.同济大学学报(医学版),2008,29(5):85-87,90.

367. 陈裕充,潘炜华,温海,等.巨噬细胞对新生隐球菌主要毒性基因表达的影响.中国真菌学杂志,2008,3(6):325-328.

368. 李秀丽,廖万清,徐楠,等.婴儿寻常性银屑病1例.中国皮肤性病学杂志,2008,22(6):383-383.

369. 赵卓,潘炜华,卫立辛,等.新生隐球菌ISC10基因的cDNA克隆及序列分析.中国皮肤性病学杂志,2008,22(6):325-327.

370. 李秀丽,廖万清,李小建.284例系统性红斑狼疮的遗传因素分析.中国麻风皮肤病杂志,2008,24(6):442-443.

371. 李秀丽,林华,徐楠,等.头顶部小汗腺汗孔瘤误诊为脂溢性角化1例,中国皮肤性病学杂志,2008,22(7):440.

372. 李秀丽,廖万清,李小建.100例面部重度痤疮患者体像与自尊的调查.中国麻风皮肤病杂志,2008,24(7):535-536.

373. 辛德梅,李秀丽,廖万清.一种新的测定新生隐球菌活力的染色方法,中国麻风皮肤病杂志,2008,24(8):623-624.

374. 谢韶琼,廖万清,温海,等.家族性良性天疱疮误诊1例.临床皮肤科杂志,2008,37(8):540.

375. 陈敏,廖万清,唐晓平,等.中国116株隐球菌临床株分子流行病学研究.第14次全国皮肤性病学术年会论文集.2008:250-251.

376. 徐瑞宏,廖万清.常见致病真菌生物膜研究进展,中国皮肤性病学杂志,2008,22(10):622-625.

377. 李秀丽,高飞,戴玲源,等.阴虱眉毛寄生1例,临床皮肤科杂志,2008,37(11):744.

378. 曹瑞华,廖万清,温海,等.腺病毒载体介导的内皮抑素基因的体外生物活性及其对小鼠黑色素瘤形成的影响,中国癌症杂志,2009,19(2):158-160.

379. 徐瑞宏,方伟,廖万清.新生隐球菌生物膜动物模型构建及PMT4对生物膜形成的影响,中国真菌学杂志,2009,4(4):198-202,210.

380. 吴绍熙,郭宁如,廖万清,等.1986年、1996年、2006年我国念珠菌属变迁,中国感染与化疗杂志,2009,9(6):462-465.

381. 陈敏,唐永,潘炜华,等.获得性免疫缺陷综合征患者的新生隐球菌基因多态性研究,微生物与感染,2009,4(3):156-161.

382. 曹瑞华,廖万清,温海,等.腺病毒载体介导的内皮抑素基因治疗小鼠黑素瘤的实验研究,中华皮肤科杂志,2009,42(10):711-714.

383. 徐瑞宏,廖万清.PMT4对新生隐球菌生物膜药物敏感性的影响,中国皮肤性病学杂志,2009,23(11):699-701.

384. 李秀丽,廖万清,杨红,等.术后患者深部真菌感染的调查及病原学分析,中华医院感染学杂志,2009,19(19):2662-2664.

385. 曹瑞华,廖万清.内皮抑素与恶性黑素瘤治疗,实用医学杂志,2009,26(1):65-67.

386. 方伟,徐瑞宏,廖万清.树突细胞与新生隐球菌,微生物与感染,2010,5(1):51-56.

387. 林炜栋,陈向芳,刘志民,等.糖尿病大鼠皮肤损害及其机制研究,中华内分泌代谢杂志,2010,26(1):62-65.

388. 廖勇,廖万清.深部真菌病相关免疫重建综合征,微生物与感染,2010,05(2):121-125.

389. 邹先彪,廖万清,温海,等.新生隐球菌基因组DNA不同抽提方法的比较,中国真菌学杂志,2010,5(2):109-112.

390. 邹先彪,温海,廖万清,等.新生隐球菌的AFLP分析,中国真菌学杂志,2010,5(2):101-104.

391. 陈敏,廖万清.孢子丝菌病的治疗,皮肤病与性病,2010,32(3):6-8.

392. 廖勇,周南,谢少琼,等.皮肤光老化的分子机制,中国美容医学,2010,19(3):444-447.

393. 邹先彪,廖万清,温海,等.新生隐球菌5种血清型的CAP64基因的序列分析,检验医学与临床,2010,07(11):1025-1026.

394. 施伟民,伍洲炜,潘炜华,等.念珠菌病的诊断和治疗进展,世界临床药物,2010,31(12):705-711.

附录五：廖万清院士主要著作目录

1. 廖万清,吴绍熙,王高松．真菌病学．北京:人民卫生出版社,1989.

2. 吴绍熙,郭宁如,廖万清．现代真菌病诊断治疗学．北京:北京医科大学中国协和医科大学联合出版社,1996.

3. 廖万清,吴绍熙．真菌病研究进展．上海:第二军医大学出版社,1998.

4. 吴绍熙,廖万清．临床真菌病学彩色图谱．广州:广东科技出版社,1999.

5. 吴绍熙,潘卫利,廖万清,等．中国常见皮肤性病彩色图谱．北京:中国协和医科大学出版社出版,2001.

6. 廖万清,吴绍熙．病原真菌生物学研究与应用．北京:化学工业出版社,2006.

7. 廖万清,姚志荣．皮肤性病学复习应试指南(国家医学高级教学辅导). 北京:化学工业出版社,2006.

8. 张宏,廖万清,郭宁如,等．实用临床真菌病学．北京:人民军医出版社,2009.

9. 廖万清,温海．临床隐球菌病学．北京:人民卫生出版社,2013.

附录六：廖万清生平活动年表

1938 年 11 月 11 日

出生于新加坡，父亲廖胜联、母亲李兰英。

1941 年 10 月

随母亲和叔父廖胜堂回祖籍广东梅县桃尧镇黄砂村铺上廖屋。

1944 年 8 月 ~1951 年 2 月 7 岁 ~12 岁

就读于黄砂村明新小学。11 岁获全校演讲比赛第一名。

1951 年 2 月 ~1953 年 2 月 12 岁 ~15 岁

于梅县隆文镇启文中学进行初中学习，获人民助学金 6 元 / 月，加入该校首届少年儿童先锋队并当选为中队长及班学习委员。

1953 年 8 月 ~1956 年 6 月 15 岁 ~17 岁

参加全县统一考试，考入广东省立梅州中学高中部巳班学习，参加共青团并为巳班学习委员，获人民奖学金 8 元 / 月。

1956 年 7 月 ~1962 年 1 月 18 岁 ~23 岁

6 月，第四军医大学邵振海、梁泽民两位同志到梅州挑选优秀学员，因成绩优秀由中学保送进入第四军医大学医疗系学习。期间获得队前嘉奖、“毛泽东思想学习标兵”以及“五好学员”。1960年夏,到辽宁辽阳市201医院实习一年。

1962年23岁

1月18日,军队统一分配到第二军医大学参加三个月英语训练班,后分配到长征医院皮肤科工作。

1963年25岁

获中尉军衔,技术正排级。

1964年26岁

8月,到浙江云和山区铁道兵部队执行蠓类皮炎调查防治工作,雷击火烧队部时抢救资料受部队和医院表扬嘉奖。

1965年27岁

获医院先进工作者表彰,在《中华皮肤科杂志》发表第一篇论文:《结节坏死性皮炎》。

1966年28岁

与院领导,一起参加“四清”工作队。到上海浦东川沙县开展“四清”运动,与农民同吃、同住、同劳动,接受贫下中民再教育。

1967年29岁

“文化大革命”开始,抓革命促生产,在医院门诊、急诊病房第一线值班、看病。

大年初二,与康善珠同志结婚。

1968 年 30 岁

母子期盼 20 年，离别在家乡，相聚在上海：8 月 20 日廖万清夫妇到老北火车站台迎接阔别 20 年的母亲。母亲在新加坡含辛茹苦，为了来上海相见已经长大成人的儿子，省吃俭用买三等船票。因是坐铺，自己买了一张帆布床当睡铺，三天三夜航行，经广州乘火车至上海。54 岁的母亲还带着自行车、手表等祝贺儿子结婚的礼物。不怕千辛万苦长途跋涉，从新加波来到上海与儿子团聚。这是一位令人尊敬、善良、勤劳、挚爱、平凡而伟大的中国女性！

1969 年 ~1974 年 31 岁 ~36 岁

随医院调动搬迁到西安，在第四军医大学坝桥第二附属医院工作。

曾到秦岭太白山采集中药。执行“6.26 指示”参加农村巡回医疗工作。推广针灸并参加经络研究工作。1973 年，经 17 年申请考验，于 8 月经门诊党支部大会通过，光荣加入中国共产党，入党介绍人为秦伯平、范淑芳同志。

1975 年 37 岁

随医院调防，搬迁回上海长征医院皮肤科工作，在《人民军医杂志》发表论文：《漆性皮炎调查报告》。

1976 年 ~1979 年 38 岁 ~41 岁

决定主攻方向为皮肤真菌病及深部真菌病，曾到复旦大学微生物学系进修“真菌分类学”一年。41 岁聘任为主治医师、讲师。

1980 年 42 岁

7 月 27 日，母亲来沪团聚，从北站接至家中。

8月1日~14日，全家4人陪同母亲到杭州、黄山、无锡、苏州游览。

9月1日，陪母亲到北京游览万里长城。3日乘火车到广州，4日到梅州城，6日到母亲老家隆文镇，当晚乡亲们敲锣打鼓、吹拉弹唱欢迎，十分热闹，8日到黄砂村，杀猪宰鸡招待乡亲共8桌，一片欢腾。10日回梅城，11日到广州，13日送母亲去香港，14日返沪。

12月，在我国首次发现格特隐球菌(S_{8012})引起脑膜炎。

1981年43岁

《我国健康人群真菌带菌调查研究》发表于第二军医大学学报。

1982年44岁

《防霉菌(足癣)胶鞋墊预防足癣效果的研究报告》及《肾移植病人真菌感染的监护》等4篇论文发表于《临床皮肤科杂志》及《中华器官移植杂志》。

1983年45岁

在中国首次发现的S_{8012}获军队科技进步二等奖。“念珠菌(光滑球拟酵母)S_{8056}引起的膀胱炎”，在上海人民广播电台、汇文报、健康报、新民晚报等相继报道。

1984年46岁

在《临床皮肤科杂志》报道的《真菌败血症》获军队科技进步三等奖，制作《真菌病学彩色幻灯片》，全国发行，并立三等功。

1985年47岁

在我国首次报道“构巢裸壳孢菌与黄曲霉引起肺部感染”及“国产酮康唑治疗真菌病的疗效观察报告”。经原国家卫生部批准创建我国第一个隐球菌专业实验室。经学校、医院上报，总后党委批准破格晋升为副教授、副主任医师及硕士生导师。

1986 年 48 岁

A strain of multiform Cryptococcus neoformans 发表于《中华医学杂志(英文版)》。第一次去香港参加首届亚洲皮肤科会议,第一次去新加坡探望母亲。

1987 年 49 岁

破格晋升为教授。

前往德国柏林参加第十七届世界皮肤病学会议,并穿越西柏林到东德参观。

1988 年 50 岁

国际上首次发现具多育现象米曲霉引起肺曲霉球的英文论文 Mycological identification of pulmonary aspergilloma caused by Aspergillus oryzae with proliferating heads 发表于《中华医学杂志(英文版)》,并获得军队科技进步二等奖。

1989 年 51 岁

担任长征医院皮肤科主任及皮肤科教研室主任。

1989 年 5 月,一位荷兰籍患者万德飞(Vanderzee)患恶性皮肤淋巴瘤,慕名来长征医院皮肤科接受中西医结合治疗 2 月,最终皮损消退出院。

“我国首见四种真菌的致病性研究”获国家科技进步三等奖。

主编《真菌病学》,含 84 万 4 千字,295 幅彩图,是一部图文并茂、全面、系统地反映当代水平并具有中国特色的高级参考书,由人民卫生出版社出版。

1990 年 52 岁

《真菌病学》获中国图书奖二等奖；国务院授予“国家有突出贡献的中青年专家”；国务院侨务办公室授予“全国优秀归侨、侨眷知识分子”称号。荣获国务院特殊津贴，“院优秀党员”。

1991 年 53 岁

制作《真菌病学彩色幻灯片》全套306张，向全国发行。立三等功。

1992 年 54 岁

5 月 1 日，经新加坡到悉尼参加第 26 届澳大利亚皮肤科学术会议，参加“环孢菌素 A 治疗银屑病”的讨论。

6 月 11 日，经旧金山到美国纽约参加第 18 届世界皮肤科学术会议。

7 月，上海市侨联授予“爱国奉献先进个人”。

1993 年 55 岁

4 月 30 日，应邀偕夫人至巴厘岛参加皮肤病的现代治疗国际学术讨论会。

5 月 7 日，抵雅加达参加亚洲儿童皮肤病会议，任会议主席，住胜松叔家，参观了王汉堂弟创办的五个纺织工厂(其从 1990 年至今在上海投资房地产，在陆家嘴兴建 23 层的胜康廖氏大厦)。

9 月 17~25 日，访问意大利，参加在米兰举行的第二届隐球菌及隐球菌病国际学术会议，作报告：“中国隐球菌病现状”。

1994 年 56 岁

3 月 10 日 ~17 日，前往泰国曼谷参加第一届亚洲真菌病学术讨论会，主要讨论中、日、泰及印尼等亚洲各国新抗真菌药特比萘芬治疗甲真菌病情况。

5月2日~6月1日，前往新加坡参加第11届亚奥地区皮肤病学术会议。作为为分会主席与澳洲Coper教授共同组织、主持会议，会上报告的题目为“少根根霉引起坏疽性脓皮病”，引起强烈反响和好评，该论文评为长征医院医疗成果一等奖。

1995年 57岁

2月，在德国出版的*Mycoses*杂志发表Pyoderma gangraenosum caused by Rhizopus arrhizus，获上海市卫生局医疗成果三等奖。

7月，在韩国出版的*Annals Journal of Dermatology*杂志发表clinical study of cyclosporine A for psoriasis in China。

10月，作为大会执行主席之一赴新加坡参加现代皮肤病治疗学术会，会后探望母亲和姐姐一家，留积蓄为母亲养病。

11月，受韩国皮肤科学会Yookee Park教授邀请，赴韩国釜山参加第九届日韩皮肤科会议并作报告：Pyoderma gangraenosum caused by Fasarium solani。

12月，长征医院年终总结，皮肤科评为“先进单位”。

1996年 58岁

1月，国家教委在博士点评审中，单学科得分前列，顺利通过评审，批准为博士点。为博士生导师。

2月，“海军舰艇部队浅部真菌病的防治研究”获军队进步三等奖。

9月，参加庆祝侨联成立四十周年的大会，由上海市领导授予“上海市侨界十大杰出人物”之一的称号。

12月，长征医院年终总结，皮肤科荣立三等功。

1997年 59岁

主办中西医结合国际学习班。主持执行全军医学科学技术研究

"九五"计划重点课题:"东南沿海部队高发皮肤病的防治研究",到东海舰队、南海舰队、上川岛及野战军各兵种部队调查,同时送医送药,提出相应的防治措施,解决实际问题,带领团队做出了应有的努力和贡献。

1998 年 60 岁

1 月,任上海市第九届政协委员。

5 月,赴美国波士顿参加国际化疗与感染学术会议,大会报告题目 Antifungal therapy on deep infection in China。

7 月,退居二线,继续为学科建设工作。

1999 年 61 岁

"隐球菌病的诊断与治疗的研究"荣获军队医疗成果一等奖。

与吴绍熙教授联合主编《临床真菌病学彩色图谱》,在广州广东科技出版社出版。

2000 年 62 岁

整理科研资料,组织申报国家科技进步奖。

长征医院年终总结大会授予院"科技功臣",获名医奖。

2001 年 63 岁

"真菌病的基础与临床系列研究"荣获国家科技进步二等奖。

晋升为将军级教授,技术三级,文职二级。

经总后、总政选为中国工程院院士候选人,但第一轮评审后未能进入第二轮。

2002 年 64 岁

[2002]政干字第 260 号通令:总政、总参、总后、总装四总部联合

授予“中国人民解放军专业技术重大贡献奖”并颁发获奖证书一份，纪念章一枚。

2003 年 65 岁

6 月，任中国微生物学会医学真菌专业委员会副主任委员。

9 月，任中国菌物学会（一级学会）第三届理事会常务理事兼医学真菌专业委员会副主任委员。

2004 年 66 岁

由文职二级晋升为文职一级。

2005 年 67 岁

第二次申报中国工程院院士，由俞梦孙、侯惠民、黎磊石三位院士推荐，直接成为正式院士候选人，第一轮顺利通过评审，但第二轮和最后评审时位在第十一名，而医药卫生工程院只选 8 名，未通过。

2006 年 68 岁

1 月，由技术三级晋升为技术二级（由 2005 年 12 月 1 日起）.8 月赴中国澳门参加“沪、港、澳、台四地高层皮肤科学术会议”，讨论四地皮肤病、真菌病学科发展问题。

2007 年 69 岁

第三次申报工程院院士，由王红阳、刘志红、俞梦孙、侯慧民四位院士推荐，顺利通过第二轮，1/2 院士通过，名列第八。但是当年工程院新规定，必须 2/3 院士通过才能当选院士，决定明年继续申报。

2008 年 70 岁

被总后勤部授予“一代名师”称号。

2009 年 70 岁

第四次申报(连续为第三次)工程院院士,由曹雪涛、曾溢滔、李兰娟、俞梦孙、侯惠民、郝希山、刘志红七位院士推荐,10 月 30 日通过答辩评审,超过 2/3 选票当选为工程院院士。

12 月,在医院庆祝会上,表达了对国家、军队、学校、医院党委各级领导及全体长征人的关怀培养与帮助的感谢和继续努力工作的决心。

2010 年 71 岁

1 月随郑兴东院长医疗队到空军 28 师巡诊,为官兵服务,受到热烈欢迎和好评。

2 月 1 日,长征医院年终总结会获“感动长征人物特别金奖”。

2 月 4 日,上海第二军医大学举行春节团拜会,获“学校十大新闻人物之一”称号。

3 月,创建上海市医学真菌分子生物学重点实验室。

4 月,由技术二级晋升为一级。

2011 年 72 岁

3 月,创建第二军医大学皮肤病与真菌病研究所。

4 月,创建第二军医大学长征医院皮肤病与真菌病研究所。

5 月,发现胶囊青霉引起的肺青霉球,命名为 Penicilloma,此名在文献及国内外字典均无,属国际上首创。菌种号:liaowq2011(CBS134186)。

7 月,发现小红酵母引起甲真菌病。

2012 年 73 岁

7 月,参加总后司令部组织的《院士团,“走边防,解难题”活动》,

由总后司令部科装局王羽副局长带队，包括3名院士、各科专家及工作人员共14人，7月17日~23日赴云南文山、老山、河口、蒙自、瑞丽等边防部队调研、巡诊、送医送药。

12月，创建上海医学真菌研究所，获国家自然基金、上海市科委重点基金及中国工程院咨询基金项目等资助。

2013年74岁

国际上首次发现的肺青霉球，在英国*Infection Disease*杂志发表，编辑部兴奋地来信赞扬"发表才3个月已有1228次下载"。

主编我国第一本《临床隐球菌病》，在人民卫生出版社出版。

"新型隐球菌毒力调控的分子与细胞机制研究"获973项目资助。

主持"军队2110工程重大项目"，获1896万元资助。

9月22日，由广东省委书记参加并授予首届"叶剑英奖"，有证书、金质奖章及现金奖励，会后将15万现金全部交给母校梅州中学作院士奖学金。

2014年75岁

3月，随孙颖浩校长率领的医疗队到青岛北海舰队为潜艇、水面舰艇直升机分队等指战员巡诊、义诊，送医送药，受到热烈欢迎和好评。

4月，获中华医学会皮肤科分会"终身成就奖"。

12月，获上海市医学科技进步一等奖。

2015年76岁~77岁

4月，到上海警备团及海军42支队进行军队高发皮肤病调研。

5月，参加北京雁栖湖华夏奖颁奖大会，受聘副理事长。

6月9日~13日，赴加拿大温哥华参加世界皮肤科大会。

7月2日~4日，于黄山参加由孙校长、王主任、陈政委带队的二炮52基地巡诊。

7月8日~11日，参加由郑院长带队的驻马店确山训练基地慰问“2015-确山A”演习部队。

9月，“重要真菌病的诊治及干预研究”初评，获国家进步奖“二等奖”。

10月22日晚，由第二军医大学朱明哲政委颁发长征医院“终身成就奖”，颁奖词为：

他出生于新加坡，被授予“全国优秀归侨知识分子”称号。他首次发现9种病原真菌和新的疾病类型，创建了隐球菌病快速诊疗方法，2009年他当选为中国工程院院士。他有着故乡般的灵动和活力，他就是皮肤科廖万清院士：

廖繁星辰独仰头，
万里侨心念乡愁。
清泉涓涓育桃李，
梅江涛涛刻春秋。

附录七：电视纪录片中的廖万清

中国医学真菌学开拓者——廖万清

在52年的医学生涯中，廖万清一直置身于真菌“集中营”里，与人类的这个“索命杀手”较量了近半个世纪。当来势凶、死亡率高的隐球菌侵袭人体引起严重脑膜炎的时候，他像战士一样奋不顾身地战斗在临床第一线，为无数被死神追逐的患者打开了一扇生命之门，病人称他是“良医济世，大医精诚”。

廖万清是中国医学真菌学开拓者，20世纪70年代初，他创建了中国首个隐球菌专业实验室，填补了中国医学真菌研究的空白，建立了多种隐球菌病的快速诊断方法，使早期正确率达到了95%以上，为我国真菌病学研究作出了开创性的重大贡献。廖万清常说：“我生在海外，长在祖国，是戴着红领巾、别着共青团团徽、穿着绿色军装，在国旗、党旗、军旗下成长起来的。我时刻都铭记着祖国的培养与党的恩情，我的一切是党给的，我要把一切献给党，献给军队，献给祖国人民”。

简介

1938年生于新加坡，1941年回国，祖籍广东梅县桃尧镇黄沙村。1961年毕业于第四军医大学医疗系。现任上海市医学真菌研究所所长、上海市医学真菌分子生物学重点实验室主任、第二军医大学皮肤病学与真菌病研究所所长，一级教授、文职特级、博士生导师。2009年当选中国工程院院士。

2008年荣获中国人民解放军总后勤部“一代名师”称号。廖万清于1985年创立了我国第一个医学真菌保藏管理中心隐球菌专业实验室，确立了非艾滋病隐球菌性脑膜炎分期综合疗法，解决了临床治疗的重大问题。他在我国首次报道了9种致病真菌及新的疾病类型，其中格特隐球菌ITSC型(S_{8012})已被美国ATCC、比利时BCCM及荷兰菌种保藏中心永久收录保藏，向全世界研究机构供应。

廖万清以第一完成人荣获国家科技进步二等、三等及省部级各类成果奖24项；主编《真菌病学》《病原真菌生物学研究与应用》等专著9部，其中《真菌病学》获中国图书奖二等奖。在国内外期刊上发表学术论文385篇。

他先后荣立个人二等功一次、三等功四次。1990年获国家中青年突出贡献专家及政府特殊津贴，曾荣获全国“优秀归侨侨眷知识分子”、上海市“爱国奉献先进个人”、上海市“侨界十杰”等荣誉称号，2002年荣获全军专业技术“重大贡献奖”，2013年被广东省雁洋公益基金会授予首届“叶剑英”奖，2014年被中华医学会皮肤病学分会授予首届“终身成就奖”。

中国医学真菌学的“一代名师”

发生在2003年，那场席卷中国的SARS病毒大流行，已经深深烙在了人们的记忆里，特别是对于一名医务工作者，一名直接参与了防治SARS病毒的医生，2003年更有其独特的纪念意义。时至今日，第二军医大学长征医院医生廖万清依然清晰地记得，自己走上这特殊战场的整个过程。

【模拟新闻播报】 现在播报一条新闻，在我市传染病医院收治的一名“非典”病人，今日病情突然出现恶化，不仅高烧不断，在患者的肺部还发现阴影，目前我市正在积极地组织专家，学者进行会诊。

【廖万清（中国工程院院士、第二军医大学长征医院皮肤科教授、皮肤病与真菌病研究所所长）】 上海市政府很重视，组织上海市专家大会诊，大家都众说纷纭，有的还怀疑有没有肿瘤，我一看这个阴影，很像真菌感染、曲霉感染。

【主持人】 对于患者肺部出现的阴影，应邀前来的专家学者们众说纷纭，肿瘤、结核、SARS 复发等各种观点都有，但在仔细观察患者 CT 片子之后，作为医学真菌学的专家，廖万清却认为这很可能是由于真菌感染引起的。

【廖万清】 我建议进行痰直接镜检，那么镜检也是一流的镜检师在做。很快的，十几分钟结果出来了，阴性。

【主持人】 报告结果为阴性，就意味着患者没有出现真菌感染的情况。难道推测错了吗？面对结果，廖万清没有轻易放弃自己的观点，他决定亲自检查病人。

【廖万清】 应该是阳性怎么会是阴性，我就穿着隔离衣，戴着手套、口罩，亲自到病房检查病人，我一看到她的痰，痰里面有很多针尖大、灰白色的悬浮物，我说就是要这个灰白色的悬浮物来镜检，结果就用这个来镜检，一查，大量的菌丝和芽孢。

【主持人】 依据检测出的结果，该患者被确认为肺部严重的曲霉感染，而以此为依据，医疗小组也迅速调整了治疗方案，并最终挽救了患者的生命。

【廖万清】 是挽救了这个病人的命运。我参加了会诊，但这不是我个人的功劳。

【字幕加配音】

廖万清 / 中国著名医学真菌学 / 皮肤性病学专家 / 现任中国工程院院士 / 上海市医学真菌学研究所所长 / 第二军医大学上海长征医院 / 皮肤科教授、主任医师 / 博士生导师 / 总后“一代名师”。

【主持人】 真菌广泛分布于自然界，约有 160 万种。在人类的生活中,真菌大多都是有益的,我们常吃的蘑菇、木耳,价格高昂的冬虫夏草,做面包、酿酒所需要的酵母菌,以及用来提制青霉素的青霉菌,这些耳熟能详的事物都属于真菌。但根据世界卫生组织的统计,在这160万种的真菌里,却有400余种真菌对人类是有害的。而廖万清现在的主要工作,就是与这约400种致病菌打交道。

【廖万清】 1980年12月,我们接到一个病人,这个病人是脑膜炎,头痛得很激烈,很厉害,但是脑脊液一抽出来发现这个菌不一样。

【主持人】 1980年岁末,长征医院收治的这名患者,虽然被确诊为真菌引发的脑膜炎,但经过对患者脑脊液检测,发现的却是一种大家从未见过的菌种。

【廖万清】 从形态上来看,它有针形、瓢形,一般我们看到的隐球菌都是圆形,这个很奇怪。

【主持人】 通过细心的治疗,这名患者最终得以治愈,并顺利出院。按理说这次治疗到此就结束了,但那针形、瓢形的菌种却在廖万清脑海中挥之不去,他保存了这不为人知的菌种,打定主意要弄清楚。

【廖万清】 我请教了上海以及全国搞医学真菌的专家。有一个老专家,我也很尊敬他,当时他说,廖大夫这个大家都不认识,可能是个污染菌吧。我想污染菌怎么会致病,我就很奇怪,污染菌怎么会引起脑膜炎。

【主持人】 污染菌是真菌培养过程中被污染的真菌,并不是导致患病的真凶。这位专家认为,廖万清发现的菌种,很可能是污染菌,而并非致病菌。但对此廖万清却满腹疑虑,如果不是致病菌,患者怎会患此重病?如果是污染菌,真正的致病菌又在哪里?看来答案还得自己找。由于条件有限,廖万清在办公室的窗外养起了小白鼠,以此为载体,做起了实验。

【廖万清】 实验做出来,证实它是一个致病菌,引起老鼠脑膜炎,最快的四天死亡,死亡以后通通解剖,心肝脾肺肾脑解剖,做病理,证实是这个菌。

【主持人】 这个被廖万清发现的新的致病菌种,在日后有了一个属于自己的名字,S_{8012},S是上海拼音的首个字母,8012为发现的时间,即1980年12月。目前这个菌株已被美国微生物真菌保藏中心ATCC、比利时微生物真菌保藏中心BCCM、荷兰微生物真菌保藏中心CBS三大著名实验室收录,永久保藏。

【翁心华(华山医院教授)】 他在这方面的研究,我认为很有成就的是,善于发现,善于探索。

【潘炜华(第二军医大学长征医院皮肤科副教授)】 他确实是一个有心人,可能这个菌平时我们也看见过,觉得这个病治好了就过去了。但是他是一个有心人,首先他会把病人的资料都留下来,然后菌要保存好,然后在他的带领下,我们做了一些研究工作,把它确定下来,确实他是一个有心人。

【主持人】 在皮肤科门诊中,最常见到的还是因为真菌感染引起的各种手足癣、体癣。虽然廖万清早已是名满上海滩的真菌学专家,但他却从不会因此而小看了癣病。早在20世纪70年代,廖万清就开始接触癣病,治疗癣病,时至今日,他深知癣病虽小,但祸害甚广。

【吴绍熙(中国医学科学院皮肤病研究所教授)】 以前"癞痢头"这种病危害人群很厉害,很多年轻人因此影响到了身心健康,甚至影响参军。那时候廖教授在上海,就参加了头癣防治医疗工作队,和秦启贤教授专门从上海来到苏北农村,和我们一起来防治头癣,廖教授这种为人民服务的精神很值得我欣赏。

【主持人】 自从在苏北为农民朋友治头癣相识之后,廖万清与吴绍熙又合作开展过为煤矿工人治体癣、为边防官兵治股癣等专项工作,每次都颇有收效。在很长一段时间内,这种直接表现在人体表的皮肤病就是廖万清的主攻方向,将这些病治好,被他看作是一名皮肤科医生的本职。在1977年发生的一桩医疗案例中,让他对真菌的认识上升到一个新的层次。

【廖万清】 一个隐球菌脑膜炎的病人,我们和神经内科联合治疗，当时没有经验，“文化大革命”刚结束，还没有正式开放，都很保守，都很谨慎，加上病人来得晚了，来了还没两天，就去世了。

【主持人】 真菌致病菌主要被分为两大类，一种是浅部致病菌，主要导致人的体表病症，例如苏北农民所患的头癣；另一种是深部致病菌，它可以侵入人的体内，直接造成对人内脏器官的重大损害。而那位脑膜炎患者，正是因为感染了深部致病菌，才导致最终死亡。眼看着病人就在自己眼前死去，廖万清才意识到自己对真菌知识掌握的浅薄。

【廖万清】 我一查文献，隐球菌脑膜炎如果不及时治疗，86% 一年内死亡，92% 两年内死亡。

【主持人】 面对着深部致病菌带来的脑膜炎患者高死亡率，廖万清震惊了。就在这件事情发生后不久，长征医院皮肤科一位负责研究真菌的医生调离上海，科室领导安排廖万清接下真菌研究的工作，这项安排正中廖万清的下怀。为了弥补自己理论知识的不足，在年近四十之际，廖万清做出了一个出人意料的决定，他要一边工作，一边去复旦读书。

【廖万清】 临床工作也很忙，我的交通工具就是自行车，骑到复旦大概需要 45 分钟，我不间断地去学习，我和当时的学员一起听课，一起做实验。

【康善珠(廖万清妻子)】 他在工作上特别的执着，他要写东西，我们家又很小，他就拿个小凳子坐在床边写，床边就是他的办公桌，他也不看电视，那个时候我记得陈冲、刘晓庆都很出名，但是他不知道陈冲是谁，人家都笑他是个书呆子。

【主持人】 年纪已然不轻，又是大医院的骨干医生，却要与一群二十多岁的毛头小伙一起读书，做实验，廖万清的行为在旁人看来多少有些迂腐，一声“书呆子”还算是善意的玩笑，但更为严重的是，廖万清决定做深部真菌病的研究，在某些人的眼里，却成了离经叛道，舍本逐末之举。

【廖万清】 人家都说，你皮肤科医生怎么去搞脑膜炎？有的人支持，有的人出于各种原因反对、不同意。但是你不怕，你又不是为了什么，又不是为了个人、为了自己，我是为了事业。

【主持人】 虽然廖万清的举动引起了诸多非议，但他丝毫不为所动。于他而言，现在最重要的就是如何快速吸收各种真菌理论知识，哪里还顾得上各种议论。过了一年，时间到了 1979 年，此时的廖万清对真菌的认识已大大提高，他就像是一名准备好了的战士，静待战争的开始。而就在这时，长征医院皮肤科又收治了一名脑膜炎患者。

【廖万清】 一个年轻人突然发烧，激烈的头痛呕吐，已经晕迷了，他的家里人准备给他做后事了。到我们这里，一检查，腰穿发现是隐球菌，我们采取综合治疗的手段，给他救治成功，而且他没有后遗症，就返回了工作岗位。

【主持人】 这是廖万清经过系统的真菌理论知识学习之后，打赢的第一场深部真菌病战役。而这一次的成功，也充分肯定了廖万清的努力。此后他在实践之中，不断探索深部真菌性脑膜炎新的治疗手段，并逐渐形成一套行之有效、行之有序的诊疗方案。

【廖万清】 主要是采取综合的分期治疗方法，根据我们以前的经验教训，一个必须要抗菌，抗菌采取鞘内注射、静脉注射和口服药的办法联合使用；第二是降颅压；第三要调整电解质紊乱，要同时进行，要密切配合，才能成功。

【潘炜华】 我们治疗效果非常好，我们因此救活了很多人，用了这些方法，我们现在病人的存活率是 90% 以上，原来是 60% 的死亡率，现在是 90% 的治愈率，这个是完全不一样的。

【主持人】 从 60% 的死亡率，到后来 90% 的存活率，数据彰显了廖万清及其率领的团队，对治疗深部真菌引发脑膜炎患者的贡献是巨大的。机遇总是给予做好了准备的人，正是对深部致病菌的持续探索，才有了后来的 S_{8012}，才有了这一发现给中国真菌界所带来的巨大震动。

【吴绍熙】 廖教授现在发现了真菌一些新的菌种,因此就得到了国际上的承认。不光是这样,最后还解决了病人的问题,很多新的抗菌药都围绕这些问题来解决,以前都是研究浅部真菌的药。后来发现很多深部真菌病都是因为病人得病以后,用了大量不合理的抗生素,很容易并发深部真菌病感染。而深部真菌病目前治疗方法还比较少,药物还比较少,武器比较少,所以死亡率很高,假如能够及时发现致病菌,就能够比较好的把疾病控制下来,病人的死亡率就会大大降低。

【翁心华】 他比较重视怎么规范治疗病人。药物大家都有,但怎么规范使用,达到好的效果,很少有人总结,我发现他还是做了很多积累、很多工作,这个还是很有临床意义的事情。

【主持人】 新菌种的发现为医疗机构及制药公司研制有效的药物提供了基础,规范的治疗方案在医学界的推广提高了临床的治愈率,此时的廖万清可以说已经是名声大振。而更大的名气也给廖万清的未来带来了更多的选择。

【廖万清】 开放以后,我到新加坡探亲,我母亲生活比我好,姐姐生活比我好,堂弟的生活比我好。他们说你要留下来在新加坡,那车子、票子、房子没有问题呀。

【陈洪铎(中国工程院院士、中国医科大学教授)】 他是一个新加坡的归侨,我们知道新加坡的生活很优越,华人在新加坡更好,他完全可以回到新加坡去。

【廖万清】 那个时候我住的房子很小的,当然现在我很满意。我说不,我是祖国培养的,我要回去。所以我 3 个月探亲假没到,就和我妻子回来了,提前回到祖国。

【主持人】 优越的物质条件,良好的科研环境,再加上亲人的劝说,面对这些,廖万清没有动摇,反而假期还没结束就提前回国了。

【廖万清】 党培养了我,我就一切围绕党,为党服务;祖国、军队培养了我,我就为军队、为祖国服务。

【主持人】 知恩图报,报效祖国,是廖万清一生信奉的准则。廖万清，1938 年出生于新加坡。他做服装生意的父母一直希望有条“根”留在祖国，于是在 1941 年把年仅 3 岁的廖万清送回了广东梅县老家，寄养在叔叔家中。到了 1950 年，在一场划分阶级成分的运动中，为了保护廖万清，被划为地主成分的叔叔，和年仅 12 岁的廖万清分了家。而从那时起，廖万清就基本上靠当地教育部门抚养。

【廖万清】 1951 年有人民助学金，我拿最高级 6 块钱，生活就过得下去。读高中我又没有钱，又是领人民助学金，又是最高级，7 块。我知道来之不易，我就继续读书。

【主持人】 虽然生活极为拮据，但廖万清清楚地知道，在物质生活水平极为低下的当时，这 6、7 块钱助学金的分量。他一心读书，成绩一直名列前茅。等到高中即将毕业时，由于台海形势紧张，已然是一个热血青年的他决心要报考军校。

【廖万清】 开始空军来招，我有海外关系，空军不能收。后来海军来招，我其他条件合格，但是体重不合格，我只有 39 公斤，最少要 45 公斤。第三次是总后勤部第四军医大学来招，一查，成绩很优秀，要。我还问他我有海外关系的，要不要紧，他说人的出身、家庭是无法选择的，但是革命的道路是可以选择的，关键是你愿不愿意为国防事业服务，愿不愿意到第四军医大学去，我说，愿意。

【主持人】 时光荏苒，岁月如梭，曾经的军校大学生，一晃成为了专家教授。他不仅是长征医院皮肤科的主任医师，同时又是二军大的博士生导师，为中国的医学真菌学、皮肤性病学培养了大批人才。

【潘炜华】 他最大的特点就是严谨，也不允许我们放松。周末了我们总想在家休息休息，但他一个七十多岁的老人，每个周六都来上班，这是我们年轻人做不到的。

【顾菊林(第二军医大学长征医院皮肤科副主任)】 廖主任在皮肤科的研究领域选择的是真菌方面，但实际上真菌病在皮肤科是个很小众的领域，他是夹缝里面求生存，特别是在隐球菌方面的研究，取得了有目共睹的成就。

【主持人】 在长征医院皮肤科的工作，一做就是半个世纪。廖万清选择在小众的真菌上面做突破，似乎是在走常人不走之路。但此后的事实证明，廖万清过去在医学真菌学上做的每一次努力，今后都会在中国医学真菌学史上留下浓重的一笔。

【字幕】

1985年经卫生部批准创建了我国第一个隐球菌专业实验室。

从1980年起，发现6种新的致病真菌和新的疾病类型，它们分别是：

引起坏疽性脓皮病的少根根霉；

引起脑膜炎的格特隐球菌ITS C型（上海变种 S_{8012}）；

引起肺曲霉球的具多育现象米曲霉；

引起阻塞性支气管曲霉病的聚多曲霉；

引起股癣型念珠菌病的涎沫念珠菌；

引起白毛结节病的顶孢头孢霉。

【主持人】 廖万清在医学上的贡献，直接受益的是病人。2012年暑假，曾差点被隐球菌性脑膜炎夺去生命的湖北大学生吴某某，第二次来到上海长征医院。

【廖万清】 现在我们检查，基本上体征都是阴性的。

【主持人】 吴某某在2011年元旦前夕被诊断出患有新型隐球菌脑膜炎，在武汉诊治半年未见明显好转后，被当地医院推荐来到上海长征医院。经过治疗，吴某某的病情得到有效控制，但由于引发吴某某患病的隐球菌非常少见，此时只有一种进口药能够彻底治愈吴某某。但这种进口药的价格对于早已为抢救吴某某而耗尽家财的吴家来说不啻于天文数字。

【刘晓刚（第二军医大学长征医院皮肤科医师）】 治疗一段时间之后，情况确实是有所好转，但是他家的经济不允许他继续治疗。

【主持人】 因为无力承担巨额的药费，吴家父亲无奈之下买好火车票准备带儿子回家。对于这一情况，刘医生赶紧报告了廖万清，廖万清拉住这对父子,坚决不允许他们回家。至于药费,他来解决。

【吴某某】 我从重症病房转出来之后,廖院士来看我,我以为他只是看一下,没想到他后来还联系了外国的辉瑞公司,给我送药,我非常感谢他。

【张安祥(第二军医大学长征医院政委)】 廖院士不仅医术精湛,更是医德高尚,一个治好的病人给他送锦旗,廖院士说,一面锦旗一两百块钱,你要感谢我可以打个电话,最多写个信就可以了,你这一两百块可以做其他用处。

【主持人】 有形的锦旗用钱可以买到,人们心中无形的锦旗就只能靠高超的医术、高尚的医德铸造。在为人民服务的同时。作为文职将军的廖万清,还致力于军队真菌病的防治研究,他制定的防治措施显著降低了部队真菌病的患病率,对军事战备任务的完成及未来战争后勤保障作出了重要贡献。

【郑兴东(第二军医大学长征医院院长)】 廖万清院士作为一名军队培养的名医,他心系官兵,情洒基层。他常说,无论博士还是院士,首先是一名战士。他经常走边关、上海岛,用满腔的热情和精湛的医技,为广大官兵防病治病,大大提高了部队的战斗力,为能打仗、打胜仗,提供了有力的卫勤保障。

【主持人】 廖万清主持完成了军队重点课题"东南沿海部队高发皮肤病的防治研究",对东海、南海海军舰艇部队、陆军野战部队等多个军种的皮肤病流行病学进行了调查,依据调查成果进行的专项医疗工作,显著降低了部队浅部真菌病的患病率,有效地保障了军队的战斗力。

【廖万清】 医学真菌学,是一门研究致病真菌侵犯人体、引起疾病的诊断、治疗、预防的学科。

【主持人】 2012 年 11 月 14 日,为期 4 天的国际医学真菌学高峰论坛在上海虹桥顺利召开。作为大会主席,廖万清与来自世界各地从事医学真菌学研究的同行们一起探讨医学真菌学的发展未来。

【翁心华】 真菌病不是一个科室的事,它牵涉到很多科室,有呼吸科的医生、有ICU的医生、有血液科医生、皮肤科医生、感染科医生,可能每个科室关注的点不一样,我们如何组织不同的科室来共同攻克真菌病。廖教授在这样方面,和我一样,一直在致力于这样的工作,把各科室一起聚集起来,来制定他们工作中的一个工作指南,来推动他们的工作,我觉得这个是很重要的。

【主持人】 医学真菌学发展到今天,早已经不再局限于皮肤科的研究领域,越来越多的医学专业意识到真菌学的重要。如何在今后的工作中更好地治疗因深部真菌引发的各种病症,就成了医学同行们共同的议题,而廖万清目前正致力于做协调各科室的工作。

勇于创新,敢为人先,是廖万清军人气质的体现。百折不挠,矢志不渝是廖万清学术探索的精神。他主编的《真菌病学》获中国图书奖二等奖,1990年被总政治部和国家人事部批准为“国家有突出贡献的中青年专家”,2002年荣获全军专业技术重大贡献奖,2008年被解放军总后勤部授予“一代名师”称号,2009年当选中国工程院院士。

2012年岁末,一个新的研究中心在长征医院开始运作,它容纳着上海市医学真菌研究所、中国人民解放军真菌病重点实验室等7家真菌研究机构,而这个研究中心也将成为廖万清和他所带领的团队新征程的起点。

编导手记

不走寻常路的梅县人

廖万清院士是广东梅县人,虽然离开老家已近60年的时间,但仍说着一口地道的客家话。梅县自古出名人,现在梅县又出了一位,他就是廖万清,中国工程院院士,著名皮肤性病学、医学真菌学专家。

客家人以敢于闯荡而闻名于天下,这样的特质也印证在了廖院士的身上。廖老出生于新加坡,成长在广东梅县,求学于陕西西安第四军医大学,目前则工作在位于东海之滨上海的第二军医大学长征医院。廖万清院士的闯劲不仅是体现在居住地的变迁,更体现在他医学领域中的探索。

20 世纪 80 年代,在许多人眼里皮肤科是个小科室,更别提真菌研究了,那更是冷门、小众的代名词。但廖万清院士却在日常的门诊中,嗅到了真菌研究的重要性与意义。比如,当时真菌性脑膜炎患者的死亡率达到了恐怖的 60%,为了攻克这一医学难题,年近四十的他特意到复旦大学微生物系当起了"走读生"。在一番理论知识的学习与临床实践后,以廖万清院士为首的长征医院皮肤科逐渐摸索出了一套对真菌性脑膜炎行之有效的治疗手段,并成功地将患者的治愈率提高到了 90%,挽救了众多患者的生命。

廖万清院士在真菌领域所获得的巨大成就与其自身的勤奋是分不开的。从很早的时候开始,廖老就坚持每周工作 6 天,别人周末都想多休息会儿,但他却把周六当成了第六个工作日,不是在办公室查文献、整理资料,就是在实验室搞研究,直到现在功成名就,又上了七十多岁的年纪,这个习惯却一直不曾改变,旺盛的精力让许多年轻人都自叹不如。除了扎根于自己的实验室,廖老的视野又是极开阔的,他绝不会囿于自己的一亩三分地,而是与医学真菌学的前沿学术研究保持一致。好几次记者想要约廖老采访,但联系下来,却发现廖老不是赶往这个地方去参加专业调研,就是被邀请到了那里进行学术交流。

廖万清院士对年轻医务工作者的生活非常关心,但对自己生活条件的要求却不高。因为出生在新加坡,又在医学真菌学方面有突出贡献,廖万清完全有机会移民新加坡,那样就可以立刻获得优越的生活条件,但这样的好机会却被廖万清明确地拒绝了。而那时,廖老一家四口还挤在一个几十平方米的小房间里,没有书房,廖万清就搬条小板凳,坐在床边,那就成了他的书桌。

同样,在医院里搞真菌研究需要专业实验室,廖万清就将医院的一个 16 平方米的资料室改造成了实验室,而这个起初并不起眼的实验室，实际上也是中国第一个隐球菌专业实验室。日后，正是在这里，廖万清及他所率领的团队发现了一种从未被人发现的新的致病菌种，格特隐球菌 ITS C 型（S_{8012}）菌种。尤为难能可贵的是，在祖国医疗卫生事业需要的时候，廖万清慷慨地把自己的科研资料、研究成果无偿地提供给国内同行们。现在一株 S_{8012} 的菌株已经被美国微生物真菌保藏中心卖到了近 295 美元的价格，但在它的发现者廖万清这里却是无偿的。“人们常说同行是冤家，我和同行的关系却非常好。他们有新的发现、新的成果都愿意跟我交流，我有新的想法也特别乐意告诉他们。”正是这种坦诚以待的胸襟，让廖万清和同行们成为无话不谈的朋友。

廖老的时间几乎都被工作占据着，他的爱人康善珠女士就直言不讳地说：“廖万清对家务是不大管的，也很少陪孩子，至于类似看电影那样的消遣，似乎是从来没有过的。”因为工作而忽略了生活，因为学术而冷落了家庭，这或许就是廖万清院士身上那为数不多的缺点吧。正所谓“金无足赤，人无完人”。中国医科大学教授、工程院院士陈洪铎先生也曾玩笑似地向记者提过：“廖院士在国际论坛上都能用英文做报告了，但国语却说不好，至今还说着一口让人难懂的客家话，这普通话水平还有待提高。”对于陈院士的这个玩笑，也不知廖万清院士听了会如何作答，也许只是淡然的一声：“呵呵，谁让我是广东梅县的客家人咯。”

—王伟臣（上海教育电视台）

附录八：媒体讲述廖万清的故事

用丰硕成果报答祖国哺育之恩
——归侨廖万清教授苦心探究真菌病

通讯员　蒋和平

文汇报　1990 年 1 月 5 日

先后发现五个致病新菌种，其中两个为世界首次发现。他在出国探亲和参加国际学术会议时，多次辞谢国外同行挽留：我的事业在祖国。

第二军医大学附属长征医院皮肤科主任、新加坡归侨廖万清教授艰辛探索十多年，在真菌病研究领域取得了丰硕成果：先后发现了 5 个致病菌种，其中有 2 个为世界上首次发现；主编了 60 万字的《真菌病学》；建立起了全国唯一的隐球菌专业实验室。他多次谢绝新加坡亲属和同行的挽留，并用事实向他们表明："我的事业在祖国"。

真菌种类繁多，在自然界中分布很广，其中有不少是致病菌种。研究发现新菌种，对诊治疑难病症、丰富我国医学理论有重要意义。今年 52 岁的廖万清教授是 1978 年开始致力于真菌病学研究的。院领导挤出了一间 18 平方米的房子给他做实验室，他便在设备简陋、资料奇缺的困难条件下，开始了艰苦创业的历程。试验需要动物，但动物房又太远，廖万清就在窗外吊了一个笼子，自己养小老鼠；为及时对培养、分离出的真菌显微摄影，他经常骑车到远离医院的第二军医大学的电教室去，炎夏隆冬，风雨无阻；他还虚心向国内外有关专家求教，经常深入临床各科室观察病人。在短短的几年里，他和其他同志一起，共积累了900多份真菌标本、病理切片和800多张各种真菌和真菌病的彩色幻灯片。

1980年以来，廖万清教授在中国医学科学院皮肤病研究所和复旦大学微生物研究室的协作下，先后发现了引起脑膜炎的新型隐球菌上海变种；引起肺部感染的构巢X壳孢菌；引起膀胱炎的光滑球拟酵母菌种，引起角膜炎的束状刺盘孢以及引起肺曲霉球的具有多育现象的米曲霉5个致病新菌种，其中第1和第5种真菌属为世界首次报告，第1、第2和第4种真菌已收入了《世界医学文献索引》。

廖万清教授3岁时就由侨居新加坡的母亲送回祖国。40多年来，他对哺育他成长、造就他成才的祖国怀有深厚的感情。近几年来，他在国际上的知名度越来越高，多次应邀出国参加国际学术交流。目前，他是“亚洲皮肤科学会”和“世界人和动物真菌学会”会员。1986年和去年的11月，在他回新加坡探亲和参加亚洲皮肤科学术会议期间，他的亲戚、同行都曾挽留过他，但他谢绝了他们的盛情，并坦诚相告：“是党和军队培养了我，我只能回祖国做贡献。”

我的事业在祖国
——记我国著名皮肤科专家，归侨廖万清

人民日报（海外版）1991年3月1日　第5版

一张已经看不出本来颜色的三屉桌，一个旧的小木柜，一张折叠行军床，三把旧椅子，这一切摆在朝北的一间十三四平方米的屋里，当我踏进这个小屋，我真不能想象这就是我国著名皮肤科教授、上海长

征医院皮肤科主任廖万清的办公室。除了那一切,唯一引人瞩目的就是到处散置的书了。当我冷得搓着手,呵着气采访廖教授时,他满足地说:“这就不错了!还是院长让给我的呢!”

今年五十二岁的廖教授从一九七八年起,在这里整整工作了十二年。十二年,就是在这间小屋里,廖教授的科研共获得十项科技奖,其中一项获国家奖,七项获军队系统奖;十二年,就是在这间小屋里,廖教授在我国最先发现了五种对人类有害的病原菌,其中有两种是世界首次发现;十二年,就是在这间小屋里,廖教授主编了六十万字的《真菌病学》,建立了中国唯一的隐球菌专业实验室。

十几平方米的小屋,虽说不是斗室,但对于一个专家学者来说,无疑也相当简陋了。为什么廖教授却能获得这样丰硕的成果呢?

采访中,我感到廖教授对祖国有很深的感情。也许,正是因为当年,他被作为廖家的根由母亲从新加坡送回国,汲取了中国这块土地的精神,才得以获得了中华民族勤劳刻苦传统美德而致成功的。

廖教授说,他是完全由新中国培养起来的知识分子。

他从新加坡回国后,在家乡广东梅县靠人民助学金读完了中学,后又被保送上了第四军医大,一九六二年,他从医大毕业,被分配到了长征医院的前身——同济医院。

但是,不少的医学院学生中,流行着追求“大城市,大医院,大科”的“三大”目标,但廖教授却自愿选择了不起眼的皮肤科,他觉得皮肤科是老大难,给许许多多的病人带来了终生痛苦,为了解除病人的痛苦,不论大科小科目标都是一样的。

当他开始真菌病学研究后,他面对的是设备简陋、资料奇缺,实验需要动物,他就在办公室窗外挂个小笼,自己饲养小白鼠,为了即时对培养、分离出的真菌显微摄影,他自己骑车到远离医院的军医大电教室去。他还虚心求教于国内外专家,深入临床科室观察病人。短短几年里,他的真菌标本种类已居全国首位,当他发现紧靠临床实践远远不够时,他不避寒暑,每天奔波,去市郊的复旦大学生物系学习基础理论。

“百分之九十九的勤奋加上百分之一的天才，等于成功”，他终于厚积而薄发了，在医学科学上取得了巨大成就。

现在，他是“杨森科学研究委员会(中国)”的皮肤科分会最年轻的会员，是“世界人和动物真菌病学会”唯一的中国会员，也是中国军队系统里唯一的“亚洲皮肤科学会”会员。今年九月，他应邀去日本，参加了第四届中日国际微生物学会议。他在会上的论文被推荐给了《国际真菌病理杂志》，即将发表。

随着廖教授科研成果越来越多，他在国际上的知名度也越来越高，他的亲戚、同行都会挽留他留在国外，但他都婉言谢绝了。于是，我向他提了一个会向很多像他这样的优秀归侨问过的问题：“你为什么要留在国内呢？”

廖教授说，他觉得，尽管国内的条件比不上国外，但就他本人来说，他已经很满意了，在住房那么拥挤的上海，他一家住有四室一厅，他们夫妻工资也算较高，再说，在事业上给予了廖教授很大支持的夫人康善珠一家都在国内，她也不愿离开这块生养之地。

最后，廖教授用一句朴实无华的语言结束了他的回答：“因为我的事业在祖国。”

鸽子亦可要人命
——警惕隐球菌性脑膜炎

廖万清

健康报　1993 年 2 月 11 日　第 4 版

隐球菌性脑膜炎是一种严重而危险的疾病，如治疗不及时，约有86% 的患者可在一年内死亡，即使在目前已有多种药物治疗的情况下，其死亡率仍在20%~60%左右。在幸免于死的病人中，部分患者可留有失明或视力减退、听力障碍、偏瘫、头痛、下肢肌肉萎缩等后遗症。探究该病死亡率高的因素，多与患者未能及时诊治，或因错诊、误诊时间长，确诊时间晚有关。

引起本病的病原菌主要为新型隐球菌及其变种。此菌多存在于自然界及动物体内，较重要的情况是在各自聚集地的粪便、鸽巢中常可发现隐球菌。一般认为本病的感染可有三种途径：一是吸入空气中的孢子，此为主要途径。二是创伤性皮肤接种。三是吃进带菌的食物，如腐烂水果等。

隐球菌性脑膜炎遍布于世界各国，我国已在20多个省市和地区发现本病。该病发病男性多于女性，其比率为2∶1。可发生于任何年龄，多见于40岁以上成人。其临床症状可出现类似结核性脑膜炎或病毒性脑炎的表现。约有2/3的病人首发症状为畏寒、低热、头痛、头昏、乏力、鼻塞、喷嚏、恶心纳呆、咳嗽、全身不适等类似上呼吸道感染的症状。约1/3的病人无任何前驱症状，一出现症状便是剧烈难忍的头痛，在头痛的同时，或在头痛出现1~2周后出现恶心、呕吐，严重时甚至饮水、服药后也立即吐出。有50%~70%的病人有发热，少数病人在自然病程中不规则地出现39℃以上的高热。有半数病人出现精神症状如抑郁、淡漠、谵妄、癫痫大发作以致昏迷等，也可出现弱视、眼球震颤、瞳孔大小不等甚至失明。大部分并立刻出现颈项强直等脑膜刺激症状，部分病例可伴有肺、皮肤、肝、肾、骨骼等脏器损害的表现。急性脑膜炎型常起病急骤，若不及时救治多在数天至三周内死亡；亚急性型从类似上感症状开始，1~2月内出现典型的脑膜炎症状；慢性型可反复出现症状与缓解，迁徙数年乃至20年，机体呈消瘦状态。

隐球菌性脑膜炎的早期诊治非常重要。及早治疗者可以完全恢复健康，没有后遗症；如救治太晚或脑脊液中隐球菌计数超过280/mm^3以上者，则预后不良。目前的抗真菌药物中氟康唑和伊康唑有明显的效果，两性霉素B、5-氟胞嘧啶、咪康唑亦有显著疗效，但两性霉素毒性较大,应正确掌握其剂量与用法。此外,动物实验及临床应用表明,两种不同的抗真菌药物适当配方可有协同作用,增加疗效。

预防本病应注意锻炼身体,规律生活,增强体质;当患"上呼吸道感染"用一般抗感冒药物治疗无效时,应想到与隐球菌性脑膜炎病相鉴别,特别注意不可滥用抗生素和皮质激素,以免造成体内菌群失调和免疫机能降低,增强新型隐球菌感染的机会;饲养家鸽时应妥善管理,防止鸽粪污染空气;平时别吃变质的桃等水果。

大医精诚　良医济世

燕晓英

新民晚报　2000 年 4 月 21 日　第 13942 期

一个春寒料峭的日子里,我访问了廖万清教授,新加坡归侨,第二军医大学皮肤科主任医师,博士生导师,我国著名皮肤病学专家、国际上享有盛誉的真菌病学专家。

推门走进廖教授的办公室,这位笑意盈盈的医学专家看上去比他 62 岁的实际年纪要年轻得多,红润的脸色,爽朗的笑声,说到高兴之处忍不住地要比划着手势。只要提到他的病人、他的菌种,他的眼里立刻闪烁着不一样的光芒。

房间里墙上那张还没换下的 1999 年的记事年历吸引了我的目光。这张年里满是红色的、黑色的圆圈和箭头,在每一个日子下面,写满了日程安排:到青岛开会、去南京进行学术交流、到昆明看一个病例、到美国出席会议……廖教授,他有多忙!病人需要他,学校需要他,学生们需要他,国际、国内真菌研究需要他!难怪他过了退休年龄还坚守一线,难怪他一口气带了 5 个博士、7 个硕士,难怪他一年到头不停地出席各种学术会议!

凭着不怕脏不怕累的一股钻劲和敢于创新的精神，廖教授取得了丰硕的成果。自 1983 年以来已经发现了 7 种新的病原真菌，获科研科技奖 18 项。而把这些学术成果应用于临床，拯救病人的生命，才是最让廖教授开心的事。近三年来，在他的带领下，长征医院皮肤科成功地攻克了“隐球菌性脑膜炎”。这一病症死亡率高达 25%~60%，而且可能留下严重后遗症。但三年来他们已经成功治愈了 20 多例患者，达到 100% 的治愈率。他为此获得了军队医疗成果一等奖。廖教授记得三年前来了一个患这种病的病人，送医院时情况已经非常危险，CSF（脑脊液）中菌体个数达到每立方毫米 2080 个，而按照常规，这个值超过 280 即不可治疗！家属们哭得人心碎，小伙子还年轻呀！

廖教授当机立断，非常病例非常处理，他果断地在高颅压的情况下采取腰椎鞘内注射等综合分期治疗方法。有人怀疑，有人反对，但廖教授坚持救人第一。小伙子的命保住了，活蹦乱跳地回到了工作岗位。不少病人出院后还常回来探望“恩人”，一位重病康复的东北病人特意送来了锦旗，上书“大医精诚，良医济世”！

廖教授生活中最开心的事就是发现新的菌种。他的重要发现“新生隐球菌上海变种”，刚分离出来时全上海的专家都说——从没见过！年轻的廖教授带着他的菌种走遍上海及国内外的研究机构，终于确定，是一种新发现的病原菌。他为它编了号——S_{8012}。那时 1980 年 12 月。

后来这个编号还引出了一个小故事，说到这，廖教授又乐了，眉都笑弯了。

前几年廖教授推荐自己的学生去比利时真菌病学专家、世界人和动物真菌协会秘书长迪维莱门下学习。谁料秘书长先生为了表示对廖教授的尊重，亲自来机场接人了。可是他又不认识这个中国学生。怎么办？这位专家在胸前挂了个小牌子，上写——S_{8012}！就凭这个著名的菌种，未来的学生认出了老师！这个为世界所广泛承认的菌种是廖教授的骄傲！

越是危险的病例廖教授越是有信心，“艺高人胆大”，廖教授笑呵呵地说。下午，廖教授还要去面试自己的博士生，“多为国家培养几个专家嘛！”

日前，记者在上海长征医院采访时，遇一名六岁小男孩因昏迷发热到该院就治。诊断结果表明，其脑脊液中隐球菌计数超过 2080/mm^3，颅内压超过 400mmHg……这是一例重型隐球菌性脑膜炎，死亡率接近 100%！该院廖万清教授带领医务人员为病人采取降压、控制菌情等紧急措施，24 小时后，这个小男孩颅内压降至 200mmHg，并逐渐清醒……

隐球菌性脑膜炎是一种严重而危险的疾病，如治疗不及时，约有 86% 的患者可在一年内死亡，即使在目前已有多种药物治疗的情况下，其死亡率仍在 40%~65%。更可怕的是，在这些幸免于死的病人中，部分患者还可留有失明、听力障碍、偏瘫、头痛、下肢肌肉萎缩等后遗症，其致残率约为 20%。

上海长征医院皮肤科教授廖万清从 20 世纪 60 年代起开始真菌病研究。他先后发现 9 种新病原真菌及新病种，其中新生隐球菌上海变种采用廖氏命名，并被美国真菌菌种保藏中心收录保藏。在实验室研究基础上，他将系列研究成果应用于临床，将药物与降颅压、电解质平衡、静脉注射、鞘内注射等相结合，分两期治疗隐球菌性脑膜炎，治疗 30 余例，全部痊愈。在前不久召开的全国科技大会上，他领导的课题组有关真菌病的研究成果获国家科学技术进步二等奖，被有关专家认定为我国真菌研究的重大突破。

廖万清教授认为，隐球菌性脑膜炎一旦确诊，应在高颅压下进行鞘内注射、静脉注射和口服联用两种以上抗真菌药物，同时降颅压，纠正水电解质平衡，以及进行脑脊液菌体计数、培养，乳胶凝聚检查等定量检测方法，治疗约 8~12 周。待脑脊液培养转阴，而直接镜检仍可能为阳性时，可转入二期治疗。治疗主要用口服咪唑类药物等，持续 8~12 周，只有在脑脊液培养、镜检阴性和监测指标连续 3 次正常时，才可停止治疗。

据介绍,引起隐球菌性脑膜炎的病原菌主要为新生隐球菌及其变种。此菌多存在于自然界及动物体内,在鸽子聚集地的粪便、鸽巢中尤甚。传染途径有三种:主要的是吸入空气中的孢子,其次是创伤性皮肤接种和吃进带菌食物。廖万清说,隐球菌性脑膜炎的早期诊治非常重要。及早治疗者可以完全恢复健康,没有后遗症。如救治太晚或脑脊液中隐球菌计数超过 280/mm^3,则预后不良。目前的抗真菌药物中以氟康唑和伊康唑效果明显。两性霉素 B、5- 氟胞嘧啶、咪康唑等亦有显著疗效,但两性霉素毒性较大,应正确掌握剂量和用法。此外,两种不同的抗真菌药物适当配方可有协同作用,增加疗效。

特别提示

怎样预防隐球菌性脑膜炎

锻炼身体,生活规律。特别注意不要滥用抗生素和皮质激素,避免造成体内菌群失调和免疫功能降低,增加新型隐球菌感染的机会。

饲养家鸽时应防止鸽粪污染空气。

不吃变质的桃、梨等水果。

患"上呼吸道感染"治疗三周仍无效时,应去大医院检查,看看是否患了隐球菌性脑膜炎。

·小资料·

隐球菌性脑膜炎遍布于世界各国,我国已有 20 多个省市发现该病。发病的男性多于女性,比例约为 2∶1,多见于 40 岁以上成人。其临床症状类似于结核性脑膜炎或病毒性脑炎。约 60% 的病人首发症状为畏寒、低热、头痛、咳嗽、乏力、全身不适等类似上呼吸道感染的症状。另有40%病人无任何前期症状，一旦出现便是剧烈难忍的头痛，同时（或1~2周后）出现恶心、呕吐，严重时吃啥吐啥。有半数病人出现精神症状如抑郁、淡漠、癫痫发作以致昏迷等，也可出现弱视、眼球震颤、瞳孔大小不等甚至失明。大部分病人出现颈项强直等脑膜刺激症状。其中，急性型若不及时救治多在三周内死亡，亚急性型从类似上呼吸道感染的症状开始，1~2个月内出现典型的脑膜炎症状；慢性型可反复出现症状与缓解，迁延数年乃至20年。

云想衣裳花想容
——听廖万清教授谈夏日皮肤病防治

上海大众卫生报　2002第25期　总第1010期　2002年6月21日

编者按

夏日一天比一天亲近着人们。金黄色的阳光柔软地倾泻在肌肤上，缤纷的水果甜蜜地进驻了肠胃，灿烂起来的是人们的笑脸和心情。在如此美丽的季节里，谁不想亮出健康又漂亮的肌肤，在街上美丽一回呢？然而，最近，有些人出现了一系列皮肤过敏反应，原因是吃了芒果后，走进了阳光里。为此，本报记者刘雪玑和实习记者倪瑾造访了上海长征医院著名皮肤性病科专家，军级教授廖万清先生。

【专家论坛】

前不久，有几人因为吃了芒果而引起皮肤炎，在嘴唇四周出现红肿、丘疹、水疱等过敏反应。对此，上海长征医院皮肤性病科廖万清教授解释道：这种由芒果引起的皮炎通常分为两类，上述症状称为“芒果皮炎”，属接触性皮炎；如果食用芒果后，又过多接触阳光而引起皮肤过敏，则称为“芒果日光皮炎”，属“食物日光皮炎”。当然，只有少数人会出现这种情况。患芒果皮炎的患者,只要得到正确的治疗和诊断,不要再吃芒果,同时不要饮酒,大多在一周内就会痊愈。

夏季是水果鲜蔬、海鲜活禽最丰富的时令,同时也是皮肤病的高发时节。食物、微生物、还有阳光中的紫外线无时不在地威胁着皮肤的健康。所以,无论是吃东西还是外出都要注意对皮肤进行防护。

廖教授说,动物、植物都有可能会引起皮肤病。而阳光对皮肤病的发生也起着直接或间接作用。植物中的菠菜、马兰头、莴苣、特别是各式野菜往往就是导致皮肤病的因子,人们食用这些食物,再经过太阳的暴晒,容易导致面部、手臂红肿,严重的整个脸都会肿起来,有的女性甚至连会阴部也出现水肿的现象,这就是食物引起的"植物日光皮炎"。

此外,最为常见的就是吃海鲜引起皮肤过敏。这在夏天尤其多发。比如,很多人喜欢吃黄泥螺,黄泥螺通常的做法是洗净后,用酒、盐、姜、蒜等一起腌制,直接食用。有的人吃了以后,经过太阳的暴晒,在半小时到两小时后出现皮肤红肿,继而出现丘疹、水疱,患上"泥螺日光皮炎"。也有的人吃虾吃鱼以后(不管海鲜还是河鲜),也会引起皮肤病。与植物皮炎对应,医学上将此称为"植物日光皮炎"。

引起皮肤病的原因除了暴晒日光、食用一些动植物食品外,还有一个很重要的原因——微生物。廖万清教授介绍,微生物(真菌)生活在哪里有两个基本条件:一是温度在25℃以上,二是相对湿度在75%以上。据统计,上海地区每年大约有46.6%左右的人患有不同程度的皮肤真菌病,如头癣、体癣、股癣、足癣等,病情症状各有不同,大多患处会出现丘疹、水疱、鳞屑甚至糜烂。有些霉变、腐烂的食物就会引发皮肤病。有些人群由于各种各样的原因容易引发各种"癣"类疾病,如驾驶员容易患上股癣,肥胖的人容易患上体癣,还有,时下流行养宠物,在和宠物亲密接触时容易患上头癣。夏天,是各类癣发生最多的时候,癣类疾病引起的脱屑、瘙痒、水疱等现象,常常严重地影响工作和生活质量。

那么，如果得了上述皮肤病应该怎样治呢？

【专家坐堂】 治

对于“植物日光皮炎”和“食物日光皮炎”患者，在饮食过后0.5~2小时里，觉得自己皮肤有异常感觉的话，有可能就是皮肤过敏，此时，可以用抗过敏药物新“皿治林”等；如果症状很厉害，可以在医生指导下服用强的松等药物。

在过敏的皮肤部位，可以涂擦低刺激（含激素低）的软膏。

对于真菌引起的皮肤病，不太严重的话，可以外用一些抗真菌感染的药物，外用的有：达克宁、兰美抒等。

口服药如伊曲康唑、特比奈芬等。

另外，患者要多饮水、多吃西瓜，可以排除毒素，加速恢复健康；当然，食物要清洁，知道自己有过敏史的人要尽量避免吃曾使自己过敏的食物。

【专家提醒】 防

预防夏日皮肤病，廖教授认为在不知道哪些食物会使自己过敏的情况下，尽量吃一些新鲜的食物，食物品种要多样、份量要少，要多吃杂食；还有，在阳光暴晒的地方要少停留，不能长时间暴露。当然，这并不是说夏天足不出户就好，多一些户外活动，适当地接触阳光，可以使皮肤代谢产生维生素D_3。此外，游泳、爬山、跑步等户外运动对皮肤健康都有利，但要注意循序渐进，一步步增加日晒时间。一旦觉得自己皮肤有烧灼、疼痛，出现晒斑、脱皮现象，毫无疑问，皮肤已经受伤，这时，最好去医院就诊，不能再晒阳光。大约一个月后才能出门。因此，夏季外出，最好涂点防晒霜，戴顶太阳帽或撑把阳伞。

同时要注意个人卫生。勤洗澡换衣，保持身体干燥，不使用公共场所未消毒的浴巾、拖鞋等物品。

皮肤病在年轻人中也普遍发生。廖教授在上面所谈到的几个防治方法的基础上，还对年轻人提出了一些忠告：

1. 多做些户外活动，但要注意适当防护。

2. 防治光敏性皮炎，出门带好帽子。

3. 暴晒时间不要过长。

4. 多吃杂食，少吃油炸的食物，巧克力也要少吃。

5. 避免暴饮暴食，生活要有规律，注意休息，过度疲劳会导致抵抗力下降从而患病。

6. 化妆品慎用，主张自然就是美。特别是对于质量差的进口化妆品，更要小心谨慎。

绿叶对根的情怀
——廖万清在市侨联“弘扬爱国奉献报告会”上的讲话

庆祝中国侨联、上海市侨联成立50周年　2006年7月27日

同志们：

今年是上海市侨联成立50周年，首先请允许我以一名归侨的身份向市侨联表示最热烈的衷心祝贺！

我祖籍广东梅县，客家人，出生在新加坡。儿时，父母辗转印尼、新加坡，我3岁时，父亲怀着对祖国的依恋，为了把根留在祖国，送我回国。而后来，父亲早逝，我是靠着党和人民的关怀，借助人民助学金完成了中学的学业，并以优异的成绩被保送第四军医大学。实际上我是带着红领巾，别着共青团团徽，穿着绿军装长大的。我真心地感谢党和军队对我的培养，于是我发奋学习，多次被评为“五好学员”“学习标兵”，毕业后被作为军队培养的骨干和师资人才，分到上海二军大，由于组织的需要，我开始从事皮肤科真菌病专业的研究。

无论身处何时何地，我总有一个信念，我的一切是党和军队给予的，我要把一切献给党和祖国人民，祖国大树是我的根，是我的母亲，

我要为祖国母亲竭诚效力。20世纪80年代起，我和我们课题组的同志们开展了对危害我国人民健康较大的隐球菌等致病真菌的临床和生物学研究，在国内首次建立新生隐球菌A型标准菌及裴氏着色真菌的DNA克隆库，建立隐球菌和念珠菌的分子流行病学研究方法和6种快速诊断方法。近10年来，我们对隐球菌性脑膜炎采用分期综合疗法，取得了较为满意的效果。在党和各级领导的关心、支持下，在医学真菌学的研究中，我先后获国家科学技术进步二等奖一项，三等奖一项，军队医疗成果一等奖一项，军队科学技术进步二等奖五项，其他如名医奖、科技功臣奖、上海市医疗成果奖等各类科技成果奖共计二十项。发表论文234篇，主编专著5部，其中《真菌病学》一书获中国图书奖二等奖，参编著作13本。1990年国务院人事部批准我为“中青年有突出贡献专家”，享受国务院政府特殊津贴。1996年被授予“上海市侨界十大杰出人物”“全国归侨、侨眷优秀知识分子”称号。2001年晋升为文职将军，今年又晋升一级。2002年获全军专业技术重大贡献奖，立二等功一次，三等功四次。

我现任长征医院皮肤科教授、主任医师、博士生导师、中国菌物学会常务兼医学真菌专业委员会副主任委员等18项兼职。我虽然工作很忙，找我看病的人络绎不绝，但我始终对归侨侨眷有份深深的情怀。每周有专家门诊、特需门诊各一次，分别为半天，一次就要接待30~40人，侨胞看病难，但不管什么时间，只要找到我，我就会乐意抽时间为他们治疗皮肤科的疑难杂症。我觉得大家同为归侨，侨帮侨，为侨服务，义不容辞。

我是新加坡归侨，同时，也是侨眷，现在我的姐姐、弟弟等亲戚还留在新加坡。记得我1986年去新加坡探亲，当时，新加坡的生活条件的确比中国优越，他们要求我留下工作，但我婉言谢绝了亲朋的挽留，毫不犹豫地选择研究条件并不理想的祖国。我们在国内工作的时候，虽然有时也会有一些不尽满意的地方，但是这些都是在自己家遇到的小问题，比之在国外的失落感，完全不同。你到国外就像自己远离自己的家和父母，对她就会有深深的怀念和眷恋。这是中华儿女对祖国共同的情怀，是“绿叶对根的情怀”。我觉得个人的发展只有同国家的前途、民族的命运联系在一起才有意义，祖国发展了，我们在国际上才有地位，才能真正实现自己的人生价值。所以，我义无反顾地选回国发展自己的事业，和侨胞及祖国人民一起建设祖国。不但如此，还动员在印尼做房地产的堂弟回国发展，为国效力，现在他在北京、上海都有置业。几十年来，我目睹了上海日新月异的变化，惊叹于上海的飞速发展，我感到自豪和骄傲的是我当初的无悔选择。我选择了祖国，祖国选择了我，祖国对我们侨胞并没另眼相看，而是给我们极大的支持和鼓励。我做的工作很少，但是国家和政府却给了我很大的关怀和荣誉。我要以一名归侨对祖国母亲的挚爱，在事业上不断攻坚，继续用自己的生命作琴弦，弹奏着“绿叶对根”、对祖国的深深情怀。

谢谢大家！

从小归侨到老将军
访文职将军、新加坡归侨、二军大长征医院皮肤性病科主任廖万清

王江红

华人圈周刊　2008 年 3 月 13 日

廖万清简介

1938 年出生于新加坡，祖籍广东梅县

1956 年入伍

1961 年毕业于第四军医大学

1989 年被评为“全国优秀归侨侨眷知识分子”

1996年被上海市评为"上海侨界十大杰出人物"
2002年获全军专业技术重大贡献奖
现任：
第二军医大学长征医院皮肤科主任医师、教授
中国医院真菌感染学会副主任委员
中国菌物学会常务理事兼医学真菌专业委员会副主任委员
中国微生物学会医学真菌专业委员会副主任委员

廖万清1938年出生于新加坡，3岁时回到祖国的怀抱，从此，他像一片飘零的树叶找到了归属，对祖国产生了深深的眷恋。

廖万清说："无论何时何地，我始终坚持一个信念：我的一切是党、国家和军队给予的，我要把一切献给党和任命；我是祖国大树上的一片绿叶，我要为祖国母亲竭诚效力。在国外，物质生活虽说是没有问题的，但总是找不到一种踏实的感觉，找不到一种主人翁的感觉，找不到一种家的感觉。"

参加工作46载，换来了20余项科研成果和无数的赞誉。而面对诸多荣誉，廖万清仍在默默地耕耘着，这源自他内心的爱国情怀，那是中华儿女对祖国共通的情怀，是"绿叶对根的情怀"。

生在新加坡，长在红旗下

廖万清1938年出生在新加坡的一个华人家庭，因为父母希望能留一个根在祖国，又因算命认为万清留在身边会生病，母亲就决定将他送回中国。父亲的弟弟在广东梅州，当时没有孩子。就这样，廖万清一直由叔叔抚养长大。廖万清说："我是生在新加坡，却在五星红旗下长大。初中时系红领巾，高中佩戴共青团团徽，到后来大学时穿上绿色军装，我都无比自豪。我从小由于家境贫寒，学习很努力，靠人民助学金资助得以完成学业，初中毕业后考到省里的重点高中——梅州中学。"

廖万清从小的生活条件很艰苦，但得到了许多好心人的帮助和支持，他都记在心里。

“在我上火车去军校报到时，身上一分钱也没有，高中同寝室的一位同学知道我的情况后，塞给我 10 块钱，让我一定带上，当路上的零用钱。上军校的第一年，我的津贴是每月 7 块钱，第二年是每月 9 块钱，我很兴奋，这对我而言，是相当好的待遇了。在我拿到津贴时，我马上将同学给我的钱寄还给他，而他又倔强地寄了回来。”

师恩难忘，友情难忘。廖万清说：“2004 年是梅州中学 100 周年纪念，我回去与多年未见的初中、高中同学和老师聚会，大家一起吃饭，欢聚一堂。班主任老师 80 岁寿辰，同学们还赶往广州为她庆祝。我们之间深厚的感情，建立在艰苦的岁月时，经得起时间的考验。”

廖万清清楚地记得每一个帮助过他的人。他说：“小时候，家乡有个叔公给我留下了很深的印象。他是留美的医生，他的父亲是旧金山华侨，母亲是美国人，听说他在新中国成立前支持过游击队，人们都很敬重他。在我读初中时，一次突然发寒热，他爱人是位助产士，他们为我治了病。由于我小时候的经济十分拮据，他们夫妇俩也给予我救济，我曾在他家住过一段时间，那段日子对我的影响很大，我看着他们夫妇治病救人，觉得当医生真好，可以为别人解除痛苦。我当时就立志要考中山医学院，将来当一名医生。”

向理想迈进了一步

在廖万清高中毕业时，恰巧有部队院校到广东招生，他的成绩优异，老师就推荐他去报考部队院校。廖万清说：“先是去空军院校，我的海外关系影响了我的录取。接着，又是海军院校，体检时，体重只有 39 公斤的我，不符合要求，被刷了下来。后来，是陆军第四军医大学，来招考的军官说体重可以通过锻炼增加，出身本人是无法选择的，但革命道路可以自己选，只要自愿，海外关系也不要紧。我的学习成绩名列前茅，因此我被保送录取了，我终于向自己的理想迈进了一步。

而且上部队的院校不但不用交学费,每个月还有津贴拿,这让我欣喜若狂。"

至今,廖万清还记得当时来招生的两位军官,并且和他们保持联系,他感慨:"他们是我的引路人,我由衷的感谢他们。当时来招生的一位中尉叫邵老师,一位少尉叫梁老师。记得我们梅县同时又有41位同学被第四军医大学录取,我们统一从梅县上车,乘敞篷卡车到几十里外的广州火车站。同学们都坐着,两位军官站着,顶风前进,在车上显得格外威严,这是我脑海中最初书里的军人形象。我想,军人就应该是这样的,有不怕困难的气概,他们几乎成了我当时的偶像和奋斗的目标。"

多年以后,廖万清参加工作,事业上也取得了进步,但他始终与这两位军官保持联系,跟他们汇报自己的近况。他说:"2006年,我去广州出差,专程去拜访住在广州的邵教授,他非常高兴再见到我,我们聊了很多往事。我去西安出差时,也不忘去看望住在西安的梁老师。他们各自都很有成就,但仍然没有忘记当年那个只有39公斤的贫困少年。"

漂洋过海的母爱

廖万清的母亲在他3岁时就把他送回祖国,他却一点也不责怪,反而很感谢她的养育之恩。

提起母亲,廖万清记忆犹新:"我父亲过世得早,母亲在新加坡带大我的姐姐和弟弟,也很辛苦,她也一直牵挂着在中国的我。1967年我结婚了,母亲听说后要来上海看我。母亲不识字,她乘船到广州,再乘火车到上海。当时有一句话,'3天3夜过南阳'。母亲舍不得住好的舱位,就自己带着帆布床休息,为了来看儿子,她省吃俭用,买了电视机、自行车、手表等东西,一路漂洋过海来到上海。她是个典型的慈母,她的举止让我和爱人都十分感动。我们去火车站接她时,我还努力回忆着母亲的容貌,在此之前,我只有10岁时在广东见过她一面,那时她的脸上有天花留下的麻子。当在火车站见到母亲时,她脸上的麻子已经看不清楚了,但我还是一眼就认出了她,我走上前去跟她紧紧拥抱,这是跨越 20 年的一次见面,我们都感慨万千。”

廖万清说;“我非常感谢母亲将我送回祖国。回到了祖国,我的事业才能得到多方面的支持,并发展进步。母子之情是千山万水也隔不断的。”

我的事业在祖国

廖万清是新加坡归侨,他在东南亚侨界具有广泛的影响。他多次受邀出国讲学、交流访问和探亲,面对优厚物质生活的诱惑、亲人和朋友的挽留,他总是毫不犹豫地选择物质生活还并不富裕、研究条件还并不理想的祖国。经常有人问他,你出国机会那么多,有没有想过留在国外,他总是回答:“我是党培养出来的,我的事业在中国。”

廖万清说:“改革开放以后,我可以有机会去新加坡看望母亲和那里的亲人。1986 年,我第一次到新加坡。我见到了很多家亲戚,有人建议我留在新加坡,确实也有这样的机会。在那里我同样可以当一名医生,那时新加坡的医生可比中国的待遇好多了。新加坡是众所周知的花园城市,去过那里的人,多数会被那里的环境所吸引。

也正是那时,我的事业也正蒸蒸日上。事业在我的生命里是第一位的,我是这么说、这么想、也是这么做的。当时,我的科研工作正在进行中,我们的中国医学真菌保藏管理中心隐球菌专业实验室刚刚起步,我的心思都扑在上面,我必须回去,那里才是我施展才华的舞台。是党和军队、人民培养了我,我要将我的毕生精力奉献给党、军队和人民,报答祖国,报答人民。这一点,也是一名军医的爱人就很理解我,我的休假有 3 个月,可不到两个月我就记着要回国了,因为有很多的事情等着我去做。在之后的日子里,我每年有机会都回去新加坡看望母亲和亲人,联络感情。但我没有回到新加坡发展的计划,因为我的事业在祖国。”

创办隐球菌专业实验室

廖万清说起他全国唯一的隐球菌实验室时，仍然百感交集："当年我开展真菌病学研究时，由于资源紧张，向院领导提出将一间5平方米的小厕所填平后改建为实验室。院领导应该是被我这个年轻人的求索精神感动，当即拍板挤出一间16平方米的房子给我。"

数年以后，廖万清辛勤的耕耘换来了丰硕的成果：建立了全国唯一的隐球菌专业实验室，并经原国家卫生部批准成为中国医学真菌保藏管理中心隐球菌专业实验室；真菌病的基础临床系列获"国家科学技术进步"二等奖。他说："若没有周围人的扶持和鼓励，我廖万清再有能耐也走不到今天这一步。"

1985年7月5日，由原国家卫生部药政局批准的中国医学真菌保藏管理中心隐球菌专业实验室成立，隶属于第二军医大学附属长征医院。

廖万清说："通过对肾移植、烧伤、放射科等高危人群的调查，明确了其真菌带菌谱含11属28种真菌，并与感染密切相关。运用亲和层析、扫描电镜和免疫荧光镜等方法，研究了白念珠菌和烟曲霉孢子与人类上皮细胞黏附的分子机制；建立了多种快速提取真菌DNA和RNA的新方法；测定了念珠菌属、隐球菌属不同菌株DNA G+Cmol%含量；构建了新生隐球菌毒性因子——荚膜基因(cap60)和产黑素(CALAC1)缺陷株转化系统；用核糖体内转录间隔区(ITS)等方法对新生隐球菌进行分子生物学分类。在研究抗真菌药物的协同作用、药敏试验和耐药机制的基础上，提出了分期综合治疗新方法，显著提高了隐球菌性脑膜炎及其他系统性真菌感染的治疗效果。"

廖万清常常是在春节期间值班。大年初一值班，更是多年来的惯例。几年前的大年初一，一位重症隐球菌膜炎患者病情危重，廖万清及时给他做了诊治。初三下午，患者病情又突然恶化，患者希望廖教授能来看一下，休息在家的廖万清马上赶到医院，与值班医生一起组织抢救，使病人化险为夷。经过三个多月的精心治疗，患者完全康复，以后他每次来医院随访，都会感动地说："是廖教授给了我第二次生命。"

病人是不分贵贱的

廖万清不论自己多忙多累，更多想到的总是病人。而且在他看来，病人是不分贫富贵贱的，一视同仁。

几年前，一位来自河北无为县的普通农民，整个右下肢皮肤化脓溃烂，终日散发出恶臭有30余年，连家人都嫌弃，不愿与他往来。他倾家荡产，跑遍了北京、南京等各大医院，都没有得到明确的诊断和有效地治疗。一个偶然的机会，他遇到了廖万清，廖万清亲自为他做了各种详细的检查，终于得到了明确的诊断——着色真菌病。但当他听说治疗这种病医药费很昂贵，需要数万元时，彻底地失望了。他没有能力支付昂贵的医疗费，连在上海的食宿都发生了困难。廖万清了解情况后，利用自己的影响，一面与药厂联系提供免费药物，一面带头捐款解决病人的衣食困难。老农住院两个月，病痊愈了，病友们也都为之感动，他们自发地为老农捐款、捐物，购买返乡车票。廖万清说："我只是帮了人家一个力所能及的忙，我很乐意。为病人解决问题，我感到很幸福，很快乐。"

支持亲人投资祖国

廖万清在事业上的非凡成绩让他的名气大增，每次回到新加坡，都得到亲戚朋友的赞誉。廖万清没有想到，远在印尼的叔叔有一次在《人民日报》海外版上看见了关于他的报道，不禁说道："这不是我的侄子嘛！"叔叔马上通过在新加坡的亲戚找到他名片，复印了一张，并让堂弟与他取得了联系。

廖万清说："当时，接到堂弟打来的电话，我非常惊讶。我们谈得很投机，我当时不知道堂弟已经是一个亿万富翁，在印尼有多项投资。

我们一见如故，我们的观念比较一致，他对祖国很拥护，谈起中国的改革开放来口若悬河，比我还充满激情。我建议堂弟多到上海走走，了解祖国的变化，并告诉他目前是投资的良好时机，他也被祖国日新月异的变化所感染，决定在上海投资。20 世纪 90 年代初，堂弟在上海浦东投资几千万美金，建造了胜康廖氏大厦。不久，他又在北京投资建造了京文廖氏大厦。他在中国的投资不断增加，对祖国的发展也充满信心，这令我无比地欣慰。”

为理想，追求不断矢志不渝

叶春萱

梅州市广播电视台　2010 年 2 月 19 日

虎年春节，一片喜气，阔别梅州近 30 载的新晋中国工程院院士廖万清衣锦还乡，回梅县桃尧镇和亲朋相聚。大年初三，廖万清院士在梅城通过记者向家乡父老送上新年祝福之余，还题写自己的座右铭和乡亲共勉。

感受亲情，令人感动

廖万清院士祖籍梅县桃尧，在桃尧镇黄沙小学读小学，初中在梅县隆文中学，高中到梅城梅州中学就读，中学毕业后，离开梅州到第四军医大学学习。之前，廖院士曾回过梅州三次，这次是第四次回乡。阔别家乡近 30 载，这次回梅，他不但感受到浓郁的亲情，家乡的巨变让他感到欣慰。

今年 75 岁的廖万清院士身着戎装，身板笔直，声音洪亮。廖万清院士高兴地对记者说，家乡人民真是太热情了，不单家乡桃尧镇的镇领导陪同他前往梅城，梅县县委县政府和桃尧籍卫生系统的老乡都热情地接待了他。让他感受到家乡人民血浓于水的亲情。

绿色崛起，令人期待

时隔几十年再回梅州，廖万清院士说，确实感受到家乡发生了巨大的变化，梅州的市政建设和家乡人民的生活，都在朝美好的方向发展。廖院士说，这次他重回了之前他所读的黄沙小学，校舍以前是民房，如今，已有漂亮的教学楼，而乡镇的道路和老百姓的住宅，都变得漂亮了。梅城变得越来越有城市气息，廖院士说，他今后会更多地关心梅州家乡，对梅州的发展会更多关注。作为梅州"绿色崛起"的战略发展顾问，廖院士对市委市政府提出的梅州"绿色崛起"很感兴趣，廖院士认为这对梅州今后的经济发展，是个明智的策略。廖院士深情地说，他在旧社会时生于海外，长在新中国五星红旗下，领着人民助学金，系着红领巾、别着共青团徽章、穿着绿色军装茁壮成长的。一个海外的赤子今天成为中国工程院院士是党和人民辛勤培养的结果，成功和荣誉归于祖国、归于党、归于军队、归于梅州市委、市政府和家乡人民对他的支持和栽培。

勉励学子，矢志不移

作为一名工程院院士，廖万清院士勉励家乡学子们能为理想追求不断、矢志不移，锁定目标就尽心坚持，不能中途而废。

今年 75 岁的廖万清院士说，学习取得成果贵在坚持。2009 年他获得的院士殊荣，是对理想追求坚持的结果。廖院士说为获得院士殊荣，在相关条件积累成熟后，他参评 8 年，整整坚持 8 年，才获此殊荣。

对于理想和事业，廖院士的座右铭是：为理想、追求不断、矢志不渝；为事业，百折不挠坚忍不拔。他希望通过本报，和家乡学子们共勉，共同进步。

廖万清:为理想矢志不渝

梅州日报

扫码观看　廖万清:为理想矢志不渝

梅籍第23位院士廖万清回乡考察盛赞家乡变化巨大

林洪演

梅州日报　2010年2月21日　第1版

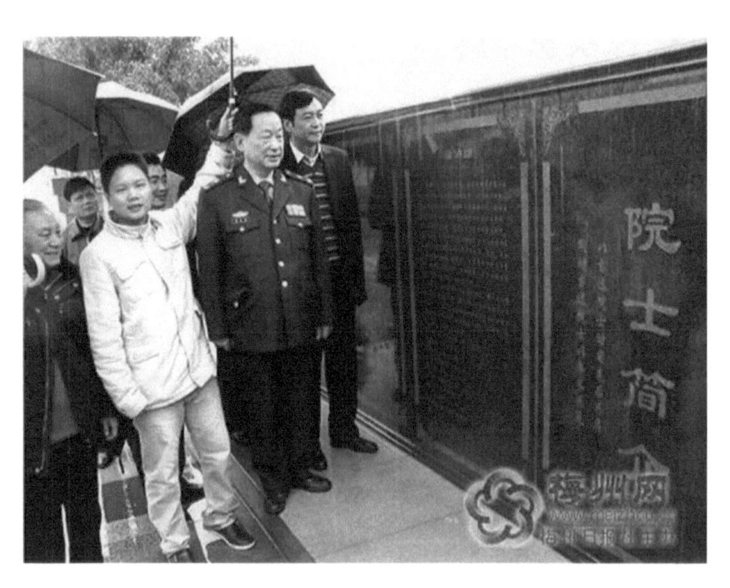

廖万清院士(右二)在梅城院士广场参观

春节期间,阔别家乡多年的中国工程院院士、梅州市发展战略顾问廖万清将军回到家乡梅州进行参观考察,盛赞家乡变化巨大。

据悉,廖万清原籍梅县桃尧镇黄沙村,出生于新加坡,3 岁返乡定居,1961 年毕业于第四军医大学,现任第二军医大学上海长征医院皮肤科主任医师、教授、博士生导师,是皮肤病学专家、医学真菌学专家,2005 年晋升为技术二级、文职将军,2008 年 12 月当选解放军总后勤部"一代名师",2008 年任梅州市发展战略顾问,2009 年当选中国工程院院士。

在梅期间,廖万清在梅州市、梅县有关负责人陪同下,冒着寒风冷雨,先后参观了归读公园、东山教育基地、院士广场、中国客家博物馆、客天下旅游产业园、叶剑英纪念园、雁鸣湖旅游度假村等地,并到家乡桃尧镇黄沙村、母校隆文中学、梅州中学访问。

在了解到梅州正在实施"推动绿色崛起、实现科学发展"战略,着力打造"三名城一基地",不断提升城市发展软实力时,廖万清盛赞梅州市委、市政府把握了经济的竞争与文化软实力提升这两者相辅相成的关系。他说,"绿色崛起"的一项重要内容就是重视文化软实力,要坚持把有特色有优势的传统客家文化做强做大,通过继承、挖掘和提升客家文化,助推世界客都加速崛起。当得知 2009 年梅州实现全市生产总值逾 510 亿元,同比增长约 9.8%,增速超全国、全省平均水平时,廖万清说,经济增长速度超全国和全省平均水平不容易,这是梅州市委、市政府带领全市人民共同努力的结果。他希望,在各级党委政府和梅州人民的共同努力下,真正把梅州建设成为客家人的经济中心、教育中心、交流中心、文化传播中心,成为名副其实的全球性客家中心城市。

此次返乡期间,廖万清还接受了嘉应学院医学院客座教授的聘请,并到嘉应学院医学院附属医院视察,看望和慰问了节日坚守工作岗位的工作人员及患者、患者家属。他认真听取了梅州市政协副主席、嘉应学院医学院院长邹浩元的相关情况介绍,认为该医院起点高、发展空间大。他勉励医院不断做好做大做强，要抓特色专科，以龙头带动医院的发展。他表示，只要家乡有需要，他一定会回来讲课，为培养医学人才贡献自己的力量。

“院士就是战士，我要继续战斗！”——访中国工程院院士、市发展战略顾问廖万清

梅州日报　2010年2月24日　第8版

记者　李莹　钟小丰　通讯员　徐少同　罗焕文

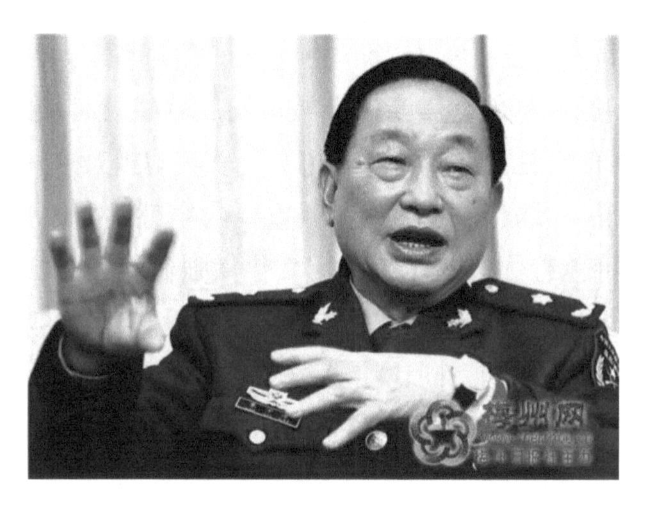

廖万清院士在接受本报记者专访

人物简介

廖万清，祖籍梅县桃尧镇黄沙村，1938年出生于新加坡，3岁返乡定居，先后在明新小学（今黄沙小学）、启文中学（今隆文中学）就读，1956年高中毕业于梅州中学，1961年毕业于第四军医大学。现任第二军医大学上海长征医院皮肤科主任医师、教授，博士生导师，是皮肤

病学专家、医学真菌学专家，2005 年晋升为技术二级，文职将军；2008 年 12 月当选中国人民解放军总后勤部“一代名师”。2008 年任梅州市发展战略顾问，2009 年当选中国工程院院士。

记者面前的廖院士身着军装，庄严笔挺，双眼炯炯有神，怎么也看不出已经是年逾古稀的人。他刚刚冒着细雨和瑟瑟寒风，带领 10 多位亲友返乡祭祖，并在春节这几天里参观了归读公园、院士广场、中国客家博物馆、客天下旅游产业园、叶剑英纪念园等地，体验梅州绿色崛起的发展成果。在与院士座谈的一个多小时里，记者深深地感受到他身上透露着的一股客家人百折不挠，梅花香自苦寒来的精神！“院士就是战士，我要以此为起点，继续拼搏、继续战斗！”他的爽朗和激情给记者留下了深刻的印象——

从医从军是从小的愿望

记：您矢志不移地与“真菌病”较量了近半个世纪，回想当初，从医是不是您从小的志愿？

廖：我有一个苦难的童年！ 20 世纪 30 年代，在战乱和灾荒中，父母那一代到印尼谋生，后来又去了新加坡。在我 3 岁的时候，父母考虑要留个“根”在祖国，就把我送回了老家，寄住在叔叔家里。在评成分的时候，叔叔被划分为地主，为了保护我，和我分了家，我被评为贫农成分，从此以后，我就独自过日子，那时候我只有 12 岁。

我初中以后的生活几乎都是靠国家助学金度过。小学毕业后的那半年，由于交不起学费，我一直没有上初中读书。那时候，正好隆文中学有助学金，我去考，考上了，后来去梅州中学读高中，也是依靠国家助学金，度过了最艰难的时候。小时候非常刻苦读书，因为我只有一条路，就是读书，不读书就回家“背朝天、脸朝地”。

从医、从军都是我从小的愿望。我有个叔公叫廖罗士，他是旧金山留学生，回国后到隆文当乡村医生，支援游击队，新中国成立后，成为梅县人民医院第一任院长。他医术好、为人好，深受家乡人民的爱戴，我对他很崇拜，那时候，就有个愿望，要向他学习，解决人民的病患之苦。我还有一个理想是参军、报效祖国。

记：您是怎样踏上实现理想之路的？

廖：说起来，这还有一个小插曲。1956 年我高中毕业的时候，成绩很好，但个子比较小。一开始空军部队大学来招人，我的班主任推荐了我，但是一查，我有海外关系，被刷了下来。第二次，海军大学来招生，我各方面都符合条件，但是一体检，我的体重只有 39 公斤，招生要求是要在 45 公斤以上，又被筛掉了。第三次，第四军医大学派了一个中尉和一个少尉来到学校招生，看了我的简历后，他们很高兴，问我愿不愿意为国防卫生事业服务，我说愿意。有前面两次的经验，我心里很忐忑，就问他们，我有海外关系，收不收？他们说没关系，出生是没办法选择的，但是革命的道路是可以选择的，你选择为国防卫生事业服务，我们愿意接受你。我又问，我体重比较轻、个子比较小，行不行。他们说，没问题，经过锻炼，会长大长高的。结果就招收了我，当时整个梅县有 42 个同学选上，我是其中一个。我心花怒放，参军、从医都是我的愿望；另外，去到部队，吃的、穿的、读书都不用钱，每个月还有 7 块钱的津贴。我暗下决心，要好好珍惜这难得的机会，用功读书、学好本领，为党和国家、为军队、为人民服务。

5 年后，我以优异的成绩毕业。毕业的时候，学校听取大家的意愿，看大家愿意到哪里去，我一腔热血，写的是“到祖国最需要的地方去。哪里需要我，我就到哪里去！”后来，因为建设的需要，要留一部分成绩比较优秀的学生到第二、三、四三个军医大学，我被安排到第二军医大学。宣布的时候，大家都哗然，因为我一个农村小伙子一没后门、二没靠山，那里可是很多同学梦寐以求的地方。我也是非常高兴，很珍惜这样的机会，在那里一待就是几十年。

真菌病研究领域的“拓荒者”

记：您在大学学习的是什么专业？

廖:大学读医疗系,那时候分科分得不是很细,我是毕业后才选择去皮肤科的。当初,选择科室的时候,医院领导问我想去哪里,我说:哪里需要就到哪里去,要是真的要我选择的话,我就选皮肤科。我读书的时候就发现,皮肤病很多,但是很难治,很多问题需要我们去解决、去钻研。当时大多数同学都选择大内科、大外科,我想皮肤科虽是小科,但小科也一样可以变成大科,冷门也会变成热门,我愿做该领域里的"拓荒者"。

记:在当皮肤科医生那么多年里,您发现了6种新的致病真菌,为无数被死神追逐的患者开启了生命之门,实为难得!

廖:想做成一件事情,就要有拓荒牛的胆识和勇气。工作以后,我才发现,皮肤科有很厉害的病,那就是真菌病。何为真菌病?你可能知道真菌会引起手癣、足癣,却未必知道真菌还会入侵脑、心、肝、脾、肺、肾等内脏器官,如隐球菌性脑膜炎不及时治疗,86%的患者在一年内死亡,92%的患者在二年内死亡。数据显示,在自然界150多万种真菌中,有300多种会引起人类不同的疾病。对于真菌世界,人类的探究还存在许多空白,所以我就选择钻研这个病。

真正让我走进真菌病研究领域的,是一次难忘的诊治经历。1979年,医院收治了一名高烧、昏迷的中年男子。腰穿检查后发现,患者是隐球菌性脑膜炎。当时,作为主管医生,我参与了联合会诊与抢救,可患者病情依然危重,很快不治身亡。"起病急、来势凶、治疗难",那次经历让我备受刺激。为了加深对真菌病的了解,我骑着自行车去复旦大学微生物系当起"走读生",从基础理论、临床观察、做实验开始,深入真菌"家族",一步步识别致病真菌的真面目,摸清它们的基本习性。

不久以后,医院又收治一位脑膜炎患者小陈。27岁的他头痛剧烈、喷射性呕吐、体温40℃以上、意识丧失,我把他确诊为隐球菌性脑膜炎、隐球菌性败血症。就在家属为他准备后事的时候,我打破常规治疗,用最新的科研成果实施救治,将他的生命挽救了回来。小陈不知道,像他这种病状,脑脊液菌体数已超过死亡线5倍,也就是说,他体内致病隐球菌数量之多,足以让他死5次。这次的事件,对我是一次极大的鼓舞,让我坚持在真菌病研究的道路上走了下去。

记:说起您的事业,不得不提您白手起家创建的隐球菌专业实验室。能为我们介绍一下当时创建的情况吗?

廖:这个隐球菌专业实验室,是当时全国唯一的国家卫生部批准的隐球菌专业实验室。那时候,医院条件艰苦,我提出把皮肤科门诊一间5平方米的厕所改造成实验室,没想到医院却辟出一间18平方米的房子给我。从那一刻起,我就立下誓言:要填补国家真菌病研究的空白。于是,我带领课题组对隐球菌和隐球菌病从形态学、免疫学、分子生物学以及诊断治疗等方面进行了系列的深入研究,建立了多种隐球菌病的快速诊断方法,使早期正确诊断率达到了95%以上。

实验要用动物,我就在窗外挂一个笼子,自己养小白鼠。为拿到第一手的标本,我亲自到手术室,等手术室医生给病人一实施完手术,马上把标本进行分离、鉴定,如果不这样,手术后,他们把标本拿到病理科去用福尔马林固定,那就没用了。这么多年,我踏遍了大江南北、边防海岛,收集到大量真菌标本。

勤奋创业、艰苦奋斗是客家精神的优良品德,我的成功归功于党、祖国人民,归功于梅州人民,归功于军医大学和长征医院对我的培养,也归功于客家精神的传承。或许就是有这种百折不挠的精神,使我发现6种新的致病真菌和新的疾病类型,其中,在我国首次发现报告了新生隐球菌格特变种ITSC型(S_{8012})引起的脑膜炎,菌株被美国、比利时及荷兰的菌种保藏中心永久保藏收录;提出分期综合治疗新方法,使隐球菌性脑膜炎的治愈率明显提高,病残率、复发率明显降低。此外,还研究明确我国肾移植、烧伤、放射伤等高危人群真菌带菌谱主要有11属28种,采用针对性防治措施后使肾移植病人真菌感染率显著下降。

希望建一流的真菌病研究基地

记:获得了院士的荣誉,您下一步有什么打算?

廖:现在,我正带领课题组开展有关《PMT4在隐球菌生物膜的形成及其耐药中的作用》等研究,以期破解相关致病机理,让真菌病不再是夺命病。我的下一个目标,是希望建立医学真菌病研究所,一个国际一流的,集诊断、治疗、科研、教学于一体的、能解决临床实际问题的真菌病研究基地。基地要全面开放招收研究生,吸引有志青年聚到一起搞研究。想治疗真菌病,人们首先想到的就是这个基地。

无论路有多长远,有多艰难,我都会义无反顾地走下去。18岁的时候,我提出入党申请,但因有海外关系一直没能如愿,直到35岁,我才成为一名共产党员。只要我认准的,我都会不懈追求!

愿为家乡培养医学人才出力

记:您在2008年受聘为梅州市发展战略顾问,对梅州的发展您有什么建议?

廖:这次,我回到家乡,最大的感觉就是绿化好、风景美,心里高兴啊,我认为市委市政府"绿色崛起"的决策是正确的。五大洲有代表性的城市我大部分去过,但是有家乡这么美的还真不多。我还去了中国客家博物馆等地,感觉客家文化史源远流长,影响很大,如我们梅州中学出了8个院士,这在全国很少,有些省份还没有,而梅州就有23个,这就是客家文化传承的结果。我建议,市委市政府继续按照"绿色崛起"的原则,大力宣扬客家文化,继续对生态环境进行保护开发,让这么好的风光、这么深厚的客家文化给全世界分享,一定会吸引很多的游客,促进经济的发展。

记:听说您还接受了嘉应学院医学院客座教授的聘书是吗?

廖:这次回来,嘉应学院医学院聘请我为客座教授,我欣然答应。广东有9000多万人口,现在生活越来越好,很重要的问题就是健康问题。医生不是多,而是少,要培养优秀的医学人才,在这方面,我可以尽一下力。有时间,我会回来讲讲学,给年轻人讲一些我的经验和教训,为大家提供参考。如果需要的话,还可以把我的研究成果拿回来给大家研究、示范。梅州人杰地灵,大家努力定能共同托起明天新的希望,不久的将来,会有 24 个、25 个院士的出现。只要我们努力,继续培养,一定会出现更多为国家、为人民服务的人才。

奉献世博,精彩有我

廖万清

解放军报　2010 年 5 月 10 日　第 7 版

春雨如酥,饮醉桃花笑;春风似剪,裁开柳絮条。

在如诗如歌的日子里,我们迎来了中国 2010 年上海世博会。

作为首批入选的世博定点医院,第二军医大学长征医院挑选精兵强将组成世博专家医疗队,开辟世博专用诊区和绿色通道,为中外游客提供优质医疗服务,我有幸置身其中。

在世博会开幕的这几天,我看到了不同肤色的各国朋友们,也看到了千千万万为世博会作出巨大努力的上海市民们。上海的街头,青春焕发的志愿者们热情耐心地向路人讲解着,天真可爱的孩子们欢快地向世博场馆飞奔着……此情此景,使我不禁想到了美国前总统麦金莱百年前对世博会的一段描述:“每一届世博会,无论规模大小,都使人类文明迈上了一个新的台阶。各种思想的相互碰撞总是能给人以启迪,使人类的大脑更充实,双手更灵活。接踵而来的是友好的竞争。”今天在中国上海举行的世博会无疑将会对世界、对人类文明产生更加深远的影响,对促进人类社会的健康、和谐、美好生活发挥更大的推动作用。

上海世博会期间,作为军队医务工作者,我将同年轻的战友们一起,参与世博、服务世博、奉献世博,用我们的热诚与微笑与世博同行!作为医务人员,我们将用一流的专业知识和娴熟的医疗技术为每一位来自国内外的朋友提供服务,使每一位来到上海的朋友都能够感受到上海人民的热情、真诚、友好和善良，并让他们把上海人民的友情带回家，把他们愉快、幸福、美好的微笑留下，让上海人民的友情之花开满世界的各个角落，使愉快、幸福、美好的微笑传遍世界。

驰骋医学真菌领域的将军
——访第二军医大学附属长征医院廖万清院士

白蕊

康复·生命新知　2010 年第 8 期

他有着多重身份——将军、院士、华侨，可他说自己归根结底是名医生；他幼年远离父母回到国内，靠人民助学金完成学业，为此他立志报效祖国(参军、从医)；工作中，他不为权威所束缚，最终发现了新菌种；成名后，他说院士就是战士，继续着他的“战斗”。他就是本期采访嘉宾——第二军医大学附属长征医院廖万清院士。

生于新加坡，长于新中国

20 世纪 30 年代初中国的灾荒迫使广东梅县一对客家夫妇踏上迁徙之路，到南洋谋生。他们先是漂洋过海到达印度尼西亚，靠经营一家小车衣店的微薄收入维持生活。1938 年，当这对夫妇又漂泊到新加坡时，他们的第二个孩子出生了，这个小男孩就是廖万清。

1941 年，廖万清的父母决定把三个孩子中的一个——廖万清送回中国，留根于祖国。那年廖万清才 3 岁，就被送回了广东梅县黄沙村，开始远离父母、与叔叔相依为命的生活。廖万清叔叔家住在一个四面环山的小盆地里，四周青山的主峰上有棋盘石、笠麻栋等王寿山十八景，一条清澈见底的小河蜿蜒流过廖家祠堂和廖万清上学的明新小学堂。关于棋盘石、笠麻栋有着这样的民间传说：王寿山风光秀丽，常有仙人云游至此，有一回，两位仙人在棋盘石对弈，一位仙人觉得热，便把斗笠随手扔了出去，形成了笠麻栋。这是廖万清小时候最早接触的“科幻小说”，这样山清水秀的地方给廖万清留下了幸福的童年时光——高高的山峰是廖万清孩童时代最喜欢的“游戏场所”，他上山采蘑菇、捉山鼠，或者干脆光着脚和小伙伴们一口气爬到最高的山峰，再俯瞰大地，感受“一览众山小”。直到现在，已是将军、院士的廖万清也还是喜欢登高望远。

珍惜学习机会，立志从医、参军

由于很小就不在父母身边，廖万清很早就懂事了，从小就知道学习机会的来之不易，所以倍加珍惜、刻苦，成绩一直名列前茅。他牢记启蒙老师的教导：“少壮不努力，老大徒伤悲”“一寸光阴一寸金，寸金难买寸光阴”“日历、日历，挂在墙壁，天天撕去一页，使人心头着急，光阴如流水，转瞬无踪迹，想起我自己，年少少成绩”，廖万清给最后这句话又加上了“既往矣，来者可追！”以鼓励自己抓紧时间读书。这些话确实对廖万清起到了敦促的作用，他在学习上从没让叔叔操过心。提起启蒙老师，廖万清非常感激：“他不仅教导我认真读书，还教我如何克服障碍成功。小学 5 年级时我参加了一次演讲比赛，毕竟是小孩子，我心里很紧张，老师教我站在稻田上面，想象周围的稻田全是人，锻炼演讲，后来我得了小学演讲比赛第一名。”

土地改革开始，廖万清的叔叔因为种种原因和他分了家，从那以后，廖万清就开始独自过活，那时他只有 12 岁。廖万清上初中以后的生活几乎都是靠人民助学金度过的，“那个时候有人民助学金可以申请，经过老师、同学评选，结果我被选中可以拿助学金。开始是每月 6 块钱，我用 1 块 8 买菜，其他买米，所以我深深感受到学习机会的来之不易。”

初中毕业，高中升学考试前，由于吃了一块野山蜂的蜂蜜，廖万清病倒了，还好他的叔婆懂医学知识，是助产士，及时对廖万清施以救治，他才病愈并及时赶上了升学考试，考上了省重点高中——梅州中学。

廖万清的叔公廖罗士是留美学生,回国后当了乡村医生,并支持游击队,新中国成立后被委任为梅县人民医院第一任院长。在廖万清看来,叔公的医术好、为人好,人人都爱戴他,廖万清对他更可以用“崇拜”来形容,所以廖万清从小就希望能像叔公那样当医生,解决人们的病痛之苦。此外,参军、报效祖国也是廖万清所一心向往的,因为他深知他是拿人民助学金长大的,是党和国家培养了他,而他要回报这一切。

1956年,廖万清以优异的成绩毕业,恰逢军队院校到梅州中学招生。一开始是空军部队大学,廖万清的班主任推荐了他,但检查过后,廖万清因有海外关系被刷了下来;第二次是海军大学,但检查后,又因为廖万清体重达不到要求而再次落选(当时17岁的廖万清只有39公斤,但海军招生要求体重在45公斤以上);第三次是第四军医大学前来招生,班主任又推荐了廖万清,在看了廖万清的简历并进行了相关检查后,招生负责人决定录取廖万清。有了两次落选经历的廖万清怀着忐忑的心问道:“我有海外关系,收不收?”招生负责人爽朗地回答道:“出身是没办法选择的,而革命的道路是可以选择的,你愿不愿意为国防卫生事业服务?”廖万清毫不犹豫地回答:“愿意!”“愿不愿意到四医大?”“愿意!”“好,这就行。”廖万清又问:“我体重比较轻,身材比较瘦小,行不行?”招生人员答道:“不要紧,到了西安好好锻炼身体,会长大长高的。”一瞬间,廖万清参军、从医的愿望都实现了,他心花怒放,并暗下决心,要好好珍惜这难得的机会。

热血青年,一心报国

在跨越了十几个省后,廖万清来到了位于古城西安的第四军医大学。廖万清从小长于气候湿润温暖的广东梅县,而他刚到西安时正是秋季,漫天的黄沙和刺骨的寒风是大西北给他的“见面礼”。除却适应环境,廖万清最先面临的“障碍”就是军训的超体能考验。17岁的廖万清个子不高且瘦,步枪和他差不多一般高,但不管教官怎么要求,廖万清都按要求训练,背着枪摸爬滚打、翻墙样样都照做不误。尽管个子小，但廖万清硬是获得了队形嘉奖。在学习上，廖万清也不输人，一直稳居前列。这些成绩的取得都源于廖万清强烈的报国情："我是祖国的儿子，是人民把我养大，我倾慕中国人民解放军的辉煌历史，我也渴望接受军队严格的训练来磨练自己的意志，为神圣的国防医学及祖国的医学事业奉献一生。"

5 年后，廖万清以"五好学员"的优异成绩毕业。毕业填志愿时，像当时的很多热血青年一样，廖万清怀揣满腔热情写道"祖国的需要就是我的志愿，祖国需要我到哪里去我就去哪里"。当时军队已获得了大发展，出于建设的需要，一批优秀毕业生被分配到第二军医大学、第三军医大学、第四军医大学和解放军总医院，成绩优秀的廖万清便被分到了位于上海的第二军医大学。宣布分配结果的时候，同学们都很惊讶，因为廖万清只是一个农村小伙子，既无靠山又无后门，而上海的第二军医大学可是很多人都梦寐以求的地方。谈起往事，廖万清坦荡地说道："那时候我没有任何私人欲望，就是抱定组织需要我去哪儿就去哪儿，结果竟被分到了大上海——进一步学习工作的大舞台，其高兴难以言表。"

开拓医学真菌学新领域

进入长征医院后，廖万清面临着人生又一个选择——专业和科室选择。当时很多医学生都倾向于选择大内科、大外科，但廖万清却选择了并不"受宠"的皮肤科。"我认为那个时候皮肤科需要人。那时候皮肤病很多，很多问题没有解决，需要我们去研究解决病人的问题，所以我选了皮肤科。而且我觉得，现在的冷门有可能是将来的热门，现在的小科有可能是将来的大科。"

在皮肤科的工作过程中，廖万清发现真菌病人很多。20 世纪 70 年代，廖万清参加了杨国亮教授牵头开展的上海市皮肤病调查，对上海 11 万人的调查显示，真菌病（如头癣、手癣、足癣、体癣等）的发病率是 47.6%，大部分人都受真菌病困扰。在后来的工作中，廖万清又认识到，真菌不仅侵犯皮肤，还可以侵犯皮下组织、黏膜、胃肠、心肝脾肺肾、脑等深部组织，引起严重疾病，甚至引起死亡。“拿隐球菌脑膜炎来讲，如果不及时治疗，86% 在 1 年内死亡，92% 在 2 年内死亡。”

正是与隐球菌脑膜炎的正面遭遇，才使得廖万清真正走进了真菌世界。1979 年的一天，一名 40 岁左右从事海运工作的干部因高烧、昏迷到长征医院就诊，腰穿后发现，该患者系隐球菌性脑膜炎。廖万清参与了抢救，但由于病人就诊太晚、病情严重，又缺乏有效药物和治疗方法，几天后病人便不治身亡了。眼睁睁地看着一条年轻的生命逝去而束手无策，令廖万清非常难过，也备受刺激。这次事件后，廖万清开始钻研隐球性菌脑膜炎的治疗办法。为了了解“敌人”，廖万清骑着自行车去复旦大学微生物系当起了“走读生”，从基础理论、做实验到临床观察，他一步步越来越熟悉真菌家族。不久后，长征医院又收治了一名脑膜炎患者，这名患者是位 27 岁的司机，因剧烈头痛、喷射性呕吐、高烧、意识丧失被抬到长征医院。由于之前已在他院接受过抢救，但均不见效，家属已觉无望，并已为患者准备了后事。廖万清凭着临床经验和科研积累，果断确诊该患者为隐球菌性脑膜炎、隐球菌性败血症，且患者脑脊液菌体计数高达 1040 个 /mm^3。此时，廖万清打破常规，用最新的综合治疗方法——鞘内注射及联合抗真菌药治疗、降颅压及纠正电解质紊乱等，实施救治，最终患者被成功抢救了回来，并返回了工作岗位，随访至今无任何后遗症。

此后，廖万清成功救治了一例隐球菌性脑膜炎患者的消息扩散开来，类似的病人纷纷前来找廖万清看病。1980 年 12 月，在一例脑膜炎患者的腰穿脑脊液中，廖万清发现了一个奇怪的现象：以往脑脊液中的隐球菌大多数都是他所熟知的圆形或椭圆形，而此例患者脑脊液中的菌体却呈现出奇异的细长型，就像是针形或棒形。这是什么东西？廖万清不懂。于是他开始请教其他专家，华山、瑞金、长海，各大医院他都请教了一个遍，结果竟没人认得这种奇怪的菌，甚至有权威人士说这恐怕是污染菌，但这个回答却让廖万清心存疑问，“污染菌怎么会引起脑膜炎？”廖万清没有被权威所束缚，他不相信这样的回答，于是他继续做各种化验，并请南京皮炎所、复旦大学一起做，最后他们得出了一致结论——这种菌是致病菌，是一个特殊的菌种。廖万清将这种菌的菌号定名为 S_{8012}——S 代表上海，第二军医大学第二附属医院首次于 1980 年 12 月发现。近 30 年来，廖万清一直在用各种方法对此菌进行研究，现在已用现代分子生物学等方法确定此菌为格特隐球菌 ITS C 型。目前，隐球菌 S_{8012} 菌株已被美国微生物真菌保藏中心 ATCC（ATCC 56992）、比利时微生物真菌保藏中心 BCCM（IHEM 4164）、荷兰微生物真菌保藏中心 CBS（CBS 7229）等国际著名实验室收录并永久保藏，并向世界各研究机构有偿供应该菌株，价格也从最初的 184 美元 / 株上升到了现在的 250 美元 / 株。廖万清表示，国内如果有谁需要这一菌种，他愿无偿赠送，"你在国外花 250 美金买到的菌种还是第二代的，我这里的是原创的，国外各实验室的菌种本来就是我最初送给他们的"，廖万清笑道。

除了隐球菌 S_{8012} 菌株，廖万清还发现了多种新菌种：在我国首次发现了少根根霉引起的坏疽性脓皮病，该菌种被前世界人和动物真菌病学会秘书长 Ch. De Vroey 教授、著名真菌学专家 M.A.A. Schipper 等鉴定确认；首次发现"具多育现象米曲霉引起肺曲霉球"、"聚多曲霉引起阻塞性支气管曲霉病"、"涎沫念珠菌引起股癣型念珠菌病"、"顶孢头孢霉引起白毛结节病"等罕见真菌及其所致疾病并成功治愈。

这些新菌种的发现大多源于偶然。"偶然当中存在着必然性，偶然的出现依赖于平时仔细的工作。没有功底、没有知识基础，即便看到宝也不会认识"，廖万清如是说。由于科研成果突出，1985 年经卫生部批准，廖万清在长征医院皮肤科成立了国内第一个也是唯一的"隐球菌专业实验室"，为医学真菌学的发展和专业人才的培养起到了重要的推动作用。

"为部队做真菌病防治工作是我的责任"

作为一名军人兼医生，廖万清十分重视军队真菌病的防治。"军队由于环境特殊所以容易发生真菌病。军队人多，资源相对少，尤其是海军，环境更特殊，用水需要控制，在训练出了一身汗后，往往衣服还要接着穿，这种潮湿温暖的环境很容易感染真菌。此外，由于整天穿着胶鞋，又要保持军人姿态，很长时间站着不动，这样就容易发生足癣。”廖万清通过对东海、南海舰艇部队、陆军野战部队、空军部队、特种兵部队、海军陆战队、驻岛部队万余人进行皮肤病流行病学调查发现，军队各种浅部真菌病的患病率为29.5%~60.3%，占非战斗减员的一半多。为此，他专门制定了针对军队真菌病的防治措施，并研制了防癣鞋垫、防癣袜、防癣裤等抗菌装备及复方酮康唑霜、复方奈替芬霜等药物，显著降低了部队浅部真菌病的患病率，有效保障了战斗力。此外，针对粮食霉变引起战士的外源性变态反应性肺泡炎，廖万清及其团队还发明了专利——食品防霉保鲜剂，防止粮食霉变。廖万清说："作为一名军人，用我的研究成果为部队解决实际问题是我的责任。"

其相关研究获国家发明专利一项、以第一完成人获军队科技进步二等奖等各类成果奖17项，并荣获解放军总部授予的"中国人民解放军专业技术重大贡献奖"。

"我的事业在中国"

改革开放以后的1986年，廖万清曾请假去新加坡探亲。当时的新加坡已成为亚洲四小龙之一，环境优美、生活优越，他的母亲、姐姐、弟弟的生活已经很好，他们都劝廖万清留下来，并告诉他在新加坡行医待遇优厚，房子、车子、票子都不少。但却被廖万清婉言拒绝了："我是系着红领巾、戴着共青团徽、穿着军装成长的，我热爱我的祖国，我的事业在中国。"廖万清对母亲说："如果您愿意，可以到中国来，如果您不习惯，总还有我姐姐、弟弟在新加坡照顾您，但我不会留在新加坡的。至于房子、车子、票子，我们以后也会有的，我觉得只要不愁吃、不愁穿，够用就行，不必要求太多。"

正是在廖万清去探亲的1986年，他还正在写一本书——《真菌病学》。本来按规定探亲有3个月的时间，但为了事业和他的专著，廖万清不到3个月就提前回国了。1988年，他的第一部86万字的专著《真菌病学》完成。该书系统介绍了国内外真菌病学研究的现状及进展，介绍了我国科研工作者自己发现的新菌种、在我国出现的各种深部和浅部真菌病以及我国创造的防治真菌病的独特办法，是我国医学真菌领域一本重要专著，并获中国图书奖二等奖。

寄语青年人

“我参军的时候不满十八岁，当我一满十八岁，马上写了入党申请书，但由于我有海外关系一直没能如愿。但我一直都没放弃入党的愿望，仍然屡次申请，直到我45岁那年，我才成为一名共产党员。”我想指出的是，中间无论历经什么，我都没有放弃上进心。如果此山望着那山高，或者中途放弃、改行，都不能实现我的理想，我也就不是今天的我了。”

因此，廖万清院士有句座右铭：“为理想，追求不断，矢志不渝；为事业，百折不挠，坚韧不拔。”他希望青年人能有这种执着理想、开拓事业的劲头。

廖院士还说：“院士就是战士，我还要继续向前辈、向同行学习，继续拼搏、继续战斗，为祖国、为军队做应有的贡献。”

打响真菌“攻艰战”　专啃行业“硬骨头”
——专访中国医学真菌病学、皮肤性病学专家廖万清院士

周夫荣

科学中国人　2011年第19期

在美国菌种保藏中心，永久保藏和收录着一种叫做格特隐球菌

ITS C 型(S_{8012})的菌株。这一菌株被美国微生物真菌保藏中心 ATCC(ATCC 56992)最新明码标价为 275 美元 / 株,有偿向世界各研究机构供应,一直以来求购者甚多。S_{8012} 的发现者,中国著名的医学真菌病专家、皮肤病学专家,中国工程院院士廖万清却微笑着对记者说:“在中国,如果哪个同行的研究需要 S_{8012},我可以免费赠送。”

眼前的廖院士神采奕奕、精神矍铄,眼睛里透出科学家的敏锐和严谨,更不乏军人的大气和从容。可谁又知道,是何等的艰辛和磨难,沉淀出这份大气和从容。

一、耳濡目染成就少年壮志

20 世纪初期的中国,时局动荡,民生多艰。廖万清的父母为了谋求更好的生活,在 30 年代背井离乡到了印尼,后来又辗转到了新加坡。做服装生意的父母一直希望有条“根”留在祖国大地上,于是就在 1941 年把年仅三岁的廖万清送回中国广东省梅县桃尧镇王寿山下的黄沙村老家,廖万清便寄住在叔叔家里。

1950 年,因为种种原因,叔叔和当时只有 12 岁的廖万清分了家,从那以后,小小年纪的他就独自挑起生活的重担。小学毕业后,因为交不起学费,他有半年左右一直无法上学。后来当地的隆文中学给贫困学生设立了助学金,他凭借优异的成绩考上了中学。

“上了初中以后,我的生活几乎都是靠国家给的助学金维持的。”说起这段艰难曲折的求学经历,廖万清很是感慨:“我生在旧社会,长在新中国,在五星红旗下戴着红领巾,别着共青团徽,穿着绿色军装成长。可以说没有党,就没有我的今天。”

说到廖万清的儿时生活,不能不提两个人。在梅县,廖万清有个从事中医的叔公,人非常和善,医术也特别好。廖万清小时候经常看到叔公为乡亲们开药、治病。治病救人的梦想便和着这股子中药味一起种进童年的廖万清的心里。

廖家还有一位德高望重的西医,那就是他的另一个叔公廖罗士。

廖罗士曾经在旧金山留学,学成后即回国在隆文开了一个卫生所,成为一名乡村医生为百姓治病。廖万清现在还能记得热心的叔公骑着自行车满村忙活给乡亲们看病的情景。“叔公心肠好,医术高,乡亲们有需要,只要打一声招呼,叔公就骑上自行车上门服务,随叫随到。我当时很崇拜他,也想像他一样能为乡亲们解除痛苦。在战争时期,叔公不遗余力地支援游击队。新中国成立后,做了梅县人民医院第一任院长。”

由于两位叔公的影响,廖万清从小就把做一名救死扶伤的医生作为自己的理想。

二、一波三折实现参军夙愿

1956 年,廖万清面临高中毕业。作为一个热爱祖国的热血青年,廖万清还有一个愿望——报效祖国。廖万清说:“报效祖国最直接的方式就是参军。”

俗话说好事多磨,廖万清的参军之路一波三折。“当时部队到学校里来招人。第一次来的是空军部队大学,我的班主任推荐了我。”虽然品学兼优,但部队通过查资料得知廖万清有海外关系,他因为无法选择的出身被刷了下来。第二次来招生的是海军大学。海军大学要招的是技术人才,对出身的要求不像空军大学那么严格,廖万清很高兴地去参加面试,经检验各方面条件都符合学校的要求,但是体检的时候发现,他的体重没有达到 45 公斤的招生要求。“那时候生活条件很艰苦,我当时只有 39 公斤。”

是金子总会发光,廖万清始终没有放弃希望。随后,第四军医大学的邵振海中尉和梁泽民少尉到学校招生。他们看了廖万清的简历及学习成绩档案后觉得很满意,决定录取他。可是有过前两次的曲折经历,廖万清心里有些忐忑不安。他问招生老师:“我有海外关系,要不要紧?”老师们笑笑说:“没关系,出身是没法选择的。但是革命道路却是可以选择的。你愿意为国防卫生事业服务,我们也愿意接收你。”廖万清还担心自己瘦小的个子达不到招生要求，老师们说：“这个更没问题，经过锻炼，你会长大长高的。”回忆当年曲折的参军经历，廖万清一脸欣慰。当时整个梅县一共才招了 42 个人，廖万清所在的年级有 200 多名同学，只有包括他在内的两名同学有幸入选。他非常高兴，从医是他从小就有的梦想，参军更能实现他一直以来的报国夙愿。他下定决心，努力学习、刻苦训练，要学好本领报效党、报效国家，为祖国和人民服务。

1956 年，廖万清来到祖国的大西北——坐落在西安的第四军医大学，开始了军人生涯。作为地地道道的南方人，廖万清起初对北方的气候环境、饮食习惯很不适应，但他万分珍惜这个难得的机会，踏踏实实训练，扎扎实实学习，五年后，他以五好学员的优异成绩毕业。

廖万清清楚地记得，毕业的时候，他在分配志愿上填写的是：“到祖国最需要的地方去。哪里需要我，我就到哪里去！”他像羽翼丰满的雄鹰，饱含满腔报国热情，随时准备飞到祖国最需要的地方去。后来因为建设需要，国家要留下一部分成绩比较优秀的学生到第二、第三、第四军医大学和中国人民解放军总医院，廖万清被安排到第二军医大学。“宣布这个消息的时候，大家都哗然，第二军医大学可是很多同学梦寐以求的地方。我一个农村小伙子，一没后门、二没靠山，竟然能分配到这么好的单位。我当然也非常高兴，哪里需要，我就去哪里。我很珍惜这样的机会，在第二军医大学一待就是将近半个世纪。”

三、踏上隐球菌研究的拓荒之旅

被分配到第二军医大学后，廖万清首先面对的是科室的选择，他仍然坚持填写分配志愿时的态度：哪里需要我，我就到哪里去。说起最终选择并不热门的医学真菌学作为研究方向，廖万清面色凝重，讲起了一次难忘的诊治经历。

1978 年，长征医院收治了一名中年男子。在进行腰穿检查后发现，患者系隐球菌性脑膜炎。当时，廖万清作为主管医生积极进行了联合会诊和抢救。然而,由于患者病情十分危重,几天后因救治无效而身亡。

这件事让廖万清备受刺激,他意识到中国的真菌病学研究存在着很大一片空白。从此以后他坚定了目标:研究真菌,认清真菌的真面目,必须啃掉医学领域的这块硬骨头。同时,他还做出了一个决定:到复旦大学微生物系当“走读生”,这一想法得到了医院领导的支持。廖万清很高兴:“我虽然起步有点晚,但是要想在这个领域有所发现、有所创新,必须要打下坚实的基础。经过一年多的学习,从基础理论、临床观察到做实验,我对真菌有了一个比较深入的了解,逐步掌握了它们的系统知识。”

1980 年,长征医院再次收治一例隐球菌性脑膜炎患者。被送到医院的时候,患者高烧昏迷,体温达到 40℃以上,意识丧失,常规的抗生素治疗在他身上难以起效。就在他的家人为他准备后事的时候,廖万清打破常规治疗,立即采取抗真菌药物鞘内及静脉注射、降颅压、纠正水电解质平衡等一系列综合诊疗措施,逼退了病魔。三个月后,患者痊愈出院。

这个患者不知道自己是多么幸运,送到医院时他的脑脊液菌体数每平方毫米达到 2000 多个,已经超过死亡线五倍,也就是说,他体内的致病隐球菌数量之多,足以让他死五次。

这件事对廖万清是一个很大的鼓舞。在国内隐球菌研究几乎一片空白的时候,廖万清打算成立一个实验室。1985 年,经原国家卫生部批准,廖万清创建了中国第一个隐球菌专业实验室。这个“国内第一”的隐球菌专业实验室,其实只是一个 16 平方米的小房子,可是廖万清已经非常满意了。“当时的条件很艰苦,医院的房间紧张,我本来提出要把皮肤科门诊一间五平方米的厕所改造成实验室,没想到医院非常支持,把一个 16 平方米的资料室腾出来给我用。从那一刻起,我就下定决心,一定要做出成绩来,一定要填补中国真菌病研究的空白。”

在当时的条件下，廖万清要拓荒开辟一条道路，有很多困难需要去克服。首先，实验室没有动物用来做实验，每一次都跑到动物房去做实验也不现实。他就在实验室的窗户上挂个笼子，自己养小白鼠。设备不全，资金不够都不是问题，没有条件创造条件也要上。为及时对培养、分离出的真菌进行显微摄影，廖万清骑着自行车到第二军医大学电教室去拍照。实验室没有菌种，他就到全国各地去搜集。

"我们到各地去交流都会提出跟他们交换菌种，我和我的学生每次出国交流也都保持着交换菌种的习惯，现在我们实验室的致病隐球菌菌种种类是全国最全的。"多年艰苦探索，他的足迹踏遍大江南北、边防海岛，收集到大量珍贵的真菌标本。

四、愈挫愈勇打响真菌"攻艰战"

廖万清在工作中一方面常常虚心向老前辈请教学习，另一方面他觉得很多问题需要开拓、需要创新。他首先面对的是观念上的创新。研究并不是一帆风顺的，也有遇到挫折的时候。查不到文献，辛苦培养、分离却一无所获……但廖万清总说："失败不要紧，失败是成功之母，你发现这么做不对，得不到实验要的结果，这本身也是一种发现和收获。即使在科学研究遭遇失败的时候，我也一直坚信，我们一定会成功。"

"创新是什么？就是要有新的发现，解决新的问题。这就要求我们必须吃得了苦，而且平时就要做个有心人，能及时发现问题，解决问题。"廖万清如是说。格特隐球菌 ITS C 型（S_{8012}）菌种的发现充分地诠释了这一点。

1980 年 12 月的一天，长征医院收治了一名 42 岁的男子，这名男子入院时已经持续性头胀头痛 13 天，伴发热呕吐 7 天，开始时两颞部和前额呈持续性胀痛，身重无力，病情非常严重。在分析病人脑脊液的时候，廖万清发现一种病菌，这是他以前从来没有见过的。"我既紧张又兴奋，到处请教专家，没有一个人认识这种病菌。我意识到这有可能是一个新发现。"廖万清抓住机会，认真研究，经过耐心细致的分析比对,他发现这的确是在我国以往从未报道过的一种新的致病菌种,并成功进行了救治,从死亡线上把这个病人拉了回来。

廖万清发现的菌株被美国微生物真菌保藏中心 ATCC(ATCC 56992)、比利时微生物真菌保藏中心 BCCM(IHEM 4164)、荷兰微生物真菌保藏中心 CBS(CBS 7229)等著名实验室收录,永久保藏。世界人和动物真菌病学会前副主席 Unandar Budimulja 教授等对该发现给予了高度评价,肯定这一发现促进了世界医学真菌学的发展。

辛勤的耕耘换来硕果累累。隐球菌专业实验室收集保藏了比利时、意大利、美国、澳大利亚、日本等国家的主要致病真菌菌株,特别难得的是致病隐球菌菌株包含了各种致病血清型,并向国内外各研究机构交流供应。

实验室同时绘制了中国隐球菌变种地域分布图,成为医、教、研的重要基地,先后获得了 24 项各类成果奖。

尤为难能可贵的是,在祖国需要的时候,廖万清愿意把自己的科研资料、研究成果无偿的提供给国内同行。“人们常说同行是冤家,我和同行的关系却非常好。他们有新的发现、新的成果都愿意跟我交流,我有新的想法也特别乐意告诉他们。”正是这种坦诚以待的胸襟,让廖万清和同行们成为无话不谈的朋友。

经过多年的临床实践及研究,廖万清首次发现了六种新的致病真菌和新的疾病类型。他还总结了肺隐球菌病的临床研究,提出肺隐球菌病临床和影像学特征以及诊断标准。

他提出的中枢神经系统外隐球菌病在局部治疗或外科手术的同时,必须进行足够疗程的系统抗真菌治疗的新原则,解决了临床治疗等重要实际问题。

此外,他还在中国首次发现和报告了“具多育现象米曲霉引起肺曲霉球”“聚多曲霉引起阻塞性支气管曲霉病”“涎沫念珠菌引起股癣型念珠菌病”“顶孢头孢霉引起白毛结节病”等罕见疾病并成功治愈。

自 1982 年起，廖万清将研究领域拓展至各类高危人群致病真菌的防治研究，明确中国肾移植、烧伤、放射伤等高危人群真菌带菌谱主要有 11 属 28 种，其中又以念珠菌和曲霉为主，采用针对性防治措施后，肾移植病人真菌感染率显著下降。

廖万清带领课题组率先在中国测定了隐球菌不同变种的 DNA G+Cmol% 含量，构建了新生隐球菌 A 型标准株 DNA 克隆库，确立了病情凶险的隐球菌性脑膜炎的诊断和治疗新方法，并提出了非艾滋病隐球菌性脑膜炎早期诊断和分期综合疗法，显著提高了隐球菌性脑膜炎的治愈率。廖万清的治疗方法已成为近十年治疗隐球菌性脑膜炎的主要疗法。

廖万清带领的课题组对隐球菌和隐球菌病从形态学、免疫学、分子生物学以及诊断治疗等方面进行了系列的深入研究，建立了多种隐球菌病的快速诊断方法，使早期的正确诊断率达到了 95% 以上。

1999 年，廖万清对隐球菌脑膜炎的研究，显著提高了隐球菌脑膜炎的治愈率，他以第一完成人的身份获得军队医疗成果一等奖。2001 年，他的关于真菌病的基础与临床系列研究，获国家科学技术进步二等奖。

作为文职将军的廖万清，还致力于军队真菌病的防治研究，明确了各种真菌病的高发和非战斗减员因素，他制定的防治措施显著降低了部队真菌病的患病率，对军事战备任务的完成及未来战争后勤保障作出了重要贡献。他主持完成了军队重点课题“东南沿海部队高发皮肤病的防治研究”，对东海、南海海军舰艇部队、陆军野战部队、空军部队、特种兵部队、海军陆战队、驻岛部队皮肤病流行病学进行了调查，显著降低了部队浅部真菌病的患病率，有效地保障了战斗力。

治病救人、分析研究的同时，廖万清还坚持笔耕不辍。20 世纪 80 年代，廖万清第一次去新加坡探亲。可探亲假还没结束，他便急匆匆地赶回国了。“那时候我在写《真菌病学》，我惦记着我的书，待在新加坡心里特别着急，索性赶紧回来搞我的研究。”说到《真菌病学》，廖万清不提功绩，让他念念不忘的，是当时给过自己帮助的人，“中国医学科学院皮肤病研究所的真菌学专家吴绍熙教授给过我很大帮助，他是真正的真菌泰斗。人民卫生出版社的一位叫高间的编审也帮我做了很多的工作。”

这本凝聚着廖万清心血的著作《真菌病学》于1990年获中国第四届图书奖二等奖。另外，他的研究成果，频频获奖。他的“真菌病的基础与临床系列研究”获得国家科学技术进步二等奖一项、三等奖一项，国家发明专利一项，军队医疗成果一等奖一项，军队科学技术进步二等奖五项，其他各类成果奖励10项。

2002年，廖万清由全军总参谋部、总政治部、总后勤部、总装备部联合授予全军专业技术重大贡献奖，荣立二等功一次、三等功四次。1990年被总政治部和国家人事部批准为国家有突出贡献的中青年专家。1989年国务院侨办授予“全国优秀归侨侨眷知识分子”，2008年解放军总后勤部授予“一代名师”称号。

五、心系病患 桃李满园

1997年的一天，对廖万清来说是个很平常的日子。而对于河北省无为县的一个农民来说，这一天却无异于重生。三十多年来，这个农民一直忍受着病痛的折磨，整个右下肢皮肤化脓溃烂，终日散发恶臭，连家人都不愿意与他接近。他几乎倾家荡产跑遍了北京、南京各大医院看病，都没有明显治疗效果。无奈之下，他带着最后一丝希望来到上海，廖万清为他做了详细检查，并给出了明确诊断——着色真菌病。

当这位老农听说治疗的医药费需要数万元时彻底绝望，打算放弃治疗。廖万清鼓励他继续与病魔斗争。“不治疗的话，他不仅干不了农活，这一辈子也就废了。医生的天职就是治病救人，我如何能忍心见死不救？”治疗过程中，廖万清为了这个素昧平生的农民，一面与药厂联系提供免费药物，一面向医院申请减免老农的部分治疗费用，并号召大家和他一起为这位老农捐款。两个月后,老农病愈出院时,就连病友们都在廖万清的感召下,自发地为老农捐款、捐物,购买返乡车票。

在廖万清的从医生涯中,这样的事情太多了。他记不清自己有多少次通过自己的努力改变病人的命运。被他诊治过的病人在网上给他的点评是:技术好,非常和蔼可亲。对于病人的赞扬和感激,廖万清说:“这对我来说是莫大的鼓励,它时刻让我感觉到肩上的责任,督促我更加努力地工作,为更多的病人减轻痛苦,为祖国和人民尽好一份力。”

谈到廖万清荣获的无数锦旗和奖项,他说:“包括真菌研究在内,中国在很多领域仍落后于国际先进水平。一个正直的、有责任心的学者,只会抱怨时间不够,哪会有心思考虑浮名?我要继续坚持为理想,追求不断,矢志不渝;为事业,百折不挠,坚忍不拔。”

作为2009年新当选的院士,廖万清收到了中国工程院给新院士们发送的一封信,这封信希望院士们保持优良学风,成为科学道德建设的模范。廖万清把这封信打印了三份,一份放在办公室显眼处,一份放在家里书房内,一份随身携带,以便每天随时随地“三省吾身”。廖万清说:“院士就是战士,我要继续战斗,争取再干十五到二十年。”

在廖万清半个世纪的奋斗钻研过程中,他从不满足于“独善其身”。在一次采访中,廖万清说:“我们现在的生活越来越好,面临的健康问题却越来越多,严重影响到人们的日常生活。好医生的数量不是太多,而是太少,我们要培养一大批优秀的医学人才,在这方面,我可以尽一下力。”“有时间,我就会给各地同行讲讲学,给年轻人讲一些我的经验和教训,为大家提供参考。如果需要的话,还可以把我的研究成果拿回来给大家研究、示范,我们一起努力,一起培养,不久的将来,一定会出现更多为国家、为人民服务的优秀人才。”

在从医搞科研之外,廖万清还培养了21名博士生,40名硕士生。“我下一步的目标是建立和完善医学真菌重点实验室,侧重培养年轻学子们。现在,我科已有从美国、意大利、荷兰学成归来的年轻医生。今年,我带教7名研究生和两名博士后,并派一名博士生到美国杜克大学学习交流,我希望每年都能有一个优秀学生到国外学习交流,这样慢慢地,我们就有了一个年轻的队伍。我们一定要托起明天的太阳,托起未来新的希望。"

矢志不渝求大道　医者仁心济苍生
——记皮肤病与真菌病学专家、中国工程院院士、主任医师廖万清教授

余振斌　周佳维

中国科技成果　2013年第17期

战火纷飞的年代,风雨飘摇的乱世,从来都是孕育俊杰的先决条件。残忍的现实不能打倒他们,反而让他们对未来对理想有着更强烈的向往和更执着的追求。

他们肩负的是一个时代赋予他们的重任,他们把握的是一个伟大民族跳动的脉搏,他们承载的是一个国家崛起的希望!

上海长征医院皮肤病与真菌病学专家、主任医师、部队文职特级、技术一级教授、总后一代名师廖万清院士就是在那动乱里成长起来的一位医学专家。

人生思幼日　激情燃烧时

20世纪30年代,廖院士出生在新加坡。廖教授3岁时,父亲怀着对祖国的依恋,送他回国。在那个时候他就立下志愿:长大后要像家族里的叔公一样,当一名救死扶伤的医生。在理想的支持下,他学习极其刻苦,成绩一直很好。后来,父亲早逝,靠着党和人民的关怀,

借助人民助学金完成了中学的学业,并以优异的成绩被保送第四军医大学。

来到第四军医大学后,廖院士更加勤奋地投入到专业的学习中。1961 年,他以优异的成绩毕业。当时大学生都是分配到全军各部队单位去参加工作,但廖教授却下定决心,到祖国需要的地方去。之后,廖教授被组织安排到第二军医大学工作,并毅然选择了力量薄弱的皮肤科,从此走上了研究皮肤病及真菌病科研的道路。

廖院士说,每每看到那些年轻的面孔,他感觉自己也年轻了许多。让他想起了自己年轻时候的样子,和为理想、事业努力拼搏的时光。细细想来,真是别有一番滋味在心头。

刻苦钻研,做一位脚踏实地的研究者

毛主席曾经说,要做一个高尚的人、一个纯粹的人、有道德的人、一个脱离了低级趣味的人。廖院士就做到了这一点。

在治疗过程中,廖院士发现浅部真菌病发病率很高,但预后较好,而深部真菌病却预后严重,死亡率很高。他就去重点研究,解决难题,挽救病人的生命。那时候不论风霜雨雪,他都会每天骑着自行车去复旦大学生物系学习,从基础理论到临床观察,再到科学实验,扎扎实实地学习,为以后进一步的研究打下了良好的基础。

当时医院的条件艰苦,连腾出一间房子来搞科研都并非易事,更不谈做动物实验了。但这都阻挡不了廖院士研究的热情。院领导被他这不畏艰难的奋斗精神所感动,给他分配了一间 16 平米的资料室改造为实验室。

为了做动物实验,他就设法在实验室窗外吊个笼子养小白鼠。为了及时对培养、分离出的真菌进行显微摄影,他经常骑车一个多小时到第二军医大学电化室拍照。就这样日复一日年复一年地日夜工作,几年下来他收集了大量的真菌标本。

付出终有收获,努力总有回报,1985 年经批准,廖教授创建了全国唯一的中国医学真菌保藏管理中心"隐球菌专业实验室"。在这个实验室里,他领衔的课题组对致病隐球菌进行了病原学及分型、流行病学、致病机理、诊治措施等作系列研究。在研究中确立了病情凶险的隐球菌性脑膜炎的诊断和治疗新方法,提出了对非艾滋病隐球菌脑膜炎的早期诊断和分期综合疗法,显著提高了隐球菌性脑膜炎的治愈率,荣获国家科技进步二等奖。

从 20 世纪 60 年代初被分配到第二军医大学长征医院至今,廖万清院士已在皮肤科辛勤耕耘了五十余年。半个多世纪的医学征途上,他以临床为根本,秉持勇于创新、矢志不渝、百折不挠的精神。先后发现 7 种新的病原真菌,发表学术论文 385 篇,52 篇被 SCI 收录,获国家、军队、上海市等各类科研成果奖二十四项,并由于其在皮肤病学、医学真菌学领域的杰出贡献而获院士殊荣。他先后主编了《真菌病学》《皮肤性病学复习应试指南》《实用临床真菌病学》《临床隐球菌病学》等医学著作。其中《真菌病学》获中国图书奖二等奖。他首先提出隐球菌性脑膜炎的分期综合治疗新方法,这使得隐球菌性脑膜炎的治愈率由原来的 62.5% 提高到 97%。

云淡风轻　桃李满门

科研带给廖院士的不仅是成就感和自豪感,更给了他无上的荣耀,面对这些,廖院士总是一脸清浅的微笑。他说,我做的工作很少,但是国家和政府却给了我很大的关怀和荣誉。

廖院士始终怀着对祖国母亲的感恩和挚爱,从不满足于现状,在科研事业上不断攻坚,在医学教育事业上,他也是孜孜不倦。

他培养了不少优秀的学生。这些学生皆有所成,发展的前景非常好。廖院士时常教育他的学生,第一要敬业,要钻研。不怕吃苦、不怕累,矢志不渝,始终不弃,第二要尊重领导、尊重下属和患者。不可沽名钓誉,弄虚作假,更不能急功近利。廖教授的教育思想影响了一大批学生,让学医的学生恪守着从医者的原则和信念,成为祖国医学研究的后继者。

胸怀博大，览群山大川；精神矍铄，奋斗不止

生活中的廖院士喜欢旅游。登高望远，近观沧海，游目骋怀。他说，看到巍峨的高山和无垠的大海总能感到自己的渺小，天地的辽阔，在生活工作中就要像大海一样具有容纳百川的宽广胸怀，还要像雄鹰一样具有奋发向上的工作劲头，这样就会忘却一切烦恼，在工作生活中有无穷的干劲。

现在廖院士每天在医院上班总是神采奕奕，和年轻人一样干劲十足。有人问他的养生之道，他笑答，守住自己的内心坚持理想，并为之不懈追求，不骄不躁，你就会成为最幸福的人。谈笑间，廖院士眉宇间的安详与从容诠释了他保持年轻的秘诀。希望这位德高望重、硕果累累、桃李满天下的一代名师能一直这样幸福下去。

心有清流人不老
——廖万清院士谈健康

林祎雯

家庭用药　2014年第2期

廖万清院士的研究领域是医学真菌病学。真菌很小，大多数真菌是人眼无法分辨的；真菌又很“大”，它的领域很“大”，目前已知的真菌就有150余万种，而未知真菌不知凡几。真菌涉及我们生活的方方面面，有和我们日常饮食相关的，比如蘑菇、发面和酿酒的酵母；也有为人类健康作出贡献的，青霉素就是青霉菌的代谢产物；而有些真菌可以导致疾病，比如我们熟悉的手足癣病，以及一般人所知甚少但非常可怕的致命性隐球菌性脑膜炎。医学真菌病学，就是涉及真菌中最危险的那一批——致病真菌。

在漫长的医疗科研工作中，廖万清院士发现了7种全新的致病真菌及疾病类型，其中，格特隐球菌ITS C型（S_{8012}）的发现，更是在世界范围内“揪出”了致命性隐球菌性脑膜炎的元凶之一。

相由心生，廖万清院士的脸上始终充满笑意。也许是开朗的性格使然，整个采访过程中，他的办公室里一直洋溢着温暖而积极的气氛。廖院士祖籍广东梅县，虽已离乡数十载，却不改乡音，话语间的广东口音在这位“医学院士”洪亮的嗓音中增添了一份柔和的慈祥。

乐观豁达　人生长乐

说到“健康”，廖万清院士第一个提到的就是“乐观、豁达、胸怀宽阔”。廖万清院士说，在日常工作和生活中对同事、朋友、家人都要怀着这样的心态。开心——这是廖万清院士最强调的一点。“社会发展了，国家富强了，我做的工作也得到了认可，这使我在精神上很满足，很开心。”短短一句话，显示出廖万清院士作为一名军人的使命感和一名科学家的责任感。

廖万清院士还用自己的乐观影响着身边的人。平时他常和自己的同事、学生和团队工作人员交流，“工作过程中必然会有不顺畅，遇到困难也不可能全都能解决。遇到不如意的事不尤怨，而是要想想自己还有哪里没有做好。通过自己的努力把事情处理好了，那么自然就会开心了。”

科研是一条崎岖的道路，在科研过程中，坎坷远比顺利要多。小到某一项研究数据不如意，或是科研成果发表不顺利，大到基金申报、项目申请的曲折，从基础到临床，处处充满荆棘。廖万清院士原本的专业领域是皮肤病学。1978年，一位重症脑部真菌感染的患者因抢救无效而死亡，这件事极大地刺激了廖万清院士，他意识到我国真菌病学的研究在很大程度上还是一片空白，于是决定投身到真菌的研究中去。然而临床经验丰富的他在真菌方面却基础薄弱，于是年届不惑的廖万清院士当起了一名“插班走读生”，来到复旦大学学习微生物学，与本科大学生做起了同学，从基础知识开始一点一点学起。

说起这段经历，廖万清院士满面笑意，仿佛这是一件乐事。正视事物发展的必然过程，拿得起放得下，是廖万清院士保持良好心态的“秘诀”。

万里山河行遍

廖万清院士虽已年过古稀，日常工作却依然非常繁忙，每周七天，只有一天休息，甚至比正常上班族还要勤勉。而身为院士，平时难免有很多学术会议的邀约。繁忙的会议间隙，热爱旅游的廖万清院士总会抽出时间来，哪怕只有一两个小时，也要在会议所在城市附近游赏一番。

谈到去过的名山大川，廖万清院士兴致盎然。黄山的如画美景令他流连忘返，每每到黄山附近开会总要抽空走上一遭；提到昆明西山更是兴致勃勃，说话间他取出了最近在西山拍摄的照片：“会议间隙我抽了两小时的空去了趟西山，看滇池的海鸥。”照片中，廖万清院士伸出的手上有一只振翅的海鸥正要落下，欲啄食他手中的食物——红嘴鸥是从西伯利亚飞来的候鸟，跨越数千公里的远行令人啧啧称奇。而另一张廖万清院士拍摄的照片，记录下了展翅雄鹰划过长空的一瞬，观之令人心驰神往。

走遍三山五岳，胸怀万里风光。在廖万清院士的书架上、桌屉里，这些旅游时拍摄的照片静静地躺在学术著作和专业论文之间，为严谨的科研氛围平添一份美学情趣。

规律生活　朴实养生

说到日常生活中的保健养生经验，廖万清院士谦虚地表示“也没什么，一切顺其自然”，只是规律生活和适当运动：“人生百年，心脏一刻不停地在跳动。为什么？因为它有弛有张，所以可以跳得长久。生活也是一样，要有张有弛有规律。”

规律作息 廖万清院士每天六点一刻起床，吃完早饭，七点一刻上车，到了研究所即开始一天的工作；中午午休一小时；晚上十一点休息。如果说有什么养生经，那就是每天起床后揉百会穴，晚上睡前按摩涌泉穴了。

平衡饮食 “素食属于碱性食品，肉食属于酸性食品，荤素结合方能饮食平衡。”廖万清院士每天的饮食注意荤素结合，而饮食中他最大的“嗜好”就是爱喝汤，廖万清笑称这是“广东人的爱好”。保健品廖院士则是不吃的，最多冬天煲汤时放点党参、黄芪、虫草炖一炖。平时不饮酒、不抽烟，绝不暴食暴饮，廖万清院士慨言“管住嘴”才能有健康。

适当运动 由于一周要工作六天，廖万清院士平时坚持每周六、日慢跑两次，跑步时注意自己的脉搏数，超过100下时就走一会，待心跳缓和些时再继续跑，每次跑50分钟左右。而周一到周五，下班后到家就做做广播操，简单地活动一下，动动身骨。

廖万清院士喜欢旅游，以前登山观海乐此不疲，每遇名山定要亲自爬上一爬。现今年岁渐长，遇到有缆车的山也不介意坐缆车游览，一来保护关节，二来保养体力，否则就慢慢爬慢慢走，尽情享受风景名胜。

采访札记

一直在笑，浅浅微笑，开怀大笑，他的双眼始终是弯弯的，这是廖万清院士给我们的感觉，愉快祥和的气氛影响着在场的每一个人。廖万清院士现在儿孙绕膝，一家十口住在一起，济济一堂，他笑言“很满足”。

而工作至今，他现在正带教6个硕士，4个博士，2个博士后，每周还要看一次专家门诊，两次特需门诊，参加各地学术会议，同时还要带领团队负责多项科研课题，如国家973项目、国家自然基金、军队重大重点课题等。即使这样，廖院士看来仍是精力充沛，热爱着工作，热爱着生活，还忙中偷闲地充实着自己旅游、摄影、书法的业余爱好。

在廖万清院士办公室的墙上，有一幅古意盎然的书法：“万壑清流”。是呀，心中有清流万壑，方能滋养这常青的人生之树。

廖万清院士：跨越科研万壑　守护医者清流

肇晖

上海医药　2014年　第35卷　第9期(5月上)

在美国、比利时和荷兰微生物真菌保藏中心等著名实验室里，永久保藏和收录着一种叫做格特隐球菌ITSC型(S_{8012})的菌株，同时该菌株一直被有偿提供给世界各研究机构，一直以来求购者甚多，价格也从最初的184美元/株上升到了现在的295美元/株。S代表了它的发现地——上海，8012代表了它的发现时间——1980年12月。谈起S_{8012}，它的发现者——中国著名的真菌病与皮肤病专家、中国工程院院士廖万清教授微笑着对我们说：“在中国，如果哪个同行的研究需要S_{8012}，我可以免费赠送，因为它是在中国、在我们手上被发现的。”

亦敌亦友的真菌

真菌广泛分布于地球表面，自然界中真菌估计有约150万种，其中已知的人类病原真菌400余种，目前每年新报道的人类病原真菌8~10种。真菌与人类生活和工业生产密切相关，绝大多数真菌有益于人类。中国是认识和利用真菌较早的国家之一，尤其在酿酒、医药等方面远比西方早。然而，人类大规模利用真菌还是近百年的事情。1928年，英国微生物学家亚力山大·弗莱明无意中从点青霉中发现了青霉素，成为了抗生素发明的基石，被誉为“人类20世纪最伟大的医药发明之一”。20世纪40年代抗生素的生产开创了人类工业生产利用真菌的新时代，到目前人类对真菌的利用已经遍及食品、保健品、医药、化工、农业生产及环保等各个方面。

虽然大多数真菌对人类有益，但也有部分真菌通过感染致病而危害人类正常的生活。引起人类致病的真菌被称为病原真菌，其引起疾病的表现形式多种多样。浅部病原真菌可侵犯皮肤、毛发、指(趾)甲，而深部病原真菌则可侵犯心、肝、脾、肺、肾、脑、血液、胃肠、骨骼等各个器官和系统，而且预后严重，死亡率高。特别是由于种种原因引起机体抵抗力降低的患者更容易发生真菌感染，如长期应用激素、广谱抗生素、免疫抑制剂的患者，以及烧伤、器官移植、艾滋病、恶性肿瘤、血液病等免疫缺陷患者等。因而，近年来真菌感染引起了世界各国临床医务人员及基础研究工作者的高度重视，然而医学真菌学的研究之路并不平坦，尽管这些年取得了显著进步，但仍有许多问题困扰着医学专家们。廖院士的真菌研究之路也可以说是从一个不成功的病例开始的。

隐球菌研究的拓荒之旅

1894年Sanfelice首先从桃汁中分离到带荚膜的酵母型真菌，当时取名新型酵母(*Saccharomyces neoformans*)。1895年Busse和Buschke报告从1例女性患者的小腿皮肤损害及全身播散的病损中分离到此菌，从而证明其对人类的致病性。1901年Vuillemin在研究此菌时，始终未能发现其产生子囊孢子，因此把此菌定位隐球菌属。此后世界各地报告的隐球菌病病例绝大多数都是由隐球菌属中的新型隐球菌所致。20世纪70年代，陆续有国外专家在临床中偶尔发现了隐球菌引发的感染性疾病。

然而当时刚刚参加工作不久的廖万清，对隐球菌的认识还并不深刻。1977年，长征医院收治了一名中年男子，在进行腰穿检查后发现，患者系隐球菌性脑膜炎。当时，廖万清作为主管医生积极进行了联合会诊和抢救。然而，由于患者病情十分危重，几天后因救治无效而身亡。

这件事让廖万清备受刺激，他意识到中国的真菌病学研究存在着很大一片空白。从此以后他坚定了目标：研究真菌，认清真菌的真面目，必须啃掉医学领域的这块硬骨头。他同时还做出了一个决定：到复旦大学微生物系当“走读生”，这一想法得到了医院领导的支持。廖万清很高兴：“我虽然起步有点晚，但是要想在这个领域有所发现有所创新，必须要打下坚实的基础。经过一年多的学习，从基础理论、临床观察到做实验，我对真菌有了一个比较深入的了解，逐步掌握了它们的系统知识。”

1980 年 12 月的一天，长征医院收治了一名 42 岁的男子，这名男子入院时已经持续性头胀头痛 13 天，伴发热呕吐 7 天，开始时两颞部和前额呈持续性胀痛，身重无力，病情非常严重。在分析该患者腰部穿刺抽取的脑脊液时，廖万清发现了一个奇怪的现象：以往脑脊液中的隐球菌大多数是他所熟知的圆形或椭圆形，而此例患者脑脊液中的菌体却呈现出奇异的细长形，就像是针形或棒形。这是什么东西？廖万清不懂。于是他开始请教其他专家，华山、瑞金、长海等大医院他都请教了一个遍，结果竟没人认得这种奇怪的菌，甚至有权威人士说这恐怕是污染菌，但这个回答却让廖万清心存疑问：“污染菌怎么会引起脑膜炎？”廖万清没有被权威所束缚，他不相信这样的回答，于是他继续做各种实验，并请南京皮肤病研究所、复旦大学一起做，最后他们得出了一致结论——这种菌是致病菌，是一个在我国从未被发现的新菌种。廖万清将这种菌定名为 S_{8012}，从此在世界著名菌种保藏研究中心有了中国人首次发现并命名的菌株。

创建中国第一个隐球菌专业实验室

S_{8012} 的发现对廖万清是一个很大的鼓舞。在国内隐球菌研究几乎一片空白的时候，廖万清打算成立一个实验室。1985 年，经原国家卫生部批准，廖万清创建了中国第一个隐球菌专业实验室。这个“国内第一”的隐球菌专业实验室，其实只是一个16平米的小房子，可是廖万清已经非常满意了。“当时的条件很艰苦，医院的房间紧张，我本来提出要把皮肤科门诊一间$5m^2$的厕所改造成实验室，没想到医院非常支持，把一个16平米的资料室腾出来给我用。从那一刻起，我就下定决心，一定要做出成绩来，一定要填补中国真菌病研究的空白。”

在当时的条件下，廖万清要拓荒开辟一条道路，有很多困难需要去克服。首先，实验室没有空间用来做动物实验，每一次都跑到动物房去做实验也不现实。他就在实验室的窗户上挂个笼子，自己养小白鼠。设备不全，资金不够都不是问题，没有条件创造条件也要上。为及时对培养、分离出的真菌进行显微摄影，廖万清骑着自行车到第二军医大学电教室去拍照。实验室没有菌种，他就到全国各地去搜集。“我们到各地去交流都会提出跟他们交换菌种，我和我的学生每次出国交流也都保持着交换菌种的习惯，现在我们实验室致病的隐球菌菌种种类是全国最全的。”多年艰苦探索，他的足迹踏遍大江南北、边防海岛，收集到大量珍贵的真菌标本。经过多年的临床实践及研究，廖万清首次发现了9种新的致病真菌和新的疾病类型，促进了医学真菌学的发展。

浓浓军旅情

至今还带有浓浓梅州口音的廖万清是客家人，祖籍在广东梅县。1938年，廖万清出生在新加坡。1941年，廖万清的父亲去世，3岁丧父的他被送回中国，从此跟着叔叔一起生活。

客家人有“崇文重教”的传统，到了廖万清上学年龄时，生活清贫的叔叔不负重托把他送进了小学。廖万清学习非常刻苦，成绩好，初中和高中的学习都是依靠“人民助学金”完成的。那时，他心里就有了梦想：长大后要像家族里的叔公一样，当一名救死扶伤的医生，为患者解除痛苦。

1956年，廖万清面临高中毕业。作为一个热爱祖国的热血青年，廖万清还有一个愿望——报效祖国。廖万清说："报效祖国最直接的方式就是参军。"

俗话说好事多磨，廖万清的参军之路一波三折。"当时部队到学校里来招人。第一次来的是空军部队大学，我的班主任推荐了我"。虽然品学兼优，但部队通过查资料得知廖万清有海外关系，他因为无法选择的出身被淘汰。第二次来招生的是海军大学。海军大学要招的是技术人才，对出身的要求不像空军大学那么严格，廖万清很高兴地去参加面试，经检验各方面条件都符合学校的要求，但是体检的时候发现，他的体重没有达到45公斤的招生要求。"那时候生活条件很艰苦，我当时只有39公斤。"

是金子总会发光，廖万清始终没有放弃希望。随后，第四军医大学的邵振海中尉和梁泽民少尉到学校招生。他们看了廖万清的简历后觉得很满意，决定录取他。可是有过前两次的曲折经历，廖万清心里有些忐忑不安。他问招生老师："我有海外关系，要不要紧？"老师们笑笑说："没关系，出身是没法选择的。但是革命道路却是可以选择的。你愿意为国防卫生事业服务，我们也愿意接收你。"廖万清还担心自己瘦小的个子达不到招生要求，老师们说："这个更没问题，经过锻炼，你会长大长高的。"回忆当年曲折的参军经历，廖万清一脸欣慰。当时整个梅县一共才招了42个人，廖万清所在的年级有200多名同学，只有包括他在内的两名同学有幸入选。他非常高兴，从医是他从小就有的梦想，参军更能实现他一直以来的报国夙愿。他下定决心，努力学习、刻苦训练，要学好本领报效党、报效国家，为祖国和人民服务。

来到第四军医大学的第一年，瘦弱的廖万清以顽强的意志，耐受住了大西北的恶劣气候，胜任了超体能的军事训练。1961年7月，他以优异的成绩毕业，一个月后来到繁华的大都市上海，成为第二军医大学附属长征医院的一名军医。"当时选择大内科、大外科的人挤破了头。”廖万清反其道而行之，选择了当时不起眼的皮肤科，并立志“做该领域里的拓荒者”。

作为一名军人兼医生，廖万清还致力于军队真菌病的防治研究，明确了各种真菌病的高发和非战斗减员因素。他主持完成了军队重点课题“东南沿海部队高发皮肤病的防治研究”，亲自带着科研团队上岛礁。他专门制定了针对军队真菌病的防治措施，并研制了防癣鞋垫、防癣袜、防癣裤等抗菌装备及复方酮康唑霜、复方奈替芬霜等药物，显著降低了部队浅部真菌病的患病率，有效保障了战斗力。此外，针对粮食霉变引起战士的外源性变态反应性肺泡炎，廖万清及其团队还发明了专利产品——食品防霉保鲜剂，以防止粮食霉变。廖院士常说：“作为一名军人，用我的研究成果为部队解决实际问题是我的责任。”其相关研究获国家发明专利 1 项，以第一完成人获军队医疗成果一等奖等各类成果奖 17 项，还荣获了解放军总部授予的“中国人民解放军专业技术重大贡献奖”。

心系病患孜孜不倦

作为皮肤科和真菌界的知名专家，廖万清院士不仅在真菌学领域建树巨大，在皮肤性病学领域同样造诣深厚，一直走在世界前沿，对各种疑难皮肤病的发病机制、诊断和治疗方面都有自己的独特见解。

在廖万清的从医生涯中，他记不清有多少次通过自己的努力改变患者的命运。被他诊治过的患者在网上给他的点评是：技术好，非常和蔼可亲。对于患者的赞扬和感激，廖万清说：“这对我来说是莫大的鼓励，它时刻让我感觉到肩上的责任，督促我更加努力地工作，为更多的患者减轻痛苦，为祖国和人民尽好一份力。”

作为 2009 年新当选的院士，廖万清收到了中国工程院给新院士们发送的一封信，这封信希望院士们保持优良学风，成为科学道德建设的模范。廖万清把这封信的内容时刻记在心里。他说：“院士就是战士，我要继续战斗，争取再干 15 到 20 年。”

在廖院士半个世纪的奋斗钻研过程中，他从不满足于“独善其身”。一次采访中，廖万清说：“我们现在的生活越来越好，面临的健康问题却越来越多，严重影响到人们的日常生活。好医生的数量不是太多，而是太少，我们要培养一大批优秀的医学人才，在这方面，我可以尽一下力。”“有时间，我就会给各地同行讲讲学，给年轻人讲一些我的经验和教训，为大家提供参考。如果需要的话，还可以把我的研究成果拿出来给大家研究、示范，我们一起努力，一起培养，不久的将来，一定会出现更多为国家、为人民服务的优秀人才。”

廖院士的成就也许让我们感觉只能顶礼膜拜，他貌似平常的成长轨迹和朴素的人生哲语却又一次提醒了我们，放弃理想是懒惰和怯懦的借口。为理想追求不断，为事业百折不挠，这才是一种对医生这个职业操守负责的态度，对人生负责的态度。

“名医护航”科普宣讲活动
——皮肤疾病健康专题

主讲：廖万清　助讲：潘炜华

海军军医大学附属长征医院皮肤科

扫码观看　“名医护航”科普宣讲活动——皮肤疾病健康专题

作者简介

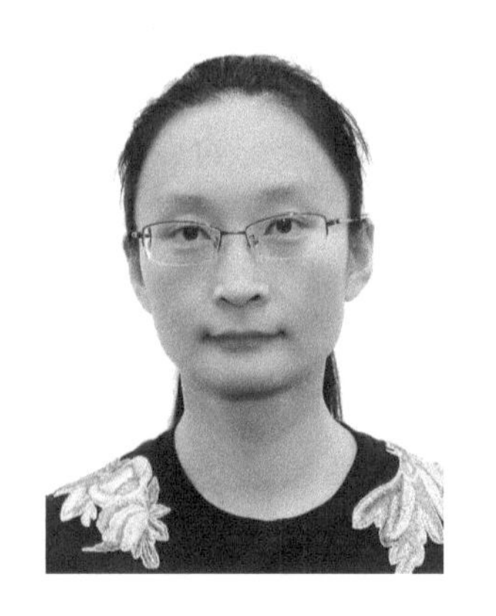

白蕊，女，1981 年生人，祖籍河北省赵县，现居上海。毕业于河北北方学院(原张家口医学院)临床医学专业。多年来一直深耕于医学健康科普领域，在编辑、写作、翻译方面有十余年的经验，从杂志制作、书籍编纂到新媒体运营、科普视频和纪录片的制作都有涉猎。现任上海教育报刊总社旗下《康复·生命新知》全媒体矩阵的采编统筹。参编了《生命的守护者——医学大家(一)》《风湿病问答集锦》《中国风湿病图谱——类风湿关节炎分册》《类风湿关节炎基础与临床进展》等书籍。